# 导航脊柱外科手术学

## Navigation Spine Surgery

主编

叶晓健 | 周 跃

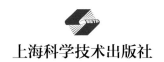

上海科学技术出版社

**图书在版编目（CIP）数据**

导航脊柱外科手术学 / 叶晓健，周跃主编. -- 上海：
上海科学技术出版社，2022.1
ISBN 978-7-5478-5544-7

Ⅰ. ①导… Ⅱ. ①叶… ②周… Ⅲ. ①脊柱病—外科
手术 Ⅳ. ①R681.5

中国版本图书馆CIP数据核字(2021)第224457号

----------------------------------------------------------------

**导航脊柱外科手术学**
**主编** 叶晓健 周 跃

上海世纪出版（集团）有限公司
出版、发行
上 海 科 学 技 术 出 版 社
（上海市闵行区号景路 159 弄 A 座 9F-10F）
邮政编码 201101 www.sstp.cn
上海雅昌艺术印刷有限公司印刷
开本 889×1194 1/16 印张 17
字数：400 千字
2022 年 1 月第 1 版 2022 年 1 月第 1 次印刷
ISBN 978-7-5478-5544-7/R·2420
定价：198.00 元

----------------------------------------------------------------

本书如有缺页、错装或坏损等严重质量问题，
请向承印厂联系调换

# 内容提要

　　本书详细介绍了脊柱外科手术导航的由来、原理、类型及工作流程。通过具体病例阐述了导航技术在颈椎、胸椎、腰椎、骶髂关节等各个部位的应用，以及导航与脊柱各类微创术式的结合；对脊柱创伤、退变、畸形、肿瘤等疾病手术治疗的导航应用做了较为全面的讲解；对导航手术中常见的问题与处置也做了相应的解答。本书既可作为脊柱外科医生在实践导航手术时的重要参考书，也可作为导航技术培训的教科书，助力提高脊柱外科手术的安全性、高效性和微创性，推动脊柱外科向更高层次发展。

# 编者名单

主　编

叶晓健　周　跃

副主编

孟志斌　钱济先　徐　峰　张　超　席焱海

编　者

（以姓氏笔画为序）

丁文元　马晓生　方　忠　叶哲伟　史本龙　冯　丰　皮　力
朱泽章　刘　斌　李　凯　李树文　李朝晖　余昀涛　张良明
张斯杰　陈华江　陈焕雄　林海滨　周许辉　庞　卯　赵　剑
赵建武　钱　明　唐国柯　桑宏勋　黄　涛　银和平　童　骏
游勤光　谢　毅　谢兆林　谭海涛

秘　书

余将明

# 主编简介

- 上海交通大学医学院附属同仁医院骨科主任
- 上海交通大学医学院虹桥国际医学研究院副院长
- 中国医师协会第三届内镜医师分会常委、脊柱内镜专业委员会副主任委员
- 中国医师协会第四届骨科医师分会脊柱微创专业委员会副主任委员、数字化技术与导航研究学组组长
- 中国康复医学会脊柱脊髓专业委员会委员、数字脊柱外科学组副组长
- 中国研究型医院学会脊柱外科专业委员会微创脊柱学组组长
- 中国研究型医院学会骨科创新与转化专业委员会数字化脊柱微创学组副主任委员
- 中国老年保健协会脊柱微创分会副会长
- 中国老年学与老年医学学会骨质疏松专业委员会常委、脊柱微创学组副组长
- 海峡两岸医药卫生交流协会脊柱微创专业委员会副主任委员
- 上海市医学会骨科分会微创学组组长
- 上海市康复医学会脊柱脊髓损伤专业委员会候任主任委员

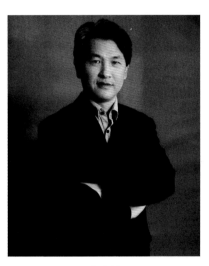

**叶晓健**
主任医师，教授
博士研究生导师

- 陆军军医大学第二附属医院（新桥医院）骨科三级教授
- 国际微创脊柱外科学会（ISMISS）副主席、侯任主席
- 中国医师协会第三届内镜医师分会副会长、脊柱内镜专业委员会主任委员
- 中国医师协会第四届骨科医师分会副会长、脊柱微创专业委员会主任委员
- 中国康复医学会脊柱脊髓专业委员会副主任委员、数字脊柱外科学组组长
- 中国研究型医院学会骨科创新与转化专业委员会副主任委员、微创学组主任委员
- 海峡两岸医药卫生交流协会骨科分会副主任委员、微创专业委员会主任委员
- 重庆市医师协会第一届骨科医师分会会长
- 世界华裔骨科学会副会长
- 世界华人内镜医师协会副会长
- 国际矫形与创伤外科学会（SICOT）中国部副主席、微创脊柱外科分会会长
- 国际脊髓学会中国脊髓损伤学会副主任委员

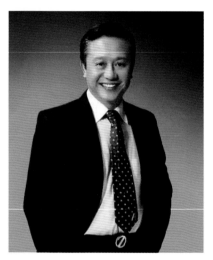

**周 跃**
主任医师，教授
博士研究生导师

# 序 一

随着计算机科学、人工智能和医学技术的迅猛发展，现代脊柱外科进入了一个崭新的时代，呈现出数字化、精准化和智能化的发展趋势。计算机导航技术历经 30 年的发展，日趋成熟并已快速应用于临床实践。

导航技术为脊柱外科手术提供了重要安全保障，尤其在复杂的脊柱外科手术及脊柱微创手术领域。仅凭经验和手感的徒手技术，无法突破安全性瓶颈。在脊柱手术不断突破各类禁区的同时，导航的应用给予了临床医生最直接的助力。如同在错综复杂的环境中、在毫无参照物的道路上驾驶汽车一样，导航能引导我们选择所需要的方向和路径，避开危险，安全、快捷地到达目的地。

导航手术的复杂性要远远高于驾驶中的导航应用。脊柱外科手术的对象是各不相同的个体，没有一个部位的解剖是完全一样的。导航技术与工具的应用环境更加复杂多变，需要应对更多未知的过程和情况，容错空间更少。因此对于使用者而言，导航手术的理论与技能知识储备尤为重要；既要让技术尽其所能，又不能完全迷信，失去自主判断能力。在使用过程中，我们需要体会先进技术带来的益处，更需要随时警惕可能出现的偏差。很欣喜地看到《导航脊柱外科手术学》已经关注到并撰写了这些内容。

由叶晓健、周跃两位教授主编的《导航脊柱外科手术学》，汇集了国内脊柱外科导航手术领域的众多临床及工程专家，介绍了导航手术原理及其在手术中的应用方法、技巧、偏差判断与处理经验，为希望开展导航手术但经验尚不丰富的临床医生，以及其他产、学、研、医领域的相关人员提供了一部极有价值的参考书。相信大家会喜欢这部专著，并在临床应用中受益。

本书主编叶晓健教授和我都共事于上海交通大学，他目前所在的上海交通大学医学院附属同仁医院与我领导的医疗机器人研究团队共同创办了上海交通大学脊柱微创研究中心。叶教授和他的同人在导航脊柱手术等数字化技术应用方面做了大量工作和临床突破。相信这部专著的问世，将有力促进导航脊柱手术乃至脊柱手术机器人的发展、应用与成熟。

**CBE, FReng**

英国皇家工程院院士

上海交通大学讲席教授、医疗机器人研究院创始院长

科学机器人（*Science Robotics*）创刊主编

# 序　二

　　近二三十年来数字化技术飞速发展，涉及了多个学科，以达·芬奇手术机器人为代表的智能化、数字化技术在多个外科领域已获得普遍应用和好评。脊柱外科数字化技术的应用速度虽然慢于其他外科领域，但 3D 打印技术、个性化内植物定制、手术导板、术中三维 CT 等技术与产品的应用，始终推动脊柱外科向更精准、更安全、更微创的方向发展。

　　随着术中三维 CT 和 X 线影像获取技术、计算机技术的进步，脊柱手术导航系统正快速地应用到临床，同时也出现了更多不同类型的导航，包括红外光导航、磁导航、超声导航。经过三十年的探索发展，导航工作流程变得越来越便捷和精准，导航设备价格越来越亲民，更加容易进入各级医院为临床所用。

　　获益于导航技术的精准化，脊柱外科手术置钉、截骨、融合等操作变得可视且更加安全，也大幅缩短了年轻医生的培养曲线，大大降低脊柱外科手术中的风险概率。以椎弓根螺钉置钉为例，徒手置钉的精准度为 89%~90%，而导航辅助置钉的精准度达到 98%~99%，从而有效避免了可能出现的各类并发症。

　　然而导航技术的应用范围仍然是小众的，曲高和寡，它的优势并未被临床广泛认识和接受，大多数医院临床医生仍然处于观望状态。因此，在我担任中国医师协会骨科医师分会会长时，我与时任脊柱微创专业委员会主任委员的周跃教授一起倡导成立了数字化技术与导航研究学组，并委托副主任委员叶晓健教授担任组长，孟志斌、钱济先、张超、徐峰四位教授担任副组长，全国 50 余位脊柱专家担任学组委员。令我欣慰的是，学组自 2018 年成立后，做了很多宣传、培训、继续教育工作，并总结了全国各地业已开展起来的导航手术专家的经验，汇编成《导航脊柱外科手术学》。我相信该专著的出版，将为数字化导航技术在脊柱外科领域的应用与普及做出贡献。

当导航等数字化技术逐步普及，类似于神经电生理监护，成为脊柱外科手术必备的技术与工具之时，由这样一个走在数字化脊柱外科专业领域前沿的队伍撰写的专著，不仅仅是响应了技术发展的必须，更重要的是为临床医生提供了一个非常好的教材，也为导航及机器人研发工程师提供了众多临床应用场景上的验证与反馈，对医工交叉与融合及后续发展将起到更深入的推动作用。

本书主编周跃教授、叶晓健教授及其他几位副主编都是我多年的合作者和好朋友，他们有深厚的脊柱微创专业背景，对数字化技术不懈追求，在精准化与高效化影像技术及数字处理技术等方面都有深入理解，很多编者都是中国第一代导航技术使用者，对脊柱手术导航的应用与发展十分熟悉，充分保证了本书的专业性、实用性和权威性。

祝愿中国脊柱外科导航技术乃至全智能化技术不断进步，共同助力中国脊柱外科腾飞！

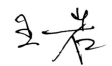

中国人民解放军总医院骨科主任医师、教授、博士研究生导师

中国医师协会第三、四届骨科医师分会会长

中华医学会第九届骨科学分会主任委员

# 前　言

　　随着对脊柱疾病病理生理机制认识的不断深入、减压矫形与内固定器材的不断进步、人民生活水平和健康水平的不断提高，对脊柱健康与外科手术的需求也在不断增加。最近几十年来，脊柱外科手术的年手术量一直呈正增长态势。如何确保脊柱外科手术的安全性，一直是整个手术过程中最重要的考量，也是长期以来外科医生尤其是脊柱外科医生面临的重要挑战。手术安全性与有效性的构成要素是多方面的，有医生技术因素，体力、视力、应变能力方面的因素，手术各环节的相关因素，还有患者的个体差异、功能差异，以及应对这些差异的计划优劣、手段优劣等因素，最优秀的外科医生仍然有力所不逮、双眼无法透视、双手无法完全掌控之处。因此，对手术安全性的不懈追求也推动了脊柱导航手术技术的不断完善与发展。

　　中国医师协会骨科医师分会脊柱微创专业委员会在主任委员周跃教授的倡导下、在时任骨科医师分会会长王岩教授的支持下，于 2018 年 6 月成立了数字化技术与导航研究学组，由脊柱微创专业委员会副主任委员叶晓健教授担任组长，孟志斌、钱济先、张超、徐峰四位教授担任副组长，全国 50 余位脊柱外科学专家担任学组委员，旨在推动数字化和导航技术在脊柱外科，尤其在微创脊柱外科领域的应用。三年来，学组联合脊柱外科学专家在全国各地开展了十余次技术培训、讲座、手术演示、观摩、实况转播等活动，为数字化导航技术在脊柱外科领域的应用与普及打下了坚实的基础。

　　在全国巡讲的过程中，以及各地医院开展和应用初期的反馈中，我们发现导航脊柱外科手术的普及量仍然不足，导航手术的优点尚未很好地被认识和开发。同时，导航手术过程中所遇到的问题仍然存在很多认识和应对上的不足，因此，导航学组的主要成员意识到有必要撰写一本《导航脊柱外科手术学》，把每一次巡讲的内容加以记录、归纳、整理，编撰成全面、系统的脊柱外科导航手术参考书。

参与编写的专家都是在脊柱导航手术领域积累了丰富经验的临床专家和对导航设备与原理相当熟悉的工程师，对希望开展脊柱导航手术的医生而言，《导航脊柱外科手术学》将是为数不多的重要参考书。同时，本书特别撰写了导航在脊柱微创领域的应用，以及在应用过程中的注意事项、可能出现的问题与应对措施。相信这些来自临床一线的宝贵经验将有助于临床医生理解和掌握导航手术的精髓和要领，推动手术安全性的提高。

导航脊柱外科手术是科技发展的最新应用，编者悉数倾尽各自的临床经验，但仍会挂一漏万，希望广大读者予以指正，以便后期修订时更正。

衷心感谢所有参与的专家、学者、读者！衷心希望本书对脊柱外科同道带来助益！

**叶晓健　周　跃**

# 目　录

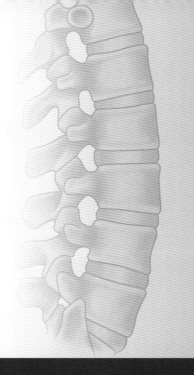

# 第一章

# 计算机导航发展简史

# 第一节 全球卫星导航的基本原理

外科领域借鉴卫星导航的精准性研发出了能对人体组织结构进行精确定位的系统——计算机手术导航系统，目前已经广泛应用于创伤外科、关节外科、脊柱外科、神经外科、耳鼻喉科等领域（图1-1）。随着以卫星定位技术为基本原理的医学影像定位技术的不断进步，其在外科领域的应用进展迅速。为了明确外科导航技术的基本原理，了解导航技术的基本构成，我们有必要对全球定位系统（global positioning system，GPS）有基本的认识。

目前卫星导航系统在各领域广泛应用，民用卫星定位可以用来引导目标如飞机、轮船、汽车及个人进行精准定位，并引导目标安全、准确地沿着选定的路线，准时到达目的地。

GPS基本定位原理是太空中24颗精准定位分布在全球组成网络的卫星系统不间断地发送自身卫星的时间与位置信息，用户接收机同时接收到4颗以上卫星的相关数据后，计算出已知精确位置的卫星到用户接收机之间的距离，然后经过计算求出接收机在地球的三维坐标位置、三维运行方向，以及运动速度和时间信息。三维坐标在与已知的区域电子地图配准后就可知道用户接收机在地球上复杂道路的具体位置，并能在电子地图上进行路径规划，用于飞机、轮船、汽车、行人的导航。

早期的卫星定位系统精度低、不能实时定位，难以提供及时的导航服务，发展到如今的高精度GPS，实现了在任意时刻、地球上任意一点都可以同时观测到4颗卫星，以便实现导航、定位、授时等功能。

GPS由地面控制站、GPS卫星网和GPS接收机三部分组成。地面主控站实施对GPS卫星的轨道控制及参数修正，保证GPS定位的精确性。

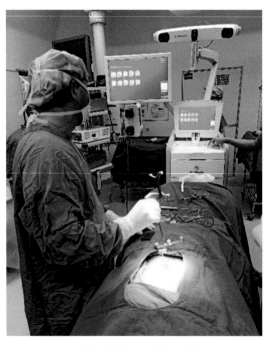

图1-1 在计算机手术导航系统下手术

（孟志斌　陈焕雄）

# 第二节　计算机导航在医学领域的应用

利用各种数字影像设备，如数字 X 射线摄影（digital radiography，DR）、计算机 X 射线摄影（computer radiography，CR）、计算机体层成像（computer tomography，CT）、磁共振成像（magnetic resonance imaging，MRI）等数字影像信息，通过计算机导航系统对人体组织解剖结构及手术器械的位置进行显示和定位，同时通过计算机导航系统辅助制订手术计划，在术中进行精准定位。该技术的应用可简化手术操作、缩短手术时间、减少手术创伤，同时减少术中放射线的照射。使相关学科，特别是外科（神经外科、创伤外科、关节外科、脊柱外科、耳鼻喉科、口腔科等）的手术变得更安全、

更准确、更微创。

图 1-2 展示了上颈段复杂骨折病例采用三维 O 臂机采集数据，并使用导航系统进行术中引导，准确置入椎弓根螺钉，确保手术的精准实施，防止并发症发生。

## 一、支气管镜电磁导航系统的应用

支气管镜检查是呼吸系统疾病重要的诊疗手段之一，可对气管、支气管管腔直接用视频进行放大显示，同时做镜下手术（如支气管脓肿引流、肺内组织活检）、吸引痰液、局部止血、新生物的摘除

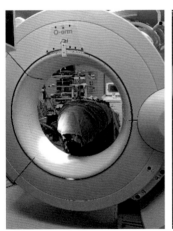
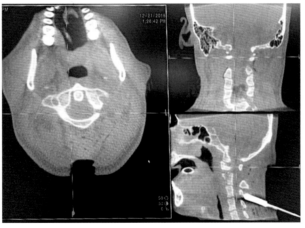
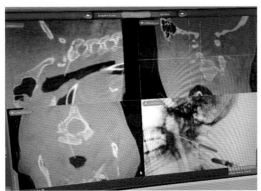
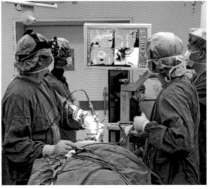
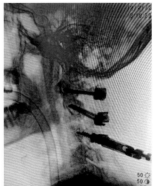

图 1-2　应用导航技术进行上颈段复杂骨折病例手术治疗

等；还可以局部给药以达到更好的治疗效果。当病变位置需要经过多重支气管树分支时，仅有当前支气管镜图像已经不足以辅助医生判断到达病变处的路径，使得手术操作难度增加。

电磁导航支气管镜手术系统的基本原理是，在计算机显示的虚拟三维支气管树和当前跟踪定位导管位置的指导下，判断到达病变处的路径，为内镜进行精确导航。支气管镜电磁导航系统（图1-3）包括电子支气管镜、引导导管、跟踪定位导管、磁场发生器主机、磁场发生器、计算机主机。其工作过程为跟踪定位导管一端与磁场发生器主机相连，另一端从气管镜通道入口深入到气管镜通道；引导导管也深入到气管镜通道；磁场发生器与磁场发生器主机相连，紧贴在患者背后，用于发射电磁波；计算机在专业软件的辅助下用于实时显示跟踪定位导管尖端探头在气管中的位置，辅助医生完成手

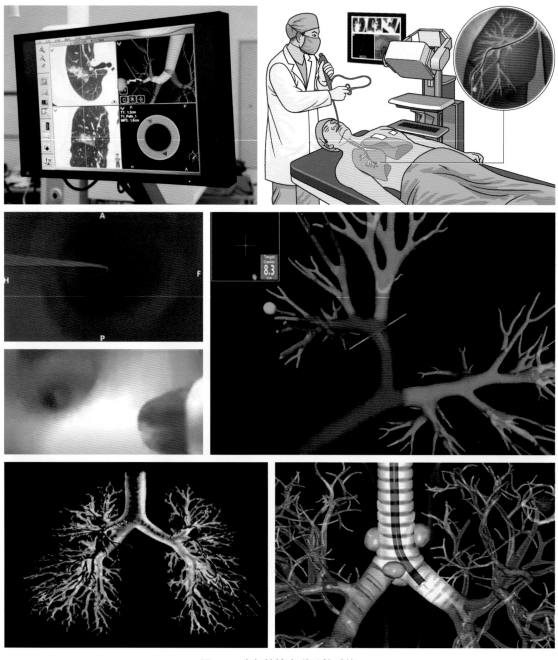

图 1-3　支气管镜电磁导航系统

术。所述跟踪定位导管尖端探头接收磁场发生器发出的电磁波，计算机将跟踪定位导管尖端探头在气管中的位置，并准确地显示在计算机屏幕上。

传统电子支气管内镜检查在直视下进行。人体肺部支气管就像大树的树干，从主干不断细分，越分越细，而可视化的操作会由于内镜的直径无法到达肺的边缘，细支气管树的分叉会与主干之间存在越来越大的角度问题，因为个体的变异，无法进行透视下的操作；但电磁导航如同汽车的 GPS 一样，可为医生实时导航，使电子支气管内镜快速到达任何病变部位，并开辟一条避开血管的捷径，真正实现全肺无盲区的活检采样（图 1-4）。微创的手法不仅大大缩短了检查时间，降低了患者的痛苦，也避免了手术中大出血、气胸等穿刺风险，对患者而言更安全，对医务人员而言更高效、更安全。

精准的电磁导航引导下，可对病灶进行精准定位和活检采样，并可进一步通过标记、微波、消融、放疗等多学科联合的手段实施精准的靶向治疗，最大限度保留肺部功能，提高生存质量，是精准诊断与精准治疗的体现。

## 二、计算机导航在创伤领域的应用

计算机辅助技术在四肢创伤的应用还处于起步阶段，相关技术还不够完善，计算机导航用于创伤治疗只有少量报道。计算机导航技术在四肢创伤应用技术不够成熟的主要原因：首先，四肢创伤相较于其他部位，骨折移位情况更为复杂，骨折的种类繁多，骨折三维空间上的移位随时在变化；其次，计算机导航目前没有成熟的创伤导航软件，导致其在四肢创伤领域的应用有很大的局限性。

图 1-5 为计算机导航引导闭合复位股骨髓内钉置入术。在计算机导航精确引导下，通过导航指引的方向，顺利将股骨髓内钉通过股骨干的髓腔。国外很早就有专家利用导航技术治疗创伤，利用导航的精准性做髓内钉远端锁钉实验。研究表明，在计

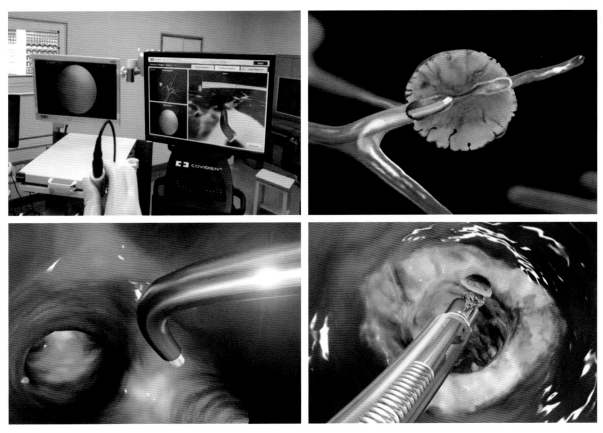

图 1-4　电磁导航引导下支气管镜操作

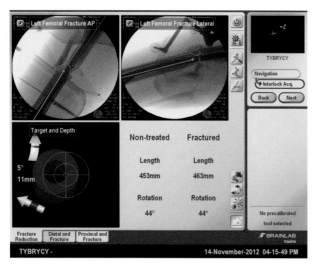

图1-5　导航引导闭合复位股骨髓内钉置入术

算机导航辅助技术的帮助下，远端髓内钉的锁孔可被精确定位，在减少创伤的同时缩短手术的时间，并减少射线的照射。甚至在计算机导航辅助下进行四肢骨折手术时，可以不用X射线透视机进行透视。

北京积水潭医院足踝外科武勇教授主刀，成功应用骨科手术机器人定位系统完成了距骨骨折切开复位内固定术，填补了该领域的空白。手术采用小切口做关节内复位后，机器人定位，精准地闭合，平行置入2枚空心螺钉固定骨折，精准稳定（图1-6）。患者为48岁男性，从高处坠落导致距骨体粉碎性骨折（右，Sneppen Ⅱ型）。在没有机器人

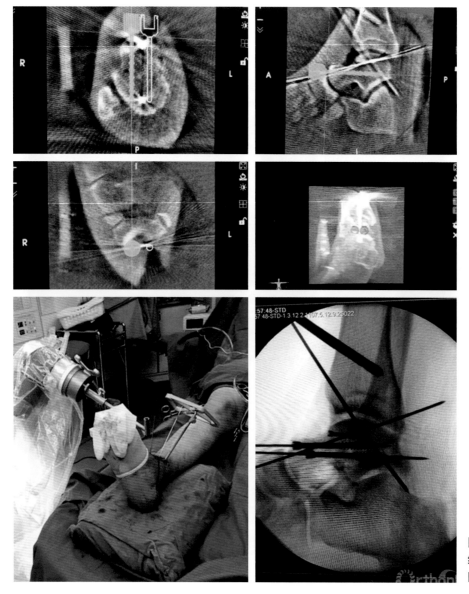

图1-6　骨科手术机器人定位系统辅助下行距骨骨折切开复位内固定术

定位系统的时代，内固定只能参考手术前的影像资料。而今，在骨科手术机器人定位系统的辅助下，术中就可以在复位后二次采集 CT 影像，并根据患者复位后实际情况，在术中制订个性化的内固定方案。整台手术完成时间不到 2 小时，手术时间缩短，而手术微创性和精准性却得以大大提高。机器人为螺钉的置入提供精准的空间定位和稳定的路径，由于置入精度高，误差在 1 mm 以下，在距骨形状复杂、螺钉通道狭长的情况下，使得准确的预定的内固定方案得以实施。

2018 年，浙江省舟山市定海广华医院关节科团队在李展振院长的带领下，完成浙江省首例骨科手术机器人辅助下股骨颈骨折经皮内固定术（图 1-7）。患者因摔伤致左股骨颈嵌插性骨折，如果按照常规的做法，手术医生需要在 X 射线透视下，根据个人经验按照特殊的角度置入 2 枚导针，如果角度不满意，就需要反复调整，这个过程可能不会耗时很长，但调整的过程却增加了患者的创伤。在计算机导航机器人引导下，不仅可以做到精准的一次性操作置钉，还可以更合理地设计钉道，置入 3 枚螺钉，达到更坚强的固定。计算机导航下治疗股骨颈骨折能有效减少导针穿刺次数。

图 1-8 为国内专家应用二维数字图像对骨折治疗进行引导，对股骨 Gamma 钉固定患者，可在闭

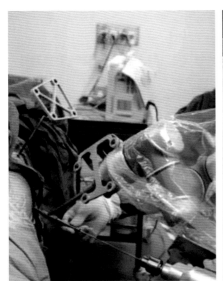
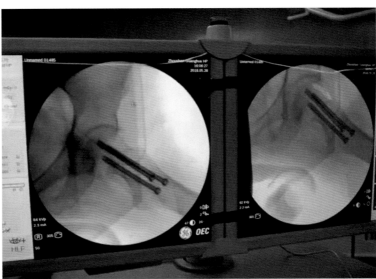

图 1-7　骨科手术机器人辅助下股骨颈骨折经皮内固定术

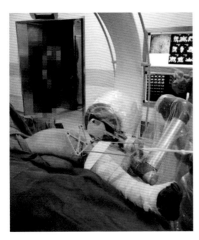
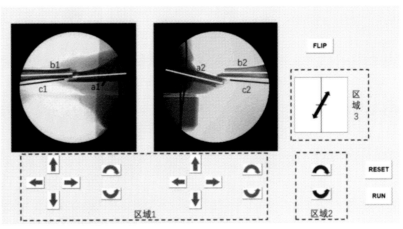

图 1-8　二维数字图像引导下行股骨 Gamma 钉固定

合复位满意后摄股骨近端正、侧位 X 射线片。利用导航手术工具在二维图像上可看到虚拟的进针点，以此准确地置入 Gamma 钉。如需对髓内钉进行锁钉固定，可在锁钉孔位置拍摄正、侧位片，确认髓内钉锁钉的进针点，随后置入锁钉；其优点在于可实时测量锁钉的长度及直径。

目前计算机导航在骨盆骨折的治疗上有不少报道。计算机导航下辅助骨盆和髋臼手术主要应用于髂骨骨折、骶髂关节分离的后骨盆环损伤、耻骨支骨折、髋臼骨折（包括前柱、后柱骨折）（图 1-9）。计算机导航辅助下骨盆内固定术的绝对指征仍有待研究。计算机导航手术主要针对无移位或仅有微小移位的骨盆和髋臼骨折，对于有移位的骨盆及髋臼骨折，可先一期行闭合复位，复位良好后再二次扫描，进行导航下的内固定。

图 1-10 为国内研发的骨折手术机器人，符合我国现有医疗资源配置和临床实际需求。在该机器人计算机导航下置入的 2 枚骶髂关节螺钉，位置准确（图 1-11）。

## 三、计算机导航在关节外科的应用

人工关节置换手术的首要目标之一是恢复下肢机械力线，使髋关节旋转中心、膝关节中心和踝关节中心在冠状面上位于一条下肢力线上，正确的截骨是术后获得良好下肢力线的基础。目前临床上人工膝关节置换术中最为常用的传统截骨定位方法是股骨髓内定位技术及胫骨外定位技术。

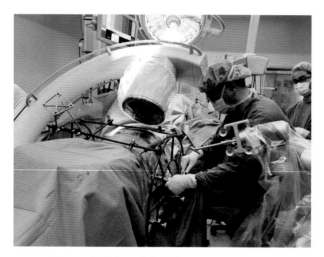

图 1-9　计算机导航在骨盆骨折治疗中的应用

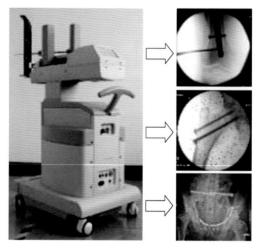

图 1-10　国产骨折手术机器人在骨盆手术中的应用

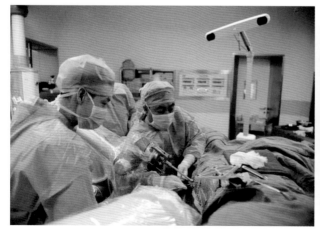

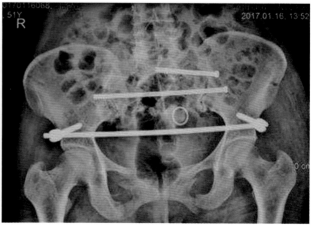

图 1-11　国产骨折手术机器人在骨盆手术中的应用

传统的机械定位系统，由于主观性强，即便是有经验的医生有时也会因为诸多因素影响手术的精确度。髋关节具有复杂的三维解剖特点，传统机械定位系统术中确定股骨头旋转中心、髋关节中心、外展角及前倾角均为手术医师的目测和主观判断，因而出现误差的可能性较大。膝关节置换存在股骨机械轴无法精确确定，使得有一定比例的患者不能恢复下肢力线而导致临床效果差。可见理想的导航工具在髋关节、膝关节置换中至关重要，计算机辅助导航定位技术是近年来发展的方向（图1-12）。

计算机导航辅助假体定位技术在关节外科领域中的应用（图1-13），极大地改进了人工膝关节置换术的疗效。人工膝关节置换术中影响手术效果的最重要因素包括假体的位置、下肢肢体力线和长度、软组织平衡及关节活动度等，虽然传统的关节置换术主要通过机械定位装置进行截骨，术者靠经验安放假体并控制肢体力线，其精确性因为人为因素而受到较大的影响。即使是有经验的医师，下肢力线对位误差的发生率也不低于10%。利用导航系统可降低手工操作带来的肢体力线和假体位置误差，减少因假体位置不良导致的失败。

计算机膝关节导航系统的解剖定位及力学轴线的计算精度极高，使用导航系统的解剖点定位误差 <1 mm，整个下肢的力学轴线误差 <1°。多位临床专家的对比研究中，通过观察的4个力学轴线的差异，比较导航组和传统器械组假体置入的准确性，结果只有胫骨假体矢状角无显著性差异，认为导航组提高了膝关节置换术中胫骨、股骨假体置入

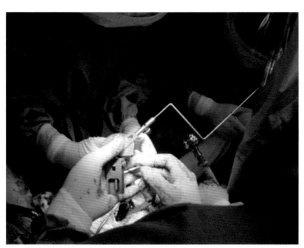
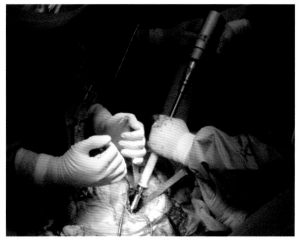

图1-12 计算机导航定位技术在关节外科的应用

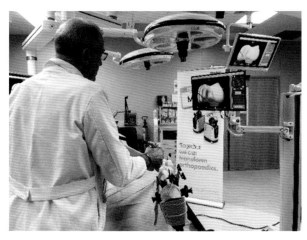
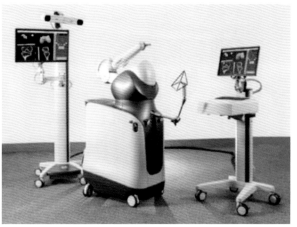

图1-13 关节外科计算机导航辅助假体定位系统

的准确性（图 1-14）。

　　与常规手术相比，导航可显著提高全膝关节置换下肢力线的矫正率，即矫正膝关节内、外翻畸形，但在导航系统对假体旋转控制方面有无明显优势存在分歧。对软组织平衡的良好协调是计算机导航技术的一个显著优点。根据截骨前、假体试模和假体固定后进行膝关节被动屈伸活动的变化，计算机可同步记录并显示膝关节活动中内、外侧关节间隙，以及股骨与胫骨相对位置的数据，判断侧副韧带和后方关节囊张力变化，了解膝关节软组织平衡情况。

　　图 1-15 为解放军第一临床中心进行机器人导航技术的手术演示与操作方法培训。目前计算机导航人工全膝置换术在欧美已广泛用于临床，国内一些学者也开始在全膝置换术（total knee arthroplasty，TKA）中采用这一技术。对于计算机导航技术，个性化截骨工具辅助 TKA 将术中定位注册等工作转移到术前完成，TKA 个体化模板是术前进行 CT 或 MRI 扫描和三维重建，然后在计算机软件上进行预演和术前设计。根据膝关节的解剖结构，结合所使用假体的数据，确定使用假体的型号、股骨远端截骨量、外旋角度及胫骨截骨量。这是一种应用于术前规划、模拟截骨和术中操作的新的膝关节置换方法，具有提高 TKA 截骨精确性、简化手术步骤、缩短手术时间、减轻手术损伤等优势。由于股骨侧无需开髓，可减少失血量，降低脂

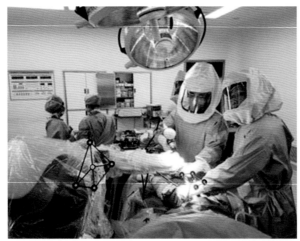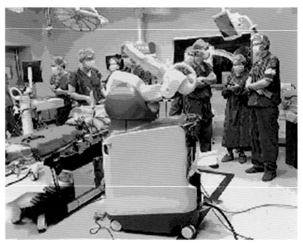

**图 1-14　用导航系统可降低手工操作带来的肢体力线和假体位置误差**

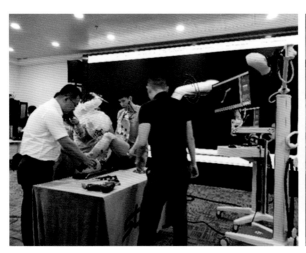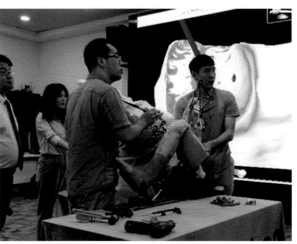

**图 1-15　机器人导航技术的手术演示与操作方法培训**

肪栓塞风险，缩短手术时间，从而降低麻醉、出血、感染，以及发生止血带并发症的风险。

近年来，计算机辅助导航系统硬件和软件的开发得到了飞速发展，导航硬件不断改进，导航软件版本不断升级。除了辅助截骨模具，截骨平面和假体的配准基本目标外，软件开发的重点集中于人机互动及屈伸间隙平衡等方面（图 1-16）。

（孟志斌　陈焕雄）

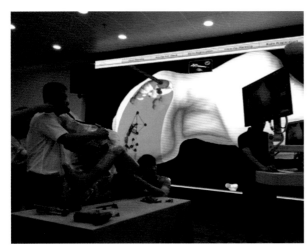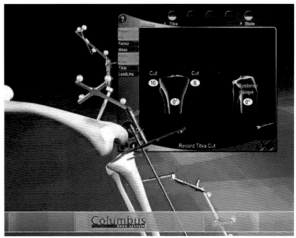

图 1-16　计算机辅助导航系统人机互动操作演示

# 第三节 现代数字影像技术与导航技术的关系

## 一、现代数字影像的发展与意义

外科手术计算机辅助导航系统是基于数字影像技术，计算机导航设备对数据资料进行处理，重建二维或三维的医学图像模型，并与实际的人体三维解剖结构进行配准，帮助手术医师在术中对预行的手术操作进行虚拟演示，精确地规划手术入路。因此数字三维解剖数据库是计算机导航的基础（图1-17），其精度与现实人体三维解剖关系的点对点对应非常重要。

现代数字影像技术主要包括常规 X 射线影像，如计算机 X 射线摄影、数字 X 射线摄影、计算机体层成像、介入放射学（interventional radiology）、数字减影血管造影（digital substraction angiography，DSA）、超声成像（ultrasonography，USG）、磁共振成像、图像存储与传输系统（picture archiving and communicating system，PACS）及核素诊断等。

上述各种成像技术有一个共同的特点，即以计算机为基础，使图像信息数字化，我们可以尽可能地对其实施图像信息后处理，这使医学影像技术发生了巨大的变化。

## 二、数字 X 射线摄影

数字 X 射线摄影（digital radiography，DR）是在传统 X 射线技术的基础上，利用计算机数字化处理，使影像模拟视频信号经过采样、模-数转换（analog to digital，A/D）后直接进入计算机中，进行存储、分析和保存。X 射线数字图像的空间分辨率高、动态范围大，其影像可以观察对比度低于1%、直径大于2 mm的物体，在患者身上测量到的表面 X 射线剂量只有常规摄影的1/10。X射线信息数字化后可用计算机进行处理。通过改善影像的细节、降低图像噪声、灰阶和对比度调整、影像放大、数字减影等，显示出未经处理的影像中所看不到的特征信息。借助于人工智能等技术对影像做定量分析和特征提取，可进行计算机辅助诊断。具有正侧位的数字图像传给计算机导航系统可进行计算机二维导航，也有利用平面 X 射线信息进行图像导航。这些导航方式现在仍然具有实用价值。平面数字信息也可用于三维数据（如 CT 采集的三维数据）进行配准，从而将患者的三维数据与患者实际解剖结构相吻合，用于三维导航

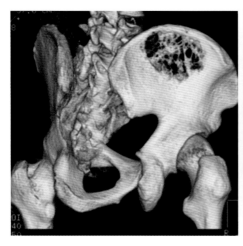
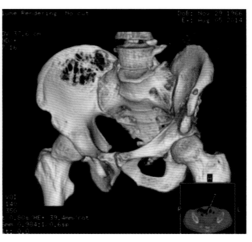

图 1-17 计算机导航的基础：三维解剖数据库

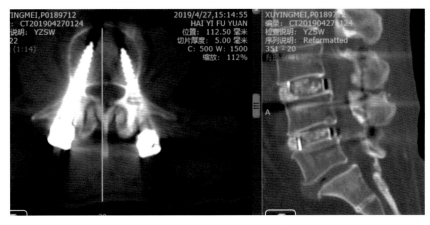

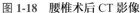

图 1-18 腰椎术后 CT 影像

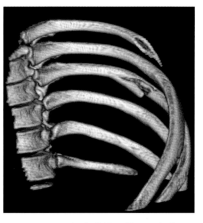

图 1-19 肋骨骨折三维 CT 影像

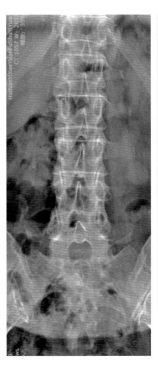

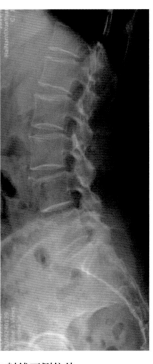

图 1-20 腰椎 X 射线正侧位片

(图 1-18、图 1-19)。

数字 X 射线摄影由数字感光元件对 X 射线产生的影像进行采样,采样的方式包括硒鼓方式、直接数字 X 射线摄影(direct digital radiography,DDR)、电荷耦合器件(charge coupled device,CCD)、摄像机阵列方式等。数字图像具有较高分辨率、图像锐利度好、细节显示清楚、放射剂量小、曝光宽容度大,并可根据临床需要进行各种图像后处理等优点,其数字化特点为临床开展导航提供了基础(图 1-20)。

## 三、计算机体层成像(CT)

CT 是利用精确、准直的 X 射线束,以及灵敏度极高的检测器围绕人体的某一部位,做一个接一个的体层扫描,具有扫描时间快、图像清晰等特点,可用于多种疾病的检查(图 1-21)。CT 的成像原理是用 X 射线束对人体一定厚度的层面进行扫描,由探测器接收透过该层面的 X 射线,转变为可见光后,由光电转换为电信号,再经模-数转换器(analog to digital converter,ADC)转为数字,输入计算机处理。电子计算机对数据进行处理后,重建人体被检查部位的断面或立体的图像。该图像为具有三维数字解剖的图像,是计算机导航系统可以辨识的数据。

自从 X 射线被发现后,医学上就开始用它来探测人体疾病。但是,由于人体内有些器官对 X 射线的吸收差别极小,因此 X 射线对前后重叠组织的病变就难以发现。于是,美国与英国的科学家寻找到了一种新的东西,用以弥补 X 射线技术检查人体病变的不足。1963 年,美国物理学家发现人体不同的组织对 X 射线的透过率有所不同,在研究中还得出了一些有关的计算公式,这些公式为后来 CT 的应用奠定了理论基础。

1972 年第一台 CT 机诞生,仅用于颅脑检查。1974 年制成全身 CT 机,检查范围扩大到胸、腹、脊柱及四肢。第一代 CT 机采取旋转-平移模式(rotate/translate mode)进行扫描和收集信息。由于

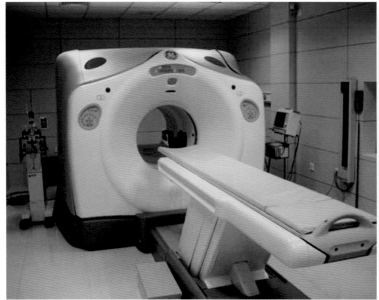
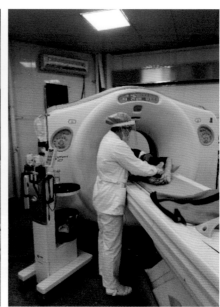

图 1-21　CT 机与 CT 检查（横断面）

采用笔形 X 射线束和只有 1~2 个探测器，所采数据少，所需时间长，图像质量差。第二代 CT 机扫描方式跟第一代没有变化，将 X 射线束改为扇形，探测器增加到 30 个，扩大了扫描范围，增加了采集数据，成像质量有所提高，但仍不能避免因患者生理运动所引起的伪影。第三代 CT 机的探测器激增至 300~800 个，并与相对的 X 射线管采取旋转运动模式（rotate/rotate mode），收集更多的数据，扫描时间控制在 5 秒以内，伪影大为减少，图像质量明显提高。第四代 CT 机探测器增至 1 000~2 400 个，并环状排列而固定不动，只有 X 射线管围绕患者旋转，即旋转－固定模式（rotate/stationary mode），扫描速度快，图像质量高。第五代 CT 机将扫描时间缩短到 50 毫秒，推出的 64 层 CT，仅用 0.33 秒即可获得患者身体 64 层的图像，空间分辨率小于 0.4 mm，提高了图像质量，超薄层的高精度 CT 扫描图像可获得计算机导航最佳数据。

　　CT 图像是层面图像，常用的是横断面。为了显示整个器官，需要多个连续的层面图像的 3D 图像重建（图 1-22）。通过 CT 设备上图像重建程序的使用，还可重建冠状面和矢状面的层面图像，多角度查看器官和病变的关系。CT 诊断由于它的特殊诊断价值，已广泛应用于临床，随着工艺水平、计

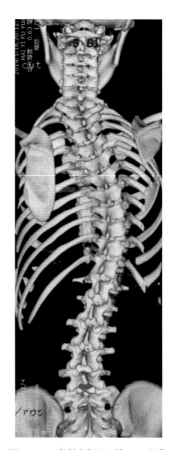

图 1-22　脊柱侧凸三维 CT 影像

算机技术的发展，CT 得到了飞速的发展。多排螺旋 CT 投入使用的机型已经发展到了 640 排，同时各个厂家也在研究更先进的平板 CT。

## 四、核磁共振成像

核磁共振成像（nuclear magnetic resonance imaging, NMRI）是利用核磁共振（NMR）原理，依据所释放的能量在物质内部不同结构环境中不同的衰减，通过外加梯度磁场检测所发射出的电磁波，即可得知构成这一物体原子核的位置和种类，据此可以绘制成物体内部的结构图像（图1-23）。

磁共振成像（MRI）是根据在强磁场中放射波和氢核的相互作用而获得的。磁共振一问世，很快就成为对许多疾病诊断有用的成像工具，包括肌肉骨骼系统。肌肉骨骼系统最适于做MRI检查，因为它的组织密度对比范围大。在骨、关节与软组织病变的诊断方面，MRI由于具有多于CT数倍的成像参数和高度的软组织分辨率，使其对软组织的对比度明显高于CT。MRI通过多平面成像功能，应用高分辨的表面线圈可明显提高各关节部位的成像质量，使神经、肌肉、韧带、血管、软骨等其他影像检查所不能分辨的细微结果得以显示。MRI在骨关节系统的不足之处是，对于骨与软组织病变定性诊断无特异性，成像速度慢，在检查过程中患者自主或不自主的活动可引起运动伪影，影响诊断。

MRI是一种较新的医学成像技术，国际上从1982年才正式用于临床。它采用静磁场和射频磁场使人体组织成像，在成像过程中，既不用电离辐射也不用造影剂，就可获得高对比度的清晰图像。MRI能够从人体分子内部反映出人体器官失常和早期病变，很多地方优于X射线和CT。虽然X射线和CT解决了人体影像重叠的问题，但由于提供的图像仍是组织对X射线吸收的空间分布图像，不能提供人体器官的生理状态信息。当病变组织与周围正常组织的吸收系数相同时，就无法提供有价值的信息。只有当病变发展到改变了器官形态、位置，以及自身增大到给人以异常感觉时才能被发现。MRI装置除了具备X射线和CT的解剖类型特点，即获得无重叠的质子密度体层图像外，还可借助核磁共振原理精确地测出原子核弛豫时间T1和T2，能将人体组织中有关化学结构的信息反映出来。这些信息通过计算机重建的图像是成分图像，它有能力将同样密度的不同组织和同一组织因不同化学结构通过影像显示表征。这就便于区分脑中的灰质与白质，对组织坏死、恶性疾患和退化性疾病的早期诊断有极大的优越性，其软组织的对比度也更为精确。

磁共振设备主要由三大基本构件组成，即磁体部分、磁共振波谱仪部分、数据处理和图像重建部分。

（1）磁体部分：主要包括主磁体（产生强大的静磁场）、补偿线圈（校正线圈）、射频线圈和梯度线圈。增加静磁场梯度可使检测灵敏度提高，即扫描时间缩短和空间分辨率提高，但也会使射频场的穿透深度减少。磁场梯度为0.35 T时，可以得到很

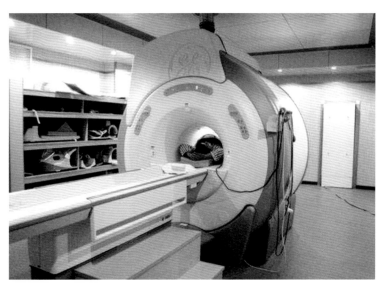

图1-23　核磁共振成像系统

好的空间分辨率。当前临床上所用的较高的磁场强度为 1.5 T。

（2）磁共振波谱仪部分：主要包括射频发射部分和一套磁共振信号的接收系统。发射部分相当于一部无线电发射机，它是波形和频谱精密可调的单边带发射装置，其峰值发射功率有数百瓦至 15 kW 可调。接收系统用来接收人体反映出来的自由感应衰减信号。由于这种信号极微弱，故要求接收系统的总增益很高，噪声必须很低。

（3）数据处理和图像重建部分：磁共振信号采集后首先通过模 - 数转换器变为数字信号，并存入暂存器。图像处理机按所需方法处理原始数据，获得磁共振的不同参数图像，并存入图像存储器。这种图像可根据需要进行一系列的后置处理。后置处理内容分为两大类：其一是通用的图像处理；其二是磁共振专用的图像处理，如计算 T1 值、T2 值、质子密度，至少应采用 32 位阵列处理机。经重建后的图像依次送入高分辨率的显示装置，也可存入磁盘和通过多幅照相机制成拷贝。

## 五、数字影像是计算机导航的基础技术

手术导航系统也称为计算机辅助外科手术（computer-assisted surgery，CAS）图像引导手术导航系统（image-guided surgical navigation system）、图像导引外科手术（image-guided surgery，IGS）。外科手术导航系统主要应用于脊柱外科、神经外科、耳鼻喉科和整形外科手术中，其基本工作过程为手术前先对患部进行 CT 或 MRI 扫描，也可以在术中进行三维 C 臂机或者 O 臂机扫描，得到患部的序列数字图像，对该序列图像做二维处理和三维重建，得到患者手术部位的三维模型。导航功能分为术前和术后两个阶段，术前根据三维模型确定病变区域和手术入路，完成虚拟手术规划。术中在完成系统配准后，利用定位设备实时或准实时地测出手术器械的位置，并以多种方式显示在计算机的监视器上，以便辅助手术医师完成复杂的手术操作。

（孟志斌　黄　涛）

# 第四节　脊柱外科导航技术的应用

自 20 世纪后期之后，由于 CT 及 MRI 技术的出现，使图像引导的立体定向技术的精确性得到了很大的提高。1986 年，美国医生最早将导航系统应用于神经外科手术。1992 年，Sautot 等首次运用计算机辅助导航技术进行椎弓根螺钉的内固定手术。1997 年，Foley 等使用最新研发的脊柱系统在尸体和人体身上对导航的准确性进行了全面的测试，研究结果显示手术导航系统在脊柱外科应用中的安全性和精确性。至此，国内的脊柱外科医师们开始关注并学习脊柱导航技术。手术导航技术能够直观、精确地显示手术部位的相关结构信息，并通过导航技术计划和模拟手术方案，从而提高手术的安全性和准确性。

## 一、计算机辅助导航技术在脊柱外科应用的发展史

20 世纪 80 年代，美国的 Sofamor Danek 公司发明了脊柱外科学手术史上首台手术导航系统 Stealth Station；20 世纪 90 年代初期，Amit 首次提出运用计算机导航系统进行腰椎椎弓根螺钉的内固定手术，Kevir Foley 将 Stealth Station 导航系统首次运用在脊柱外科，这也是世界上第一台对于脊柱外科运用的手术导航系统。

图 1-24 为笔者 2005 年在日本留学时见到的 BRAIN LAB 早期型号的导航设备用于脊柱外科手术。近年来，伴随着光、机、电相关设备的快速发展，特别是计算机科学水平的持续提高，美国及一些欧洲发达国家在创伤外科、关节外科、脊柱外科等领域，不断开发出新的手术导航系统，其实用性、导航的精度、导航质量等各方面都有大幅度的提升，不断地显示出导航手术的优点，也极大地推动了相关外科领域的大发展，为导航外科的发展又拓宽了一个美好前景。

导航技术的最早应用是 1907 年 Horsiey 和 Clarke 在小动物身上的实验研究。由于利用体外解剖标志位置来确定体内位置精度较差，不能应用于人体手术。直到 1947 年 Spiegal 和 Wycis 采用"气脑造影术"给软组织标志以室间定位，才首次开创了导航系统在人体手术中的应用。其间瑞典的 Leksell 和 Riechert、法国的 Talaiach 也发展了各自的基于投影影像技术的定位系统。20 世纪 50~60

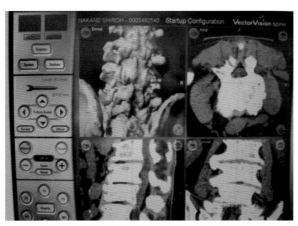
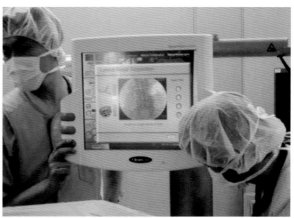

图 1-24　BRAIN LAB 导航设备

年代，导航系统开始广泛应用于丘脑切开手术，但这一时期的导航系统都是基于平面影像。

最简单的影像导引系统仅由头部定位框架和有标志点的影像组成（图1-25），只能用于术前计划。进一步的发展是用数字化机械臂作为空间定位设备，不仅能用于术前规划，还可用于术中导航。这类产品中最具代表性的是加拿大 ISG Technology 公司的观察棒，该类产品由于机械臂的使用给手术医师带来了不便。更先进的系统是自由漂浮系统，即无臂系统，此系统是由 Visualization Technology 公司设计的 InstaTrak 导航系统，其原理是利用电磁跟踪实现空间定位。而 Surgical Navigation Technologies 公司的 Land Marx 导航系统和 Stealth Station 导航系统，则利用光学（即摄像机）方法实现空间定位。目前最新的影像引导系统是机器人手术显微镜，即机器人根据术前制订的方案自动调整手术显微镜的位置，利用机器人做手术。目前市场上的该类产品有两种：Zeiss 公司的 MKM 和 Elekta 公司的 Surgiscope Ds，两者的共同特点是利用光学方法实现定位，且在患者与影像之间是双向实时联系。

CT 技术的出现和发展，使得三维空间的数字图像上进行定位成为可能，为计算机导航系统的发展提供了广阔的空间。近 20 年来，各种导航系统相继问世，并逐渐应用于临床，国外的手术影像导航技术已经相当成熟。国内关于计算机医疗影像技术的研究主要集中在医疗图像的处理与识别方面，

对于影像导航系统的相关研究还处于起步阶段。目前，只有北京航空航天大学和深圳安科公司分别研制了利用机械和光学定位的导航系统。

## 二、脊柱外科手术导航系统的分类

### 1. 依据影像匹配来源分类

（1）基于术前影像匹配的手术导航系统：这类技术包括基于 CT 影像的手术导航和基于 MRI 影像的手术导航。主要通过术前采集的 CT 和 MRI 图像，经计算机处理获得的三维影像与术中 C 臂机或 O 臂机中的影像进行配准，达到导引目的。

（2）基于术中影像的手术导航系统：直接通过术中 C 臂机或 O 臂机的自动连续旋转扫描，采集超过 100 幅数字图像并自动重建三维图像，与自动注册的手术器械匹配，在虚拟图像上引导手术操作。

### 2. 依据导航设备原理分类 包括机械导航、红外线导航与电磁导航。

## 三、导航技术在脊柱外科中的应用

### （一）导航技术在脊柱外科内固定中的应用

虽然椎弓根螺钉技术目前非常成熟，但大量研究表明传统徒手置钉的失误率高达 20%~30%。由于椎弓根毗邻位置的特殊性，置入过程中损伤椎弓根，很大可能会损伤神经根、硬膜囊、脊髓及椎动

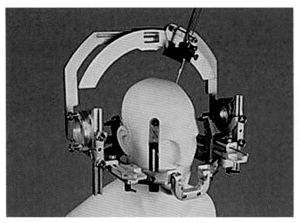
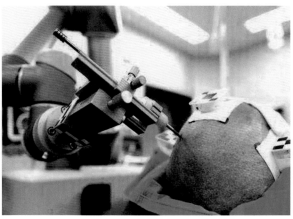

图 1-25　头部定位框架导航系统

脉等重要解剖结构。计算机辅助导航技术能够实时虚拟看到患者手术部位毗邻的解剖结构与手术器械的位置关系，从而避开重要的解剖结构，提高手术的安全性。

### （二）导航技术在脊柱外科精准减压中的应用

随着人口的老龄化，腰椎退行性疾病患者越来越多，在保证疗效的前提下治疗技术也由传统开放手术向微创手术迅猛发展。但通过临床应用发现，微创手术由于术中显露视野狭窄、清晰度欠佳及二维成像等限制，导致术中易出现神经、血管损伤等并发症，导航技术的术中三维成像技术完美地弥补了该缺点。因此，在一些单纯椎间盘摘除椎管减压、单纯的黄韧带骨化灶切除等手术中虽然不需要内固定，但在导航的指引下进行可使手术更加精确，特别是近年椎间孔镜手术中，电磁导航对一些初学者在保障术中安全性方面发挥了重要作用。在脊柱肿瘤手术中，传统的手术很难确定肿瘤浸润的范围及边界，而且容易伤及神经和血管。导航技术目前在脊柱肿瘤手术领域应用广泛，主要包括协助精准规划肿瘤切除范围、重建脊柱稳定及局部消融。提高了脊柱肿瘤手术中对局部肿瘤的有效控制，对神经功能和脊柱稳定性的恢复及生活质量的改善有重要意义。

## 四、手术导航相关技术在脊柱外科手术中的延伸应用

### （一）手术机器人技术

手术机器人技术也属于计算机辅助技术的一个重要组成部分，机器人系统也依赖于放射图像和立体定位来规划操作，因此导航技术与机器人技术很多时候是配合使用的，但是机器人可以精确定位器械，有操作稳定、不易疲劳及远程操作等优点。由于脊柱的特殊解剖结构，手术的精确性和安全性是最受关注的难题，导航技术与高性能手术机器人的结合可能会解决这些问题。

### （二）交叉现实技术

交叉现实技术（XR）目前包括虚拟现实技术（VR）、增强现实技术（AR）、混合现实技术（MR）和影像现实技术（CR）等。

1. **虚拟现实技术** 是通过计算机模拟出的一个三维虚拟空间，戴上现实设备，为使用者提供感官的模拟情景。

2. **增强现实技术** 是通过摄影机收到的视频虚拟物体、场景与真实场景进行结合，使操作者感观更加清晰。

3. **混合现实技术** 是通过计算机可视化图形技术生成虚拟模型，并将其与现实环境重叠呈现在使用者面前，其本质是客观世界现实、虚拟现实与增强现实的混合体。虚拟现实和增强现实在实用性方面显示出良好的效果，目前在脊柱手术规划、术中导航和外科教学培训等方面展现出很大的应用前景，如椎弓根螺钉的置入、脊柱节段封闭治疗、腰椎穿刺和椎体成形术等方面的广泛应用。与虚拟现实和增强现实相比，混合现实技术更具有实用性，其可以将计算机可视化图形技术合成的虚拟模型叠加到现实环境中，给外科医师带来一个新的视野感，使医师对疾病的观察、手术方案的规划和患者沟通更加高效，让手术的安全性和精确性得到进一步提高。

## 五、脊柱手术导航系统的优缺点

与传统的外科手术相比，以导航系统为核心的计算机辅助技术能够在术中直观地显示患者解剖结构与手术器械的位置关系，并能在术中影像上覆盖手术规划，极大提高了手术精确性与安全性。计算机辅助导航技术能够简化手术操作流程、降低手术难度、缩短手术和麻醉时间，从而减少术中手术医生和患者放射线辐射剂量，缩短患者住院时间和术后康复时间，有效避免患者长期卧床的并发症。但导航设备昂贵，操作复杂，目前智能化水平尚低，未得到广泛普及。

（银和平 李树文 孟志斌）

参 考 文 献

［1］ Patton A G, Morris R P, Kuo Y-F, et al. Accuracy of fluoroscopy versus computer-assisted navigation for the placement of anterior cervical pedicle screws[J]. Spine, 2015, 40 (7): E404-E410.

［2］ Luther N, Iorgulescu J B, Geannette C, et al. Comparison of navigated versus non-navigated pedicle screw placement in 260 patients and 1434 screws[J]. Journal of Spinal Disorders and Techniques, 2015, 28 (5): E298-E303.

［3］ Xiao R, Miller J A, Sabharwal N C, et al. Clinical outcomes following spinal fusion using an intraoperative computed tomographic 3D imaging system[J]. Journal of Neurosurgery: Spine, 2017, 26 (5): 628-637.

［4］ Shree Kumar D, Ampar N, Wee Lim L. Accuracy and reliability of spinal navigation: an analysis of over 1000 pedicle screws[J]. J Orthop, 2020, 18: 197-203.

［5］ Chachan S, Bin Abd Razak H R, Loo W L, et al. Cervical pedicle screw instrumentation is more reliable with O-arm-based 3D navigation: analysis of cervical pedicle screw placement accuracy with O-arm-based 3D navigation[J]. European Spine Journal, 2018, 27 (11): 2729-2736.

［6］ Farah K, Coudert P, Graillon T, et al. Prospective comparative study in spine surgery between o-arm and airo systems: efficacy and radiation exposure[J]. World Neurosurgery, 2018, 118: e175-e184.

［7］ Mason A, Paulsen R, Babuska J M, et al. The accuracy of pedicle screw placement using intraoperative image guidance systems: a systematic review[J]. Journal of Neurosurgery: Spine, 2014, 20 (2): 196-203.

［8］ Picard F, Deakin A H, Riches P E, et al. Computer assisted orthopaedic surgery: past, present and future[J]. Medical Engineering & Physics, 2019, 72: 55-65.

［9］ Lee J S, Son D W, Lee S H, et al. Comparative analysis of surgical outcomes of C1-2 fusion spine surgery between intraoperative computed tomography image based navigation-guided operation and fluoroscopy-guided operation[J]. Journal of Korean Neurosurgical Society, 2020, 63 (2): 237-247.

［10］ Zhang W, Takigawa T, Wu Y, et al. Accuracy of pedicle screw insertion in posterior scoliosis surgery: a comparison between intraoperative navigation and preoperative navigation techniques[J]. Eur Spine J, 2017, 26 (6): 1756-1764.

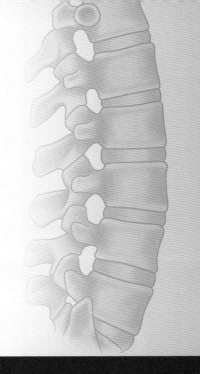

# 第二章

# 脊柱外科导航基本原理与分类

# 第一节　光学导航

## 一、导航概述

计算机辅助手术导航系统（computer assisted surgery navigation system，CASNS）是医学影像学技术与计算机技术的完美结合。在术前或术中对患者进行 CT、C 臂机、O 臂机等影像学扫描，得到患者影像学信息，经过 CD-R 光盘、U 盘、网络等媒介输入计算机导航系统中，利用导航系统对术前或术中放射影像学资料进行处理，把患者影像与真正的手术部位进行空间位置的准确叠加与对映，实现立体空间定位技术动态追踪手术器械和手术部位的解剖关系，辅助术者准确完成手术预案及术中操作。

空间定位技术主要有机械定位、电磁定位、超声波定位、光学方法定位等 4 种方法，而光学定位系统是目前精度最高、在脊柱外科应用最普遍的定位方法，具有代表性的有 Medtronic 公司的 StealthStation™ 导航系统。本章讨论的手术导航若无特殊说明，均指光学导航。

### （一）光学导航原理

Medtronic 公司的 StealthStation™ S8 光学导航系统，可在脊柱外科手术过程中实时追踪导航手术工具，协助脊柱外科医生实现全程可视化的导航置钉与椎间融合。光学定位系统通过红外线摄像机（也被称为定位器）来跟踪附在导航工具尾端和固定于患者参考架上的光学标记的位置，以此来确定手术室内导航工具与患者的相对位置（图 2-1）。摄像机的视野和软件决定了光学导航的范围。有主动与被动两种类型的光学标记：主动光学标记带有发光二极管（LED），能主动发射红外线；被动光学标记又称反射球，能反射摄像机发射的红外光。摄像机对光学标记进行探测，利用三角测量的原理确

定其空间位置，并将此信息连续地报告至计算机。计算机系统持续计算导航术野内患者参考架与导航手术工具的相对空间位置和方向，并将此信息与患者配准的影像数据相关联，从而标志出导航工具在患者图像中的位置。这样，术者就能从轴位、矢状位、冠状位等多种解剖视图观察手术路径深度及相应的角度，避开危险区域，缩短手术时间，减少出血量，减小手术伤口，并减少并发症的发生。通过丰富的导航工具，确保了在置钉与椎间融合过程中的每一操作步骤的精准性。

### （二）手术导航的优势

1. **计算机辅助手术导航技术较传统手术技术更为精准**　应用手术导航系统引导脊柱外科手术精准性更高。脊柱颈段解剖结构复杂、变异率高，与血管、神经走行接近，手术操作要求精细，因此手术导航系统应用于颈椎手术是十分必要的。对于脊柱畸形类疾病如脊柱侧凸等，椎弓根解剖结构可能存在变异，解剖标志点可能不易识别，在导航引导下

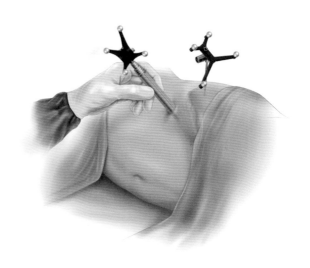

**图 2-1　红外线摄像机对导航手术器械进行追踪**

进行手术更具优势。对于脊柱经皮微创手术，导航下手术提高手术效率的同时，使得入路更安全，精准度更高。在几种基于不同影像设备辅助下的导航手术中，C 臂机的术中成像具有局限性；术前 CT、术中 O 臂机的成像质量较高，但相较于术前 CT，O 臂机可提供高质量的术中三维重建图像，其自动注册技术较术前 CT 的术中注册更方便、可靠。O 臂机辅助下的导航手术将成为手术精准度最高的导航手术之一。

2. **导航辅助脊柱手术的安全性更高**　导航引导下置入椎弓根螺钉较传统方法的优势在于减少了术中反复透视与定位，节省了椎弓根螺钉置入的时间，并且减少了因反复调整螺钉所引起的椎弓根钉道的扩大及术后椎弓根螺钉失败的概率。O 臂机术中三维图像的扫描可清晰观察到各种复杂骨折结构，导航系统可以使术者更好地计划和模拟手术步骤，增加手术熟练度，降低手术风险，选择合适的手术方案。在术中还可利用导航工具的尖端延伸功能测量钉道长度，根据导航地图中矢状位和横断位的图像调整螺钉的角度和螺钉的直径，使手术更准确、安全和简便，减少手术并发症的发生。

3. **医生辐射暴露减少**　脊柱外科经皮微创手术与复杂畸形手术过程中常采用 X 射线透视技术验证术中操作，这使脊柱外科医生的术中辐射暴露剂量较高。而在导航引导下的手术可以使术者实时观察手术工具与内植物在患者三维影像上的位置，无需术中反复透视，医生辐射暴露减少。与 CT 扫描相比，O 臂机扫描的放射量较低，索引和描述修正通过降低 O 臂机的管电压、管电流等扫描参数，适当降低影像质量，在不影响判读的前提下使其放射量降低 1/2 以上，从而减少患者与手术团队的辐射暴露。

4. **CASNS 使脊柱外科手术更加微创**　微创化、精准化是脊柱外科发展的方向，但微创化的同时，相对局限的术野也带来了更大的难度，因此年轻医生的微创脊柱手术学习曲线较为陡峭。导航技术可以帮助医生迅速找到手术部位，精准地完成手术操作，更快地掌握经皮椎弓根螺钉置入等微创手术操作。借助手术导航系统，医生可以开展更多方式的微创脊柱手术，以减少手术对患者的创伤，加速患者术后功能的恢复，并努力保持脊柱正常解剖结构的完整性。在导航系统的支持下，缩短了年轻术者对复杂与微创术式的学习曲线。

## 二、二维导航

移动式 X 射线机的出现，为 2D 透视导航提供了最重要的基础。目前，移动式 X 射线机几乎成为骨科手术室的标准装备。2D 透视导航的目的是获得 2D 透视图像和手术对象之间坐标关系的转换矩阵。第一步需要获得 C 形臂 X 射线机和手术对象之间的空间转换矩阵，通常采用光学红外线摄像机导航系统来实现。第二步需要获得 2D 透视图像和 C 形臂 X 射线机之间空间坐标转换矩阵，通常把 C 形臂 X 射线机的圆锥形 X 射线透视模拟为光学红外线摄像机导航系统来进行计算。完成以上两步后，即可获得 2D 透视图像和手术对象之间坐标关系的转换矩阵。

C 臂机 X 线透视二维图像导航的一般流程为术中以 C 臂机透视采集不同拍摄角度的二维图像，并将图像传输到导航系统，图像传输完即可使用，无需人工进行点对点匹配，然后在二维影像引导下进行手术操作。该法操作简单，术中不需要选取有特征的骨性标志进行手动点注册，系统搭建方便，可按需采取图像；但是存在透视图像畸变的问题，并且二维图像上提示的信息不如三维图像完整，故二维图像对于引导复杂类型的手术具有一定的局限性。

## 三、三维导航

### （一）术前 CT 三维图像导航

CT 三维图像导航需要术前采集薄层 CT 影像数据，将 CT 数据传输到计算机系统三维重建，从而进行术前设计。三维导航操作直观形象，可清晰显示骨性结构，也可以精确引导置钉的角度和深度，适用于高风险的颈胸椎后路内固定手术，以及严重胸腰椎畸形、过度肥胖、脊椎肿瘤等病例。CT 导航系统可以进行术前计划，了解椎弓根形态有无变异，设计螺钉型号和置入方向。但患者 CT 资料只能在术前获取，由于在术前 CT 扫描与术中患者体位不一致，故术前 CT 三维图像不能真实反映术中患者的脊柱排列。术中需要术者通过点注册的方式完成实际患者与影像配准的过程，在点注册的过程中，由于参考点的选择和人工操作的误差，增加了手术时间并有可能降低导航精确度。此外，由于需要术中充分显露骨性结构标志点进行术中注册，CT 导航系统在微创入路手术中应用受到限制。

### （二）术中三维图像导航

该技术所使用的导航影像数据由可扫描三维图像的 X 射线机在术中即时扫描重建出三维图像。在术中固定好患者的体位，由移动式 X 射线机扫描并自动重建三维图像，将该图像数据传输到导航系统，系统同时进行自动注册，图像传输完毕即可使用，无须人工进行点注册。然后，在术中即时三维重建图像引导下进行手术操作。术中即时三维图像导航基本融合了透视二维图像导航和 CT 三维图像导航的优点，克服了它们的缺点，是目前导航系统的主要发展方向。其中，Medtronic 公司的 O 臂机为市场上首个术中 360°旋转采集图像设备，由于它具备高质量术中骨性结构成像、灵活的可移动性及导航自动注册功能等优势，是脊柱外科中为数不多的真正具有革新性的设备之一。

O 臂机辅助下导航手术的优点包括：①可开合式机架设计，能灵活地从侧方进入手术扫描区域；②机械性控制定位系统和允许自动注册的 LED 跟踪装置，大大简化了手术医生的注册程序；③获得的 360°重建图像数据更清晰，减少潜在的导航误差；④减少对手术医生的辐射，扫描时让手术医生离开手术室可使辐射降到零。

缺点包括：①较术前 CT 导航占用一定的手术空间；②需要额外的人员来控制操作；③需要可穿透 X 射线的手术床。

### （三）O 臂机在导航手术中的运用

计算机辅助骨科手术是 20 世纪 90 年代出现的新技术，该技术利用先进的成像设备对骨骼进行立体定位，帮助术者更精准地完成操作，尤其是和内固定相关的手术。术中导航技术出现以前，术者往往单纯依靠术前 X 射线、CT 等影像资料来进行手术设计，但临床工作中常发现，患者经过体位摆放后脊柱形态会发生变化，或手术过程中发现手术设计会有不合理之处，需重新进行手术设计，尤其是复杂畸形矫正类手术。术中导航的出现使得术者可以快速获得手术体位下的第一手影像资料，根据术中扫描不断调整手术方案，选择最佳置钉位置和数量。

O 臂机辅助下的导航手术是这个大家族的后起之秀。导航的设计初衷在于可以术前设计内固定器械置入轨道、分辨组织结构、术中进行导引等，而 O 臂机可短时间内获得高质量的二维、三维图像，能够清晰显示骨骼的解剖结构，并直接传入导航系统中自动匹配、注册，使术者能够近乎"直视下"精准地完成手术操作（图 2-2）。O 臂机是手术中能兼顾功能性和操作性的最佳影像平台，将手术影像质量带入一个全新水平，被公认为是目前脊柱外科领域最先进的辅助成像设备之一。

O 臂机辅助下的导航手术不仅可以提高置钉安全性、进行精确减压，缩短手术时间，减少手术并发症，还能降低术者受到的辐射剂量。O 臂机导航系统的出现，极大地推进了脊柱微创外科的发展，一定程度上扩大了适应证，保障了手术经皮置钉的准确性及内镜下减压的安全性。

以俯卧位的椎弓根螺钉内固定术为例，O 臂机辅助下的开放导航手术一般流程为：术前完成导航工具的选择与工具验证，患者采用全麻，常规进行消毒铺单、切皮、分离肌层、暴露棘突，将参考架固定于棘突上，使导航红外摄像头与参考架及 O 臂机上示踪器进行匹配，O 臂机进行 3D 扫描，扫描后图像数据传输到导航系统进行配准。随后，在导航系统的辅助下指引术者置入椎弓根螺钉。可选择再次进行验证扫描，确定螺钉位置的准确性。最

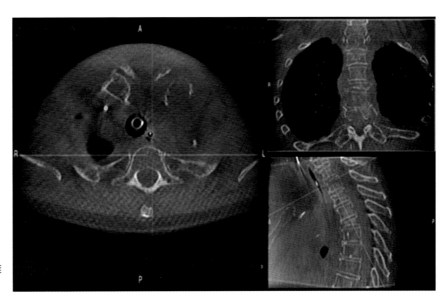

图 2-2　O 臂机颈胸交界处术中三维影像

后拧紧全部螺钉，且选择合适的固定棒固定。

O 臂机是一个创新的术中影像设备，兼顾高清的图像质量和术中可移动的功能，其优势和特点如下：

（1）机架开口与孔径大：69.9 cm 的开口宽度，方便推至待扫描区域；96.5 cm 的孔径与闭合式的机架设计，确保了扫描过程中不会与扫描区域内的患者或手术床发生碰撞。

（2）闭合式机架设计：实现了 X 射线球管与探测器可环绕患者完成 360° 完整的等中心扫描，并且无需扫描前的防碰撞测试，确保扫描过程中不会与患者或手术床发生碰撞。

（3）6 轴的运动方式：可根据不同患者的侧弯程度与临床需求提供对应的扫描角度，支持机架进行前后倾斜、左右摇摆、等中心摇摆等操作。

（4）机架位置记忆功能：医生可一键恢复扫描时的机架位置，从而方便术中确认内植物。

（5）O 臂机针对骨性结构提供了高清的三维图像和 360° 的扫描，以及提供的 745 张原始图像使 O 臂机进行术中内植物确认时，最大限度地抑制了金属伪影。

（6）最新一代 O 臂机（O-arm^TM O2）提供了 20 cm 与 40 cm 两种三维扫描视野（图 2-3）。40 cm

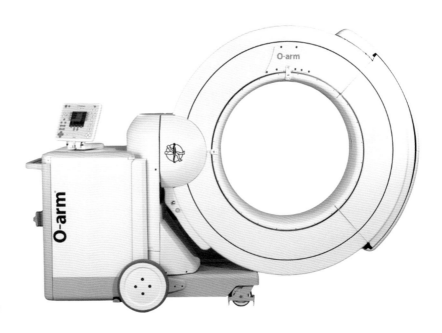

图 2-3　最新一代 O 臂机（O-arm^TM O2）

的视野（field of view，FOV）能对骨盆进行完整的三维扫描，从而更好地观察骨盆的创伤与术中复位情况。

（7）红外激光定位灯辅助医生可直观地确定扫描位置。

（8）拍摄预览功能可帮助医生在正侧位片上更好地定位 3D 扫描范围，确保扫描范围满足临床需求。

（9）O 臂机与 StealthStation™ S8 光学导航系统完美地匹配，可进行术中的自动注册，完成 4~5 个脊柱节段的三维影像采集、重建，以及术中注册过程只需要 55 秒。O 臂机仅 13 秒即可完成 360° 的扫描；第 30 秒，O 臂机即可完成高清三维图像重建；第 55 秒，O 臂机将图像自动地传送到 S8 导航设备上，完成整个术中注册过程。

（10）O 臂机采用马达驱动，从而能够轻巧地在手术室及不同手术室间移动，实现最大化临床价值与经济效益。

索引和描述近期国外一项以患者立场进行的成本效益分析指出：在具有一定规模的医学中心，引进 O 臂机导航的费用及每年的维护费虽然高昂，但可以降低患者因再次手术而产生的费用，反而节省医疗成本，具有较好的社会效益。因此，O 臂机导航技术经济合理，值得推广引进。

## 四、光学导航的基本结构

目前全球约有超过 6 千台手术导航系统，每年以约 10% 的速度增长。在部分发达国家，手术导航系统已作为手术室的必要辅助设备。在 20 世纪 90 年代初期，美敦力发布了业内首台光学导航系统，并首次应用在了脊柱外科手术。经过 30 年的发展与革新，StealthStation™ S8 为最新一代的导航系统，主要由主机台车、摄像机台车、红外摄像机、脊柱外科导航软件、导航手术器械和患者参考架组成（图 2-4）。

### （一）导航系统的构成（以 S8 光学导航为例）

1. **患者参考架**　患者参考架作为导航参考系的

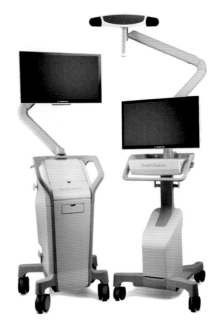

**图 2-4　脊柱外科手术导航系统**（Stealthstation™ S8）

基准点，通过刚性固定的方式固定在患者骨性结构上，根据不同的手术类型与手术部位，有着不同的参考架选择与安装方式。胸、腰椎开放性手术通常使用棘突夹的固定方式，将参考架固定在患者的棘突上。腰椎微创手术通常使用单针参考架，将单针置于患者的髂后上棘。参考架上方排列有反射小球，可将接收到的红外线反射回红外线摄像头，并通过导航系统计算，获取参考架所在的空间位置。由于患者与参考架之间是刚性连接，因此就变相实现了对患者实际位置的追踪。手术的过程中，应确保参考架与患者的相对位置不发生变化。

2. **红外摄像机**　红外摄像机使用两个镜头，既能发射红外线，同时也能接收红外线，从而对导航器械与参考架上的每一光学标记的空间坐标进行三角测量。

3. **系统台车**　系统台车包括主机台车和摄像机台车，可将两台车锁定在一起作为一个整体设备，或者在手术过程可分开灵活摆放。两台车均具备 2K 高清多点触摸屏，方便导航操作人员进行操作。通常主机台车的屏幕给给上术者进行导航的浏览，摄像机台车的屏幕留给导航操作人员进行操作，并方便操作人员调整摄像机的位置。主机台车内置不间断电源（uninteruptible power supply，UPS），防止在术中因意外断电而导致导航中断。

4. **导航手术器械** S8 导航系统提供了各式的导航示踪器，每个导航示踪器上的反射球排列不同，从而使得导航系统能对其进行识别与追踪。在导航示踪器上可安装各式的导航手术器械尖端，包括导航开口器、开路器、丝攻、置钉器、椎间隙处理工具、试模等，从而实现全程导航可视化的操作。

**（二）StealthStation™ S8 的特点及优势**

StealthStation™ S8 作为最新一代的导航设备，它的特点和优势如下。

（1）分体式设计，在减少手术室占地空间的同时，技师和医生各自有一块屏幕，方便在术中相互配合，可根据术中位置调节系统各关节，无需改变术者习惯的手术室设备布局。

（2）由 2 个 27 in（1 in=2.54 cm）多触点 2K 高清屏组成，让每个脊柱节段的生理结构纤毫毕现。

（3）具备简化的操作逻辑，让术者无需依赖传统的键盘和鼠标操作，只需要点、按、单双指等屏幕手势简单动作即可实现操作，且软件设计更贴近临床工作流（图 2-5）。

（4）与 O 臂机完美地匹配，可进行术中自动注册，完成 4~5 个脊柱节段的三维影像采集、重建，以及术中注册过程只需要 55 秒。

（5）提供了各式参考架来满足不同的手术需求，包括开放性手术参考架、翻修手术参考架、经皮微创手术参考架等。

（6）针对不同术式，提供了完备的导航专用工具，为脊柱外科医生提供全手术流程的视觉指引。以微创下腰椎经椎间孔入路椎间融合术（mis transforaminal lumbar interbody fusions，MIS-TLIF）手术为例，完备的导航专用工具使手术从体表定位到攻丝与置钉，从通道放置、椎间盘处理与试模，到最终的融合器置入，均可在导航下完成，在 3D 图像上实时获取手术工具与内植物所在的位置。在保证安全性和准确性的同时，使得医生和患者在置入的过程中完全"不吃线"，实现零辐射。

（7）术中可针对不同的手术操作设定对应的手术计划，为每一颗椎弓根螺钉选择入路的角度、位置和尺寸。以置钉流程为例，从开口、开路、攻丝、置钉到最终的手术结果确认，均可按照术中制订的手术计划在导航下完成。

（8）新一代导航系统将先进的手术设备与脊柱疗法整合到一起，更智能、更高效地协助开展各类脊柱外科手术。可以实现全流程的可视化置钉与全流程的可视化椎间融合，在导航屏幕上可清楚地观察到手术工具与内植物的模型，进一步提升内植物放置的精准性。另外，在置钉的过程中可将导航联动力工具与术中电生监测设备，实现 O 臂机 3D 影像引导与电生理监测双重保护下进行电动置钉，让微创的手术更高效与精准，使复杂手术更安全（图 2-6）。

## 五、手术导航的典型术式应用

手术导航系统的应用，代替了传统的术中二维透视的手术方式，使术者在导航屏幕上实时地获取导航手术器械及内植物在患者身上的位置。术中无需反复透视，不仅降低了患者所承受的辐射剂量，同时也降低了手术室医务人员的辐射剂量。与此同时，手术导航系统提高了复杂脊柱手术的安全性与置钉准确率；对于微创手术，则提高了手术的效率，并且有效降低了青年医生的学习曲线。手术

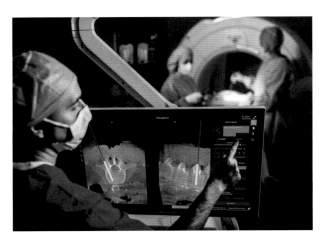

**图 2-5　触碰式人机交互，手术团队高效配合，术中规划手术方案**

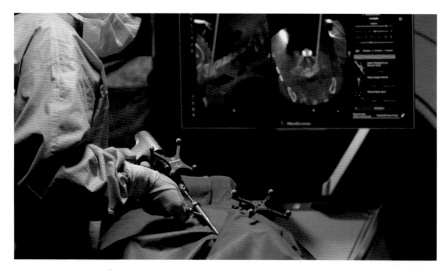

图 2-6　S8 导航引导颈椎后路动力攻丝

导航系统除了应用在全脊柱的置钉操作中，同时可应用于椎间融合、脊柱内镜定位、骨盆创伤等手术中。下面就颈椎后路置钉、脊柱侧凸手术、腰椎退变微创手术等典型术式应用做简要介绍。

### （一）颈椎后路置钉

颈椎后路置钉除了要保护硬膜囊和神经根，还需特别注意对椎动脉的保护。同时颈椎的个体性差异较大，椎块较小，手术风险高，因此导航系统的应用大幅度提升了颈椎后路置钉的安全性。使用 O 臂机术中三维扫描，可在横断位图像上清晰地获取椎弓根与椎动脉孔的解剖影像，结合手术导航系统的应用，术者在术中可实时获取手术器械在患者影像上所在的位置从而辅助术者完成全程导航引导的上颈椎置钉、颈椎侧块钉置入，以及手术要求更高的颈椎椎弓根螺钉的置入。使用导航系统并联合手术动力置钉工具，在导航引导下完成动力开路、攻丝与置钉（图 2-7）。此外，对于枕骨钉的置入，可使用导航探针对枕骨的置钉位置与方向进行确认，并可使用导航系统上的测量功能，辅助术者选取最佳的枕骨钉长度，尤其是对于儿童的枕骨定位更加重要。

### （二）脊柱侧凸手术

脊柱侧凸患者椎体变异性大，除椎体的畸形与发育不全外，还伴椎体序列在冠状位上的弯曲及横

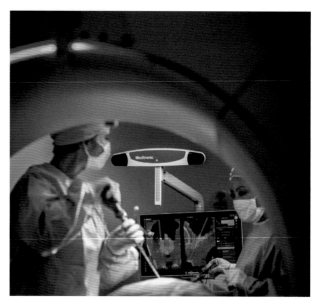

图 2-7　使用 S8 导航与 O 臂机完成颈椎椎弓根螺钉导航引导攻丝与置钉

断位上的旋转。导航设备的应用，有助于术者在术中更好地观察患者解剖结构，通过实时的动态图像引导，可更高效、精准地找到置钉入路的位置与方向，提高了手术的安全性、手术效率，并且无需术中使用二维 C 臂机进行反复透视。此外导航系统可与动力置钉工具及术中电生理设备相互连接，对于椎弓根狭窄等严重脊柱畸形的患者，在动力置钉的过程中即可提供实时的三维影像引导及实时的电生理信号反馈，从影像学与电生理监测两个维度为手术提供双重保护。

对于部分长节段的脊柱侧凸手术，需要使用

S2AI 骶髂螺钉固定，从而提供更加稳定的脊柱内固定，并重建患者骨盆的平衡。常规二维 C 臂机引导的 S2AI 螺钉置钉，需术中反复在横断面与矢状面上调整 C 臂机的朝向，从而找到患者的骶髂关节所构成的泪滴位，然后进行透视引导下的置钉。导航 O 臂机的应用，术中可对患者完整的腰骶节段进行三维影像的采集与重建，并实时显示导航工具所在的三维影像截面，大幅度地提高手术效率，降低 S2A1 骶髂螺钉置钉难度，并可根据临床需要导航引导下完成单侧多枚骶髂螺钉的置入。

（三）腰椎退变微创手术

随着微创理念的普及，微创术式必将成为脊柱外科手术的发展趋势之一。对于经皮穿刺椎体成形术 / 经皮穿刺椎体后凸成形术（percutaneous vertebroplast/percutaneous kyphoplasty，PVP/PKP），导航系统提供了可导航椎弓根开路器，精准引导完成椎弓根穿刺。对于椎间孔镜手术，导航探针可实时引导椎间孔镜的方向，确保椎间孔镜放置位置满足临床需求。对于后路中线腰椎椎间融合术（MIDLF）、小切口中线腰椎融合术，导航可帮助术者快速掌握骨皮质螺钉的置钉位置与方向，降低术式的学习曲线。此外对于经皮置钉技术的应用，传统经皮置钉手术存在以下临床痛点：术中需反复 C 臂机透视，手术操作步骤烦琐，导丝放置存在位移与折断风险，经皮术式学习曲线长等。手术导航系统的应用使得上述痛点被逐一击破。术中无需透视，通过术中的三维影像，一次扫描即可实现术中实时获取导航手术器械在患者影像上的位置。通过导航系统的手术计划功能，并配合可导航自钻丝攻，使术者可沿着虚拟导丝完成攻丝与置钉操作，从而简化手术流程，从体表定位到攻丝，一步完成（图 2-8）。导航系统同时提供了椎间融合全程可视化解决方案，从椎间隙定位、椎间处理、试模、放置融合器等步骤均可在导航引导下完成。以斜外侧腰椎椎间融合术（oblique lateral interbody fusion，OLIF）360 导航术式为例，其在导航辅助引导下，将 OLIF25 手术与后路经皮椎弓根内固定技术（PPS）结合，使患者在侧卧位下既能完成 OLIF25 的斜外侧入路椎间融合，也能完成侧卧位下的后路经皮置钉手术。术中无需更换患者体位，可大幅提升手术效率。在经皮置钉过程中，患者处于侧卧位，术者能在导航引导下高效、准确地找到置钉位置与方向。在进行 OLIF25 椎间融合过程中，导航可实时引导突破对侧纤维环，并在导航引导下精准放置融合器（图 2-9）。

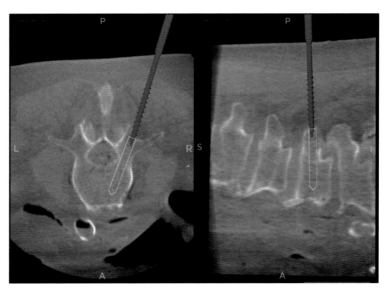

图 2-8　使用自钻丝攻沿虚拟导丝完成开路与攻丝

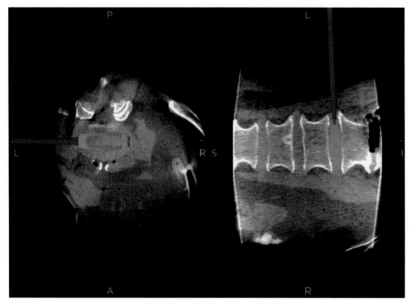

图 2-9　导航引导 OLIF25 融合器放置

（皮　力　余昀涛）

# 第二节　电磁导航

## 一、电磁导航的基本原理与优缺点

在过去的几十年中，将内镜引入脊柱疾病治疗是脊柱外科学的重大进展之一。正确了解脊柱及周围区域的解剖结构对于正确进行脊柱手术至关重要，必须与对影像解剖学的深刻理解相融合。脊柱导航对影像学数据的整合允许手术医生创建手术区域的 3D 重建图，再与内镜训练一起使手术定位于目标靶点。而且，在翻修手术或非常晚期的疾病中，正常的解剖结构和标志消失了，导航系统是避免一系列可怕并发症的基本设备。

本节旨在帮助读者了解脊柱外科学方向，将脊柱内镜技术和影像学技术与电磁导航融合在一起，重现精准微创的高级脊柱手术。

### （一）历史发展

外科手术导航系统始于 1987 年德国亚琛工业大学附属医院耳鼻喉科的 Georg Schlöndor 教授组建的 Schlöndor 小组，包括工程师、物理学家和外科医生，从理论概念到第一个原型项目仅在两年内就实现了。该小组于 1987 年春季将世界上第一个导航手术用于颅底手术，用机械式的 3D 定位设备作为测量工具，用于在手术中检测手术器械相对于人体的位置和方向。实现过程通过手术器械连接到机械臂，机械臂的关节处装有传感器。导航仪器的位置和方向显示在三个正交视图的内部。这个概念仍然是当今手术导航系统的标准。Schlöndor 小组还首次使用了 CAS 一词来代表计算机辅助手术，该术语至今仍在手术导航和机器人系统中广泛使用。然而，自那时以来，用于空间测量的技术已从机械臂转移到光学或电磁追踪系统。这些追踪技术将定位器或追踪传感器直接连接至手术器械，无需连接至机械臂。

光学追踪技术在许多临床应用中仍是当前的主流技术。为了获得导航信息，光学系统需在高空架设摄像头，且每个摄像头必须识别架设在每个手术器械上的反射球，以使计算机能够计算和显示手术器械的位置和方向。其技术弊端主要在于"光路遮挡问题"。在许多情况下，导航的使用对临床工作的影响要比对工作的帮助更大。因此，早期的导航系统尚未达到日常工作的理想水平。第二个问题是手术器械必须使用刚性的不可弯曲的组件。由于追踪系统只能检测反光球的位置，因此手术器械的工作端（器械尖端）必须对反光球进行恒定的坐标转换，并且由于存在计算位置不准确的风险，手术器械不得弯曲。这在许多情况下是很难达到的，特别是对于微创外科手术，必须在人体内部追踪诸如导丝和穿刺针等软性器械。对于此类应用，光学追踪系统固有的上述局限性，首次通过使用交流电磁场追踪插入手术器械内部尖端的传感器来解决。

### （二）电磁导航发展演变，从被替代到不可替代

首先，有必要对本文使用的术语加以阐释。一般我们用来描述此类追踪技术的术语是"电磁追踪"，它源于以下事实：电磁体负责产生交变的或静态磁场，这些磁场在传感器中感应出电流。所以对追踪系统其作用的部分完全取决于磁感应，而不是严格意义上的电磁效应。尽管如此，"磁力追踪"和"电磁追踪"所表达的是同一概念，但后者已变得更为普遍，并已被设备制造商广泛采用，因此我们保留"电磁追踪"，在后文使用此术语。

最早的电磁追踪技术发明于 1973 年，用于确定战斗机飞行员头盔的位置和方向。自 1996 年以

来，电磁导航一直是图像引导手术系统的重要组成部分。Fried 报道了使用基于电磁的 InstaTrak® 系统（GE 公司）进行的多中心临床研究的结果，认为该系统在图像引导内镜鼻窦手术中的应用准确且方便。随后，其他文献也证实了其对鼻窦手术的临床效果。在脊柱外科手术中，电磁导航也很早应用在腰椎和胸椎椎弓根螺钉置入的图像引导，并被证实可有效减少透视时间和辐射剂量，对椎弓根置钉的准确度有略微但不显著的提升。

### （三）早期电磁导航的缺点

可惜的是，早期的电磁导航并没有达到临床手术的需求，主要原因包括：其一，传感器体积过大，早期的电磁导航传感器组件是类似于盒状的方块（图 2-10），由于其无法置入手术器械内部（更不用说器械尖端），使用非常不便。其二，精度不高，早期的电磁传感器对电磁干扰的信号处理能力尚在开发初期，精度尚在亚厘米级。其三，手术的总体时间并没有因为使用导航而显著缩短。所以，电磁导航在脊柱外科的应用很快就被光学追踪技术所取代。GE 公司也将该项研究的大量专利权出售给了德国 Fiagon GmbH 公司。后者与加拿大 NDI 公司合作继续开发新一代电磁导航系统，并开发出了多组线圈技术，缩小了电磁导航传感器的体积，准确度提升至亚毫米级（图 2-11）。由于一系列技术的开发，使得高精度下亚毫米级导丝的导航成为可能。

## 二、电磁导航的基本结构

使用导航的目的在于，手术中术者肉眼视线受阻的情况下实时显示手术器械相对于患者体内解剖结构的位置。

1. **电磁导航的工作原理** 可分为以下几步：①获得患者的位置；②获得器械的位置；③获得可同时显示患者位置和器械位置的媒介"地图"；④使患者位置、器械位置及"地图"融入现实三维空间的工具和方法；⑤将真实空间中手术器械与患者的相对位置关系，显示为虚拟影像学空间中手术器械与患者的相对位置关系。

2. **电磁导航的部件** 为了完成以上步骤，电磁导航设计了以下功能部件：①线圈传感器元件；②磁场发生器；③主机控制单元；④注册工具和注册流程；⑤导航软件系统。

### （一）线圈传感器元件

脊柱手术中有很多情况需要在术者视野不可见的地方操作器械，这时确定并显示器械的当前方向或位置很重要，更重要的是确定器械尖端的位置。Mucha 和 Krüger 发明了一种具有电磁位置

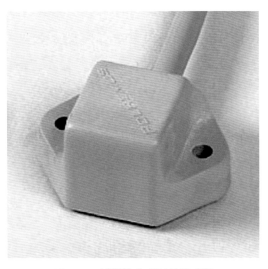

**图 2-10　早期的电磁导航传感器**

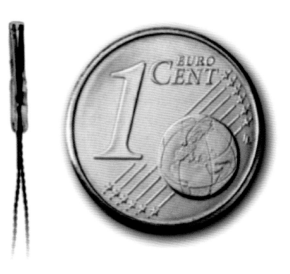

**图 2-11　新一代交流电磁导航传感器**

传感器的仪器，称为线圈传感器元件（coil senior unit）。该线圈元件的体积极其微小（直径往往小于0.8 mm），被安置于手术器械内部尖端和其他位置。当手术器械附近的磁场发生器产生电磁场，该电磁场根据电磁感应定律在手术器械的线圈元件或电感器中感应电压。线圈元件中的感应电压或电流的值可以根据手术器械的空间位置和方向而变化，提供与所产生的电磁场的局部场强成比例的信号。

值得注意的是，线圈传感器元件在近年也有快速发展，从过去主流的5DOF（自由度）传感器发展为6DOF传感器。传感器元件的技术进步大大提高了电磁导航的准确度，在脊柱微创手术中的应用起到了决定性的作用。根据图2-10和图2-11可以看到两种传感器对精确度的差异。过去的5DOF传感器准确度的平均值（RMS）为0.7 mm，95%可信区间为1.4 mm；而新型6DOF传感器准确度的平均值达到0.48 mm，95%可信区间为0.88 mm。正因为传感器的升级，才使得电磁导航的导航精度达到亚毫米级。

与磁场发生器和线圈传感器互连的控制单元随后可以根据来自两者的测量数据计算传感器的位置和方向，从而得出手术器械的位置和方向。手术器械的位置和方向可以显示在显示器上。这样，通过使用电磁场感应的方法，电磁导航解决了光学导航的一个问题，即光路遮挡问题。那么对于另一个问题，器械弯曲问题是如何解决的呢？

交流电磁追踪技术允许在手术器械内部放置两个或多个不同的线圈元件（Fiagon GmbH专利技术），因此可在同一时间确定多组不同的位置数据。如前文描述，单个线圈元件置入器械即可得到器械的位置和方向信号。当多个线圈元件被置入器械并同时工作时，各组数据可以相互验证。一般在手术器械的尖端、中部和后段都会安置多组线圈元件，如果在手术过程中手术器械发生变形，控制单元就会识别出至少一个传感器的错误测量结果。此时系统就会提示器械发生弯曲。

进一步应用交流电磁导航的多组线圈技术，不但可以识别出手术器械在术中的弯曲问题，而且还

可以实现导丝类的软性手术器械的实时定位。当装有多组线圈元件的导丝发生弯曲时，控制单元会给各组线圈传感器分配一个计算权重，由于器械尖端的数据最为重要，位于尖端的线圈元件所提供的数据权重往往最大。多组线圈技术的应用和算法的设计也提高了传感器对于磁场干扰的识别能力，提高了手术的精度和安全度。

利用上述技术，在脊柱手术中运用电磁导航技术有以下两个优势。①穿刺针导航：广泛运用于微创手术的18 G穿刺针具有很强的韧性和弯曲度，电磁导航通过插入可弯曲的传感器，实现尖端定位，实时显示穿刺针尖端的位置。②器械弯曲报警：在脊柱手术安置内植物过程中，需要对骨性通道进行处理，可能会用到开路锥、骨凿、探棒、持钉器等器具。操作过程中不可避免地会发生器械弯曲形变的情况，而器械形变对使用传统光学导航的风险极高。由于定位装置在器械后端，通过计算得来的器械尖端位置可能会被误认为是安全位置，术者在操作中对导航的关注反而使其不宜察觉器械实际位置的偏移。电磁导航由于在器械的尖端、中部和根部都装有传感器元件，可以实时监控器械的形状，弯曲时会及时报警，提高了使用的安全性。

## （二）患者定位器

线圈传感器元件不但可被置入手术器械尖端，还可以被制作成微小的患者定位器（patient localizer）（图2-12）。由于其自身质量（12 g）和体积（直径5 mm，高度10 mm）都非常小，可以很方便地牢固固定在手术节段的骨性结构上，实时追踪骨性结构的空间位置。在脊柱开放性手术中，患者定位器可以通过一个齿状卡扣夹在手术节段的棘突上；在脊柱微创手术中，患者定位器可以通过1根或2根克氏针牢固固定在手术节段的棘突上（图2-13）。

在光学导航中，定位患者的工具一般称为参考架。与光学导航的参考架相比，电磁导航的患者定位器具有以下3个特点。①自重小：患者定位器可以固定在手术节段同一块椎骨上，这样确保了术中信号不会"漂移"。任何导航系统在工作时都假定

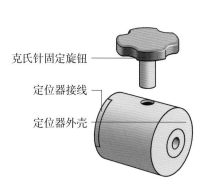

图 2-12　电磁导航患者定位器

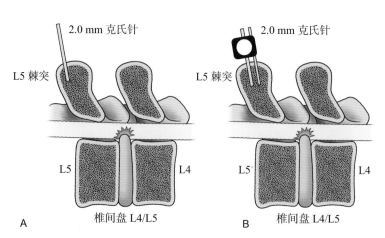

图 2-13　患者定位器可以通过克氏针牢固固定在手术节段的棘突上
A. 克氏针定位棘突；B. 患者定位器定位于克氏针，根据需要可用 2 根克氏针固定

椎体与椎体之间相对位置是固定不变的，然而这在实际中很难实现，椎体与椎体之间通过关节连接而存在一定活动度。参考架离开手术节段距离越远，相隔节段越多，术中"漂移"的可能性就越大。光学导航的参考架往往由于自重原因而选择固定在髂骨上，距离手术区域较远。②体积小：避免了光学导航使用中器械"打架"的问题。③小巧：如果电磁导航的患者定位器可以被固定在多个节段的棘突上，每个定位器可以显示每个节段椎骨的位置，理论上就可以为导航下实时显示多节段椎体矫形复位提供了可能性。

（三）磁场发生器

电磁导航系统具有一个磁场发生器（field generator），与患者并排布置，通过一个机械臂与床边轨道连接固定，并在手术区域内产生一个交变的低强度的电磁场。磁场发生器需要依次产生至少 3 个已知几何形状的不同磁场。在磁场发生器内部使用了电感器（类似于线圈）。在早期的磁场发生器中，电感器按四面体形状排列以产生磁场，当电感器内通入交流电流后便会形成多个交变电磁场（图 2-14）。

磁场发生器的一个重要属性是它的追踪容量，它描述了磁场发生器周围可以追踪传感器的区域。以 Fiagon 电磁导航所使用的磁场发生器为例，追踪容量如图 2-15 所示，整个区域的形状为一个圆顶的三维空间（dome volume），高度 660 mm、半径 480 mm。但由于磁场边缘场强偏弱，可能会导

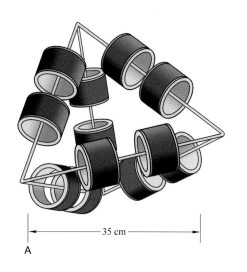

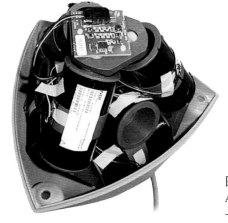

图 2-14　第一代磁场发生器
A. 第一代磁场发生器草图；B. 第一代磁场发生器内部
（图片经 NDI 公司授权使用）

致信号失真，系统设计者往往会屏蔽边缘磁场而只读取中间立方体内的数据，该立方体磁场的大小为 500 mm × 500 mm × 500 mm。通常情况下，越靠近磁场发生器，所获得的信号越好，误差也越小。需要注意的是，最靠近磁场发生器的 50 mm 范围内没有磁场，所以在使用过程中需要尽量避免将导航器械贴在磁场发生器上使用。

根据不同的应用环境，磁场发生器的外部形状和内部结构有时可以定制，例如有些嵌入手术床头枕内的可用于颅脑和颌面部手术。脊柱手术的磁场发生器也经历过很多外观结构的演变，如图 2-16A 类似于框架形状的磁场发生器（Fiagon GmbH，德

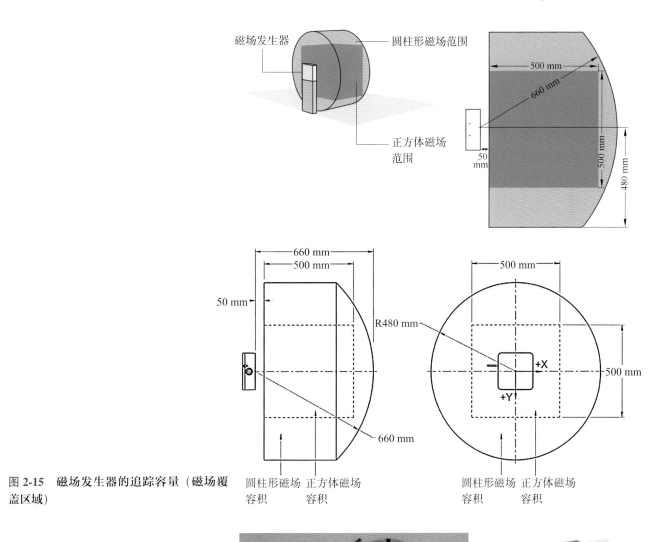

图 2-15　磁场发生器的追踪容量（磁场覆盖区域）

图 2-16　磁场发生器
A. 早期框架形状的磁场发生器；B. 目前广泛采用的盒状磁场发生器

国），这种框架可以嵌入手术床的床垫，在实现导航的同时不阻碍手术区域正侧位透视。定制的磁场发生器由于内部的电感器的排列发生了改变，其追踪容量和有效工作范围都会相应改变。由于磁场发生器往往造价较高，找到符合大多数手术应用的通用设计是研发者的目标。经过多年的探索和临床总结，一种多被用于磁场发生器的设计逐渐被临床接受（图2-16B）。该设计是一个尺寸为200 mm × 200 mm × 71 mm 的长方体，由一根多关节的多连杆连接于手术床的床边轨道上，多处关节可以自由旋转以确定磁场发生器摆放的最佳位置，锁死关节后固定磁场发生器位置。

在固定磁场发生器时需要注意其正反方向。磁场发生器工作时其磁场有方向性，即仅向一个方向发射磁场，而背面没有工作磁场。理论上磁场发生器可放在手术区域附近的任何位置，包括头侧、尾侧、健侧、患侧、背侧和腹侧，再嵌入床垫内。但考虑到脊柱手术正侧位 C 臂机透视时，需要预留腹背侧和左右侧的空间。所以磁场发生器常常被固定在头侧或尾侧，而以尾侧固定更为广泛。

### （四）主机控制单元

主机是整个电磁导航系统的数据收集和运算核心，其内部硬件部分由两块主板组成：一个个人计算机（PC）主板和一个信号接收处理主板。① PC 主板与一般台式机电脑主板类似，由中央处理器（CPU）、内存、显卡、视频采集卡、硬盘等部件运行 Windows 操作系统或 Unix 操作系统，视频信号的输入和输出在此完成。②信号接收主板负责以线缆的方式连接传感器，将传感器和患者定位器传来的电流信号转换成磁场空间内三维空间坐标，并整合器械传感器和患者定位器的相对位置坐标，一些基本的信号降噪处理也在这个模块中完成。主机另一个功能是连接磁场发生器，为其供电并控制其开关功能。

软件部分是导航的应用程序，与光学导航的应用程序类似，电磁导航的应用程序包含了三维重建功能、注册功能、术前/术中计划、器械追踪显示、

预判和报警等功能。一些高级的信号降噪功能也在应用程序中进行，如前文提到的多组线圈信号处理。

由于软件的功能在各种应用中有所不同，本文将在脊柱手术中具体介绍电磁导航的功能特点。

### （五）电磁导航注册工具和注册流程

注册技术是导航技术的核心，电磁导航也不例外。注册的效果决定了导航引导的准确性，注册技术的革命往往会给用户体验带来质的飞跃。由导航引导的手术，术者需要对手术的精准度全权负责，导航仅提供参考信息。所以正确理解导航注册流程与技术，可以帮助术者正确评估导航信息的可信度。

注册技术是计算机辅助下的图像处理技术。注册的任务是使来自多个数据集的信息可以一起使用（图像融合）。数据集可以是图像或抽象的空间信息。为此，导航必须计算一个所谓的形变场（位移矢量场），该形变场内为数据集内每个点到相应位置指定了移动路径。简单来说，注册就是把患者影像学下的虚拟空间和真实空间融合，使影像学下患者的虚拟解剖结构与患者的实际解剖结构做到一一对应。

由于影像学种类繁多，包括 X 射线透视、CT、MRI、超声、正电子发射体层成像（PET）、单光子发射计算机体层摄影（SPECT），导航的注册技术也根据不同的影像学数据集特点开发了不同的应用形式，往往以 X 射线透视和 CT 应用最为广泛。由于注册的目的是把虚拟空间和真实空间融合做到一一对应，注册技术的原理往往都很类似，都是在两个空间内找到相应的标志点，通过融合这些标志点使两个空间融合。标志点获取得越多，融合的准确性可能越好。

根据标志点的获取方法不同，电磁导航的注册方式分为表面采点注册和标志物辅助注册。其中标记物辅助注册根据获取标志物信息的方式不同，又可分为三维注册和二维注册。

1. 表面采点注册  一般用于脊柱开放性手术，需要彻底暴露脊柱背侧骨性结构，包括棘突、椎板

背侧、双侧上下关节突背侧，甚至于有时可能需要暴露横突。术者在注册操作前需要把患者 CT 的原始数据（通常为 DICOM 格式）通过 U 盘、光盘、网线输入导航主机，CT 数据在导航主机内完成三维重建，显示三维骨性结构（图 2-17）。在骨性结构上选取至少 4 个骨性标志点并依次标记（图 2-17A），然后在患者已暴露的骨性结构上找到这些标志点，将注册器械的尖端依次在这些标志点上停留 1 秒即可完成采样。在完成 4 个标志点的采样后，开始随机采样，对同一节段的骨性结构重复多次随机采点，尽量分散采点分布使其勾勒出骨性结构的表面轮廓（至少 15 个采样点）。这些采样点的空间位置会被标记到导航中的三维重建影像上，并进行融合，这个过程就是表面采点注册。采点越多，注册的准确度越高。这种方法的优点是不需要借助外部影像设备，通过术者的徒手操作就可以完成注册。缺点主要有两个：①采点数量有限，一般采样样本数不超过 20 个点，这个等级的样本数量往往不够。同样的注册方式运用于耳鼻喉科和神经外科的场景，所获得的面部表面采点样本数量可以是 200 个点以上；而使用影像学设备辅助获取采点样本，则样本数量级与图像像素相当，如一张 512 mm × 512 mm 的图像可获取上万级的采点样本。②该注册方式仅适用于开放性手术，而且为了达到良好的注册准确度，需要尽量暴露手术区域，暴露

区域包含棘突、双侧上下关节突，甚至双侧横突。

2. **标志物辅助注册**　使用标志物的优势是避免了人为因素的影响。表面采点注册需要使用者凭借经验在 CT 中标记明显的骨性标志，并在患者实际组织中找到同样的标志，注册的成功率和准确度都无法保持稳定。标志物往往是一系列可在影像学图片下清晰可辨的金属小珠，它们被有规则地固定在标志物器具中，称为 "Mapper"。每个 Mapper 内通常都安置了一组或数组线圈传感器元件，传感器可以获知 Mapper 在磁场中的位置，进一步可以得知所有标志物在磁场中的位置。注册过程通过影像学方法获取 Mapper 中标志物于患者解剖结构的相对位置关系，即在获取影像的过程中，需要使拍摄范围内既包含标志物，又包含手术区域，使两者在同一组影像学数据中。这样，可以将 Mapper 标志物的磁场坐标—Mapper 标志物的影像学位置—患者结构的影像学位置，这三者整合在一起。同时，前文提到的患者定位器也在注册中同时工作，将患者在真实空间中的位置与磁场空间坐标实现——对应。在整合了所有这些数据后，即完成了注册过程。注册完成后，实际空间、磁场空间和影像学空间三者达到——对应。

三维注册方式可用于脊柱开放性手术和微创手术，其特点是需要与术中 CT 设备同时使用。术者在注册操作前需要将带有标志物的工具固定于患者

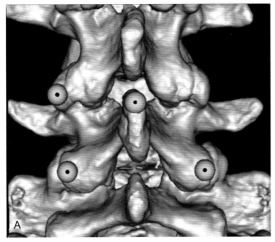
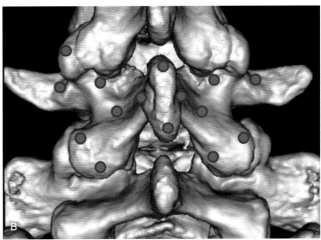

**图 2-17　表面采点注册流程**
A. 4 个骨性标志点；B. 15 个采样点

体内，并尽量靠近手术导航区域。开放性手术中标志物工具可直接安置于脊柱背侧切开暴露的骨性结构上（图2-18A）；在微创手术中（以双侧经皮椎弓根置钉为例），可将标志物与椎弓根钉钉道共享同一个入路，固定于肌肉组织中（图2-18B）。需要注意的是，在10~15分钟的注册过程中，标志物与患者的局部骨性结构之间应避免相对移动。固定标志物后，通过术中CT扫描手术区域，将标志物和患者局部结构影像同时扫取，而后通过网线将带有标志物的CT数据传入导航主机，主机自动运行注册程序完成注册。三维注册的优点是获取标志点和获取影像数据一步完成，不用提前输入患者CT资料，而且术中CT数据能够真实地显示患者在手术当时的解剖结构，其可靠性优于表面注册中所使用的术前CT。三维注册的缺点主要来自术中CT，如术中CT设备的体型庞大不便移动，购置成本较高，辐射量可能是普通C臂机的上百倍，辐射对术者和患者有潜在的健康风险等。同时，也需要考虑手术室防辐射等级是否允许使用CT设备等。

考虑到三维CT影像对导航的重要性，同时又希望减少表面采点注册和三维注册所带来的一系列缺点，新的技术应运而生，称为二维-三维匹配（2D-3D matching），或称二维注册。二维注册无需使用术中CT，其CT数据借由术前CT导入获取。这里带来一个问题，我们在使用导航中是否应该参考术前CT资料。由于患者术前和术中的体位不同，加之麻醉后患者的肌张力不同，经常导致术中脊柱的生理弯曲度与术前不同，所以未经处理的术前CT资料不能直接使用。如何处理CT资料是二维与三维的核心，即节段化分割CT数据。与肌肉和韧带不同，同一块椎骨在术前和术中的形态结构一般不会发生变化，二维-三维匹配就是利用这个特点，将单个椎体的CT数据分隔开，并与术中获取的二维正侧位透视图像匹配。在正侧位片中同样分割相同椎体的影像，通过主成分分析方式，完成两者的叠加，使同一块椎体骨的二维正侧位位置和三维CT中的位置做到一一对应。由于术中实时拍摄的正侧位透视与患者实际解剖结构空间位置一一对应，所以通过二维-三维匹配后，导航实现了单个节段"术前CT—正侧位透视—患者实际解剖结构"的一一对应。

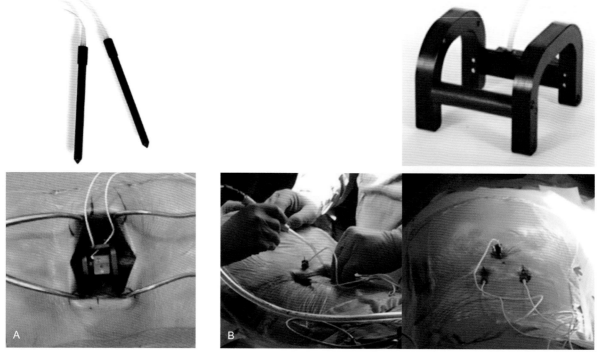

图2-18 电磁导航三维注册工具

A. 开放性手术三维注册；B. 微创手术三维注册

## （六）校准

术中透视是在骨科手术中可视化的重要工具，其以 C 臂机形式最为普遍。但值得注意的是，C 臂机透视往往由于成像原理存在偏差。这种偏差来自两个方面：影像增强器产生的图像扭曲和 C 臂机框架产生的机械弯曲，扭曲的图像和实物相比甚至肉眼可分辨（图 2-19）。而导航对于精度的要求误差往往在 1 mm 之内，所以导航使用二维透视数据时必须对 C 臂机进行校准。校准的原理是通过专用的工具对 C 臂机成像进行不断采样，获取图像扭曲的规律，通过导航计算加以纠正。校准工具由一个圆盘和一个圆锥组成，圆盘负责测量影像增强器产生的图像扭曲，圆锥测量校准由于重力而造成的 C 臂机机械弯曲。将圆盘和圆锥固定在 C 臂机的影增端，旋转圆盘和圆锥到不同角度进行反复采样。同样的步骤在 C 臂机的正位和侧位都要进行，以获得 C 臂机在两个不同固定位置时在重力影响下产生框架形变而造成的细微差别。对 C 臂机的校准往往在术前完成，校准后可移除校准设备。经过校准后的 C 臂机可在 1 年内保证精度，无需再安装其他设备。完成 C 臂机校准是电磁导航的唯一前提。

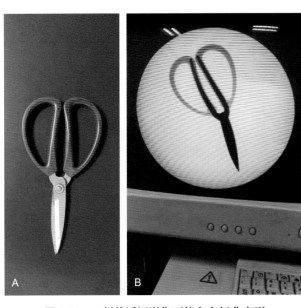

**图 2-19　X 射线透视影像可能存在扭曲变形**
A. 实际剪刀照片；B. 该剪刀在 X 射线透视下影像

# 三、电磁导航的操作方法与操作流程

## （一）术前准备及注意事项

C 臂机校准完成后，可以开始术前准备。根据以下不同的情况术前准备可相应调整。

1. **患者手术体位和麻醉方式**　电磁导航手术患者一般采用俯卧位。可在全麻下，也可在局部浸润麻醉下进行。

2. **导航设备位置**　导航设备一般摆放在患者健侧，与术者相对。由于电磁导航体积较小，可摆放在内镜台车上而不占用手术室额外空间。

3. **手术方式选择**　电磁导航手术可在开放性手术下进行，也可在经皮微创手术下进行。

4. **手术室硬件要求**　由于电磁导航技术的特点，对于手术区域内电磁场感应灵敏，所以手术室周边应避免有大型磁共振设备。手术台的材质大多为含铁金属，有时可能会对磁场造成一定干扰。首次使用电磁导航前应对手术床进行测试评估，提出方案如加高床垫以增加手术区域与金属床框的距离，或换用其他材质的手术台。

5. **手术器械要求**　磁场区域内应尽量避免使用含铁金属器械，如开放性手术的拉钩，其材质往往含铁金属。安置于手术台上方的器械托盘，需要注意不能紧靠磁场发生器，一般间距 20 cm 为宜。另外一些未经原厂认证的通道类器械，可能会在通道内部形成电磁干扰。

6. **术前 CT**　如果可以提供术前 CT 资料，则电磁导航可通过二维 – 三维匹配技术与术中正侧位透视相互融合。在手术开始前提前输入患者 CT 资料，导航会自动进行三维重建，以便术前计划、入路角度和皮肤切口的设计。如果没有术前 CT 资料，则仍可在正侧位透视影像下实现二维导航。

7. **磁场发生器的固定**　磁场发生器附带一个万向自由臂，可将其固定于手术台边轨道，锁死自由臂后可将磁场发生器固定在任何位置。一般摆放在手术区域的尾侧，保证手术区域内都被磁场覆盖，以不妨碍术者操作为主（图 2-20）。在固定磁场发生器的位置后，需检查周边 20 cm 以内是否有含铁金属干扰，尤其需要注意其与器械托盘的距离。

8. 安置　C 臂机辅助下确定并标记手术节段，标记棘突的位置以辅助克氏针定位。

（1）消毒铺单：铺单时要求显露单侧或双侧手术区域，并包含中线区域以暴露棘突的体表区域。在使用过程中建议在手术台下方留有一定空间，以避免 C 臂机旋转时带动无菌单（图 2-21）。

（2）打开导航主机，连接磁场发生器和导航器械接线盒，接线盒置于床边轨道旁。主机的台车宜放在患者的健侧，面向术者，避免导航器械的连接线影响手术操作。通常为了不影响术者操作，C 臂机也置于患者健侧。导航与 C 臂机可通过网线连接，直接传送透视照片。

（二）导航注册流程

以下以 Fiagon 电磁导航为例，简要描述

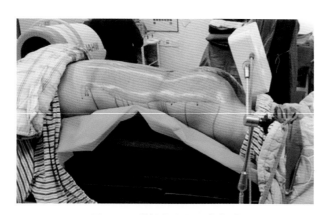

图 2-20　磁场发生器固定方式

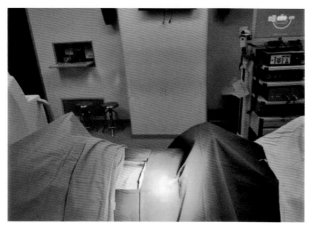

图 2-21　电磁导航铺单后手术区域

SEESSYS 导航和 Endo-TLIF 导航的注册流程。消毒铺单后，可以开始导航的注册。所有步骤均在无菌环境下操作完成。其步骤主要分为以下几部分。

1. 完成导航术前准备

（1）患者体位：患者取俯卧位，适当屈髋、屈膝。

（2）固定克氏针：借助手指触摸或透视辅助，在患者背部体表找到手术节段的棘突，沿着棘突的骨质从背侧向腹侧置入 1 根克氏针（直径 2 mm），使之进入棘突 1~2 cm，并牢牢固定在棘突内（图 2-13）。对于一个手术节段的上、下两节棘突究竟取哪个棘突固定克氏针，则应视手术情况而定。以 SEESSYS 导航辅助椎间孔镜腰椎侧方椎管减压术为例，手术中主要是针对下位椎体上关节突进行成形操作，则建议克氏针固定在下位棘突。又如 Endo-TLIF 手术中导航引导下减压侧 2 枚经皮螺钉 + 对侧棘突椎板关节突复合体螺钉的 3 钉设计，则建议将克氏针固定于上位棘突。原则是，与克氏针固定的椎体骨导航精度要高于相邻节段的椎体骨。固定入棘突的克氏针可以看作是骨质的延伸。

（3）固定患者定位器：确认克氏针牢固固定后，将定位器锁定到克氏针上，并通过旋钮锁死（图 2-22），注意不要将定位器紧贴皮肤。

（4）放置 Mapper 桥架（图 2-23），并连接床边器械接线盒：Mapper 桥架有两个组件：正位板标

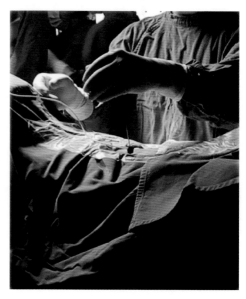

图 2-22　克氏针固定患者定位器

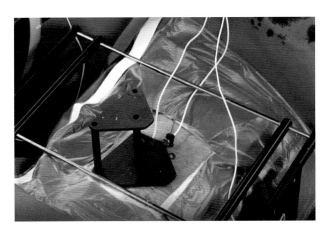

图 2-23 放置 Mapper Bridge 桥架

志物和侧位板标志物。

桥架摆放应遵循以下原则。

- 桥架放置在手术区域附近，尽量覆盖手术区域。
- 放置侧位桥架时有左右之分，一侧为含有较多标志物的较大板状物（大板），另一侧为含有较少标志物的较小板状物（小板）。放置侧位桥架时需要注意大板对应 C 臂机影像增强器（大头）的一侧，小板对应 C 臂机球管（小头）的一侧。"大板对大头，小板对小头"，可以这样理解。

2. 注册过程

（1）C 臂机透视侧位片：拍摄侧位片首先需满足手术需要，拍片区域应覆盖全部手术区域及周边重要结构。其次，透视范围应该覆盖所有标志物。如果两个要求之间有冲突，可相应调整桥架位置。

（2）传输侧位片：通过网线传送或 U 盘导出侧位片，传入导航主机的数据会自动显示。此时术者可对侧位片进行评估，是否符合拍片要求，如不符合可以重拍。

（3）C 臂机透视正位片：确认侧位片后，旋转 C 臂机至正位。透视正位片要求与侧位片相同，需同时保证覆盖手术区域和足够标志物。

（4）传输正位片：推开 C 臂机至患者头端，降低影像增强器对正位板的干扰，通过网线传送或 U 盘导出正位片，传入的正位片会自动显示。

（5）二维注册计算：在确认正侧位片后，根据系统提示选择术前的 C 臂机校准数据和 C 臂机位置信息，系统自动完成注册计算。

（6）确认注册：注册完成后，系统会自动评估注册精度，用颜色给出标示。我们通常所说的精度包含了两层含义：①导航指示点位与实际点位的差异。②导航显示的角度与实际角度的差异。通常我们所说的精度在 1 mm 内只表述了点位差异，而角度偏差往往被忽略。为此 Fiagon 导航为术者肉眼评估功能，如图 2-24 所示，绿色显示了导航计算下克氏针的角度，而黑色阴影是实际克氏针的角

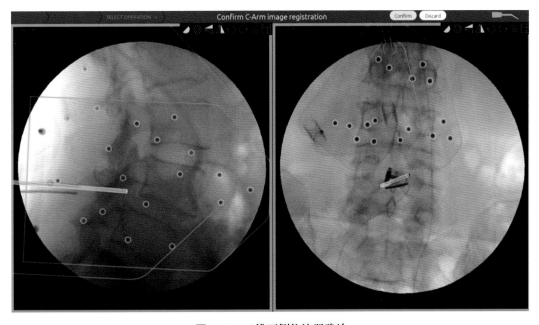

图 2-24 二维正侧位注册确认

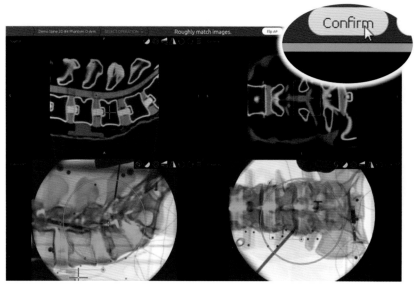

图 2-25　二维 - 三维匹配

度，两者是否重合，术者是否满意一目了然。

（7）二维 - 三维匹配：如果输入了患者 CT 数据，则自动进入二维 - 三维匹配步骤，术者仅需在 CT 界面和正侧位透视片中框选同一节椎体骨，然后系统自动开始计算最佳匹配方案，直到两套影像重合。重合后的影像通过不同颜色显示（灰色和绿色）。确认重合后，即完成了整个注册过程（图 2-25）。

上述工作完成后，移除 Mapper 桥架，连接导航传感器，开始导航。

## 四、电磁导航的典型应用介绍

中国的脊柱微创外科学发展在过去的 20 年中突飞猛进，新的技术和术式层出不穷。Fiagon GmbH 作为德国导航研发生产厂家，是电磁导航领域的开拓者，其前身是柏林洪堡大学夏里特医学院的一个科研团队，多年来一直致力于医工结合，打造出实实在在能高效辅助手术的导航系统。2016 年以来，Fiagon GmbH 的德国研发团队与中国的诸多医学团队合作，实现了一系列适合中国术式的定制手术导航方案。上海懋煜公司团队多年来支持推进着这个项目的研发，为导航脊柱外科学做出了特别的贡献。目前与电磁导航完美匹配的术式包括：SEESSYS 导航辅助椎间孔镜腰椎侧方椎管减压术；Endo-TLIF 导航辅助脊柱内镜下经椎间孔腰椎椎间

融合术；Endo-Surgi 导航辅助椎间孔镜腰椎侧方椎管减压术等。

## （一）SEESSYS 电磁导航引导脊柱内镜手术系统

SEESSYS 电磁导航引导脊柱内镜手术系统由德国 Fiagon GmbH 公司、上海懋煜公司与重庆新桥医院周跃教授团队共同合作开发测试完成。由周跃教授为其命名 SEESSYS，其全称是 TESSYS-isee endoscopic electromagnetic navigation assisted spine surgical system。第一个"S"代表其基于 iSee 技术开发，第二个"E"代表电磁导航技术（electromagnetic navigation），第三个"E"代表内镜技术（endoscopic），"SSYS"代表脊柱手术系统（spine surgical system）。其手术步骤即在电磁导航引导下完成 iSee 程序化椎间盘摘除和椎管减压。大致步骤如下：

（1）克氏针定位在下位节段棘突，完成导航注册流程。

（2）皮肤切口选择方法与 TESSYS-Isee 相同，在此不做赘述。值得一提的是，SEESSYS 根据周跃教授提出的靶点理论，设计开发了新的皮肤切口定位方案，即基于患者 CT 影像，在导航生成的重建模型中分别标记出两个标志点（穿刺点和靶点）。穿刺点是指需要切除的关节突部位，靶点是指突出的椎间盘或器械需要达到的最终位置。将穿刺点和

靶点连接并向皮肤外延长，与皮肤的交点即为皮肤切口点。通过此方式设计的入路可以精确地计划关节突成形的位置和成形的范围（图 2-26）。

（3）穿刺针导航：沿皮肤定位点及穿刺路线，注入肾上腺素、利多卡因、罗哌卡因混合液。移除穿刺针内芯置换成导航传感器（IseePointer），然后将 18G 穿刺针尖端正对校准器（MultiPad），穿刺针将被自动识别并显示在导航屏幕上，可在正侧位透视片和 CT 各个视角显示穿刺针的位置（图 2-27）。穿刺过程中穿刺针的方向和深度受到导航的实时反馈，以不同的颜色和标记提示术者操作方向是否有偏差，靶点图像自动显示穿刺针尖端与靶点的距离。若深度超过靶点，将显示红色报警（图 2-28）。

（4）导杆导航：移除导航传感器，将其与黄色导杆（4 mm）连接并在校准器上识别，利用导丝将穿刺针置换成黄色导杆，而后将传感器替换导丝，在导航引导下调整导杆到需要的位置。需要注意的是，导杆插入人体之前，应预先连接传感器进行识别。

（5）半齿工作套管导航：将传感器从黄色导杆移除，然后将偏心调整器沿黄色导杆插入，再沿偏心调整器插入工作套管，工作套管与骨质接触感受到阻力后停止。移除黄色导杆和偏心调整器。此时仅留下工作套管于患者体内，然后将导航导杆插入工作套管，在导航引导下检查并调整工作套管至正确位置，敲击工作套管予以固定。需要注意的是，工作套管插入之前，应将传感器插入导航导杆，并与工作套管组装在一起进行识别。

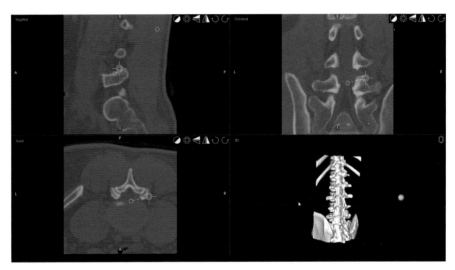

**图 2-26 术前规划双靶点和穿刺入路**
双靶点设置，引出皮肤穿刺点

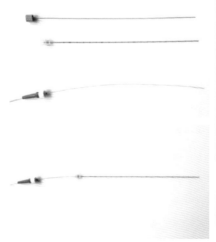
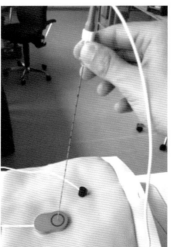

**图 2-27 导航传感器与 18G 穿刺针匹配校准识别**

(6) 环锯导航：将传感器沿内镜左侧灌注孔插入并通过鲁尔接口固定，将内镜与手柄、环锯组装在一起进行识别。然后将组装后的内镜环锯整体插入工作套管，通过内镜看到镜外环锯前端的结构，通过导航可以看到环锯相对于关节突的位置。在导航引导及内镜直视下完成关节突成形（图 2-29）。先逆时针旋转进入骨质，再往复快速旋转进入内层

骨皮质；然后顺时针旋转直至骨块连同环锯转动，取出骨块。

(7) 警戒功能：在使用环锯时，其前端是否越过椎弓根内侧缘连线是手术安全性的重要标志。可在导航上创建椎弓根内侧缘连线，当环锯前段接近连线 1 mm 时，导航将自动报警，提示此时应当谨慎操作（图 2-30）。

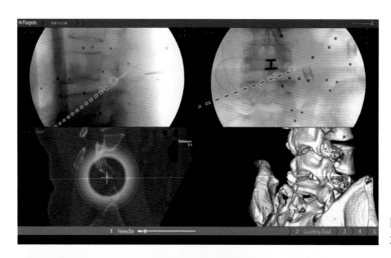

图 2-28　二维 - 三维引导下穿刺定位
3D 导航，颜色提示精准度

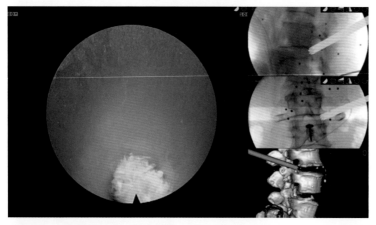

图 2-29　二维 - 三维导航下关节突成形

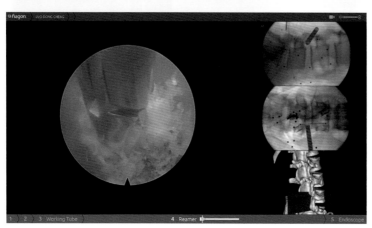

图 2-30　环锯到达椎弓根内侧缘连线，导航触发报警功能，提示谨慎操作

（8）内镜导航：椎间孔成形后，置换常规工作套管。将传感器保留在内镜左侧灌注通道内并进行校准，导航自动识别内镜。内镜导航可以清楚地看到内镜所在的位置。

（9）在内镜视野下，摘除突出的椎间盘组织和进行所需的减压操作，完成手术。所有操作步骤均可以一键截屏或全程录像。

（10）导航的视角选择：导航提供多种视角的选择，包括透视正位片视角、透视侧位片视角、CT 矢状位视角、CT 冠状位视角、CT 水平位视角、靶点导向位视角、In-line X 视角、In-line Y 视角、内镜视角等。不同的手术步骤可选择不同的视角组合用于辅助，如在穿刺的过程适合使用靶点位视角，以穿刺针的行进方向作为视角移动，时刻监控穿刺方向是否会偏离靶点（图 2-28）。

全部 SEESSYS 步骤的手术演示可视频扫码观看，该演示视频由广东省中医院脊柱外科团队示范，由上海懋煜公司和德国 Fiagon GmbH 公司制作并提供（图 2-31）。

SEESSYS 系统是导航技术首次应用于脊柱内镜手术，程序化地引导了手术的整个过程，为每个步骤编辑了特定的导航视角和独特的功能，是手术数字化的一次尝试，缩短了手术中穿刺到置管的时间，帮助术者将精力集中在彻底减压上。减少了 X 射线透视的次数，降低了患者和术者的辐射剂量。平滑了脊柱内镜手术的学习曲线，方便教学，可帮助更多医生迅速开展脊柱内镜手术，迅速提高团队整体手术水平和质量。同时，SEESSYS 是由中国的医学专家领导开发的，是一次中国医术与德国技术的完美融合。SEESSYS 在 2019 年 Eurospine 欧洲脊柱年会上的成功发布吸引了全球众多脊柱同行的关注（图 2-32），这也标志着中国的内镜脊柱外

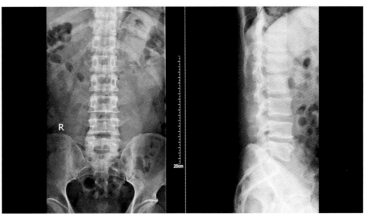

图 2-31　电磁导航 SEESSYS 实际应用病例。男性，44 岁，腰疼伴左下肢疼痛 1 月余。查 L4/L5 棘突压痛，左侧直腿抬高试验阳性，小腿、足部外侧感觉减退，伸趾肌力 4 级（扫码可观看视频）

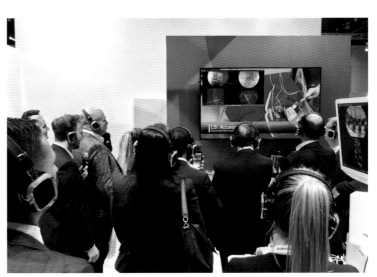

图 2-32　2019 年 Eurospine 欧洲脊柱年会 Fiagon 公司展台 SEESSYS 发布会

科事业已经逐步获得全球领先地位。

（二）Endo-TLIF

Endo-TLIF，其全称是内镜下腰椎经椎间孔入路椎间融合术（endoscopic transforaminal lumbar interbody fusion），是继 SEESSYS 椎间盘摘除椎管减压之后，开发出的电磁导航引导螺钉置入脊柱融合手术系统。这套系统是基于可导航的穿刺针和丝锥，在导航引导下完成经皮穿刺、开孔、攻丝的过程，为最后置入内植物做好准备。其特点是可以兼容所有椎弓根螺钉置入提供导航辅助。该系统对置入钉的类型没有限制，可用于常规的双侧经皮椎弓根螺钉置入，也可选择减压侧两枚经皮椎弓根螺钉 + 对侧棘突椎板关节突复合体螺钉的三钉设计。该系统的操作步骤如下。

（1）全麻成功后，患者取俯卧位，适当屈髋、屈膝。

（2）双克氏针定位在上位节段棘突，固定患者

定位器，完成导航注册流程（图 2-33）。

（3）穿刺针（access needle）由一根外套管和一根内芯组成（图 2-34）。将导航传感器（access pointer）从后端插入穿刺针内芯并固定，将穿刺针尖端正对校准器（multi pad），穿刺针将自动被识别并显示在导航屏幕上，可在正侧位透视片和 CT 各个视角显示穿刺针的位置。

（4）导航引导下在体表选择合适的进针点，经皮穿刺至椎弓根外口。用锤子轻微敲击穿刺针后端，使针尖刺入骨皮质，并缓慢置入椎弓根。导航实时监控穿刺针直至到达理想位置（图 2-35）。

（5）移除穿刺针内芯，将导丝插入外套管并置换出外套管，导丝留在椎弓根内作为标志物待用。

（6）同样方法置入其余导丝，根据手术需要决定采用何种内固定方式及顺序。常规是双侧经皮螺钉置入，也可选择减压侧两枚经皮螺钉 + 对侧棘突椎板关节突复合体螺钉的三钉设计，均能符合生

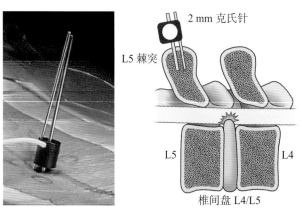

图 2-33　Endo-TLIF 导航采用双克氏针固定患者定位器

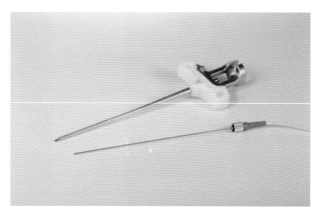

图 2-34　电磁导航经皮椎弓根穿刺针

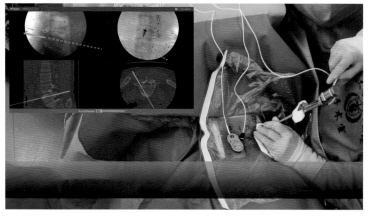

图 2-35　二维 - 三维电磁导航下经皮椎弓根穿刺（扫码可观看视频）

物力学要求。减压侧两枚经皮螺钉单边固定，或者单枚棘突椎板关节突复合体螺钉，适应证较窄，选择需慎重。如需攻丝，则可将 IseePointer 传感器插入导航丝攻器，在导航引导下完成攻丝。

(7) 工作套管置入：沿一侧椎弓根螺钉导丝，逐级扩张皮下、腰背筋膜至关节突关节，放入 U-T 形工作套管，调整工作套管，确定平行于责任椎间隙，连接脊柱内镜、射频刀头，两路 3L 生理盐水灌注，打开射频刀头调整至安全强度。

(8) 减压：采用可视化镜外环锯及椎板咬骨钳进行减压。第一锯位于上关节突尖部、关节囊、下关节突尾部腹侧，先逆时针旋转进入骨质，再往复快速旋转进入内层骨皮质，顺时针旋转直至骨块连同环锯转动，取出骨块。第二锯沿第一锯位置顺时针向尾端成形切除上关节突体部；第三锯成形基底部，显露黄韧带尾侧止点；第四锯沿第三锯向背侧成形，切除下位椎体椎板上缘或棘突根部；第五锯继续逆时针切除上位椎体椎板下缘；第六锯沿第五锯逆时针显露黄韧带头侧止点；根据需要决定是否需要继续成形。在此过程中，需要助手协助稳定 U 形套管，避免偏向头侧损伤出口神经根及伴行血管，避免偏向尾侧损伤椎弓根及进入椎体。

(9) 神经根减压：黄韧带的头尾端止点及外侧止点的显露尤其重要，内侧显露根据减压来决定，必要时可一侧入路双侧减压。对于行走根与出口根，根据手术需要来决定是否同时显露，L5~S1 节段一般需要显露出口根。

(10) 椎间隙准备与终板处理：神经减压充分后，术野电凝止血，充分显露椎间隙后外侧，用蓝钳或弧形骨凿锐性剪开纤维环至上、下软骨终板，显露椎间盘；置换舌形工作套管，在内镜直视下逆时针旋转，将套管舌形部分插入行走根腹侧，并轻轻敲击固定。组合式镜下处理工具的研发能够大大提高椎间隙处理效率，尤其椎间隙严重狭窄时，可以直视下适当撑开椎间隙。U-T 形双套管旋切软骨终板也是一种选择，但是效率相对较低。处理椎间隙过程中，适当范围的摆动以达到扇形的处理空间及前方至前纵韧带，能够保证充足的植骨面。另

外，需要部分切除行走根及硬脊膜腹侧的纤维环结构，以便于放置保护行走根的舌形工作套管。

(11) 植骨与融合器置入：椎间隙处理完毕后，选择合适大小的试模，C 臂机正侧位透视下确定大小及位置满意。将减压骨块修整成合适大小置入椎间隙，并敲实。再次内镜下探查，植骨块无脱落，神经结构被保护良好，确定舌形工作套管位置满意及稳定后，置入合适大小椎间融合器。透视显示矢状位及冠状位各角度位置满意。

以上 Endo-TLIF 手术步骤由青岛医科大学脊柱外科团队起草并基于其版本修改，手术演示可扫码观看视频 (图 2-35)。该演示视频由青岛医科大学附属医院脊柱外科团队示范。

## 五、电磁导航的未来应用前景和适应证

电磁导航由于其技术原理而有着独特的开发前景，结合其患者定位器体积小、器械尖端定位、二维-三维匹配等技术特点。笔者认为目前可以探索开发的适应证可扩展，如颈椎手术的精准定位、复杂的脊柱矫形手术定位、髓内钉内固定术和骨盆创伤修复复位等。

导航在颈椎的应用一直是难点，由于颈椎相邻节段间活动度较大，且不易固定，目前的各种导航系统均无法找到合适的位置来安示踪器/参考架。由于光学导航的示踪器/参考架本身体积和自重的原因，通常是将其固定在 Mayfield 头架上通过头架与颅骨牢固连接。但是仍然无法确保其与颈椎各节段椎体骨牢固固定，导致手术中容易发生"漂移"的情况。电磁导航的患者定位器体积和自重相对都非常小，或许可以找到合适的位置直接固定于手术节段的椎体骨上，如将 1 根克氏针固定在棘突或横突上，甚至于通过前方入路将克氏针固定在椎体前缘，只要能够使 1 根克氏针牢固固定，就可以实现这一节段的精确导航。以这种方式实现的导航，理论上已经排除了术中发生漂移问题的根源。

导航在复杂的脊柱矫形手术中的应用也有待开发。当前的各类导航系统在实现的过程中都有一个

重要的假设，即手术中各节段间不发生相互位移。而这个假设在实际操作中往往是很难保证的，各个椎体节段间通过关节连接而非骨性连接，所以这也是手术中邻近节段的导航信号会随手术时间延长而逐渐"漂移"。在脊柱矫形手术中，这个假设则完全不能成立。当矫形手术过程中，脊柱各节段相互发生位移时，如何实时追踪每个椎体骨的移动，这是目前光学导航和机器人都没能做到的技术难点，或许通过电磁导航能够达成。理论上，可尝试通过开发多个患者定位器同时工作，由于体积小巧，可以使每个定位器固定于椎体骨，这样就可以实时追踪每块椎体骨的移动，实时显示脊柱矫形复位的全过程。

其他应用前景，如髓内钉内固定术和骨盆创伤复位等都可以通过对不同骨性结构进行分开定位所实现。另外，根据电磁导航器械可在尖端定位的特点，或许可以开发出一些基于软性导丝辅助的新应用或新术式。如与球囊导管的配合使用，将尖端定位的导航导丝插入球囊导管，并在导航导丝引导下置入球囊，可实时监测球囊在椎体内的位置。事实上，电磁导航与球囊的组合应用已经在耳鼻喉球囊领域得到很好的验证，现在北美地区已经广泛开展。

## 六、关于导航精准度的讨论

在讨论导航精准度之前，有必要重温两个概念，即工业测量中的准确度与精确度（图2-36）。①准确度（accuracy）：指在一定实验条件下多次

测定的平均值与真值相符合的程度，以误差来表示，它用来表示系统误差的大小。② 精确度（precision）：是指多次重复测定同一量时各测定值之间彼此相符合的程度，表示测定过程中随机误差的大小。精准度＝准确度＋精确度。

作为导航系统的最终使用者，术者仍需要对整台手术的结果负责，而导航系统提供的引导信息只能作为参考信息。如何认识导航所提供信息的可靠性，需要我们对导航精准度定义有深入的了解。

导航的研发生产人员经常使用静态准确度均方根误差（RMS）来评价整套系统中追踪部件的性能。然而，确定准确性的方法因生产商和产品而异。静态准确度并不总是能反映出最终用户使用导航引导工具所看到的结果。比如光学跟踪器的单个标志物（反光球）的静态准确度的平均值为0.25 mm（RMS），在实际使用中，一般是4个这样的标志物同时工作，其最终的误差是否还是0.25 mm？电磁导航使用单个6 DOF传感器的静态准确度平均值为0.48 mm，是否代表其最终的精准度能达到0.48 mm？

笔者认为以下三个方面的误差会对导航精准度起决定作用。

（1）追踪部件的机械误差：即上文提到的每个追踪元件的RMS。

（2）影像学误差：如正侧位图片的分辨度、X射线图像变形扭曲的程度、是否经过校准，以及CT的层间距离。

（3）注册时的操作误差：如患者在注册中的呼吸运动是否被监测并校准。

导航手术的目标是将最终使用时的总精准度达到1.5 mm或更佳。每台手术的导航精准度根据不同情况均可不同。

如何才能提高导航的最终使用精准度呢？笔者根据经验以电磁导航引导下内镜手术为例总结了如下要领。

（1）确保电磁导航厂家使用的是6 DOF传感器。由于目前电磁导航的供应商不止一家，更有光磁一体导航，既有光学组件又有电磁组件，只有使

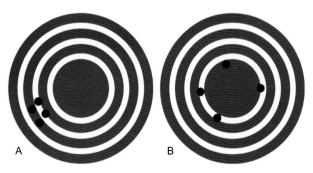

图 2-36　准确度与精确度示意图
A. 高精确度，低准确度；B. 低精确度，高准确度

用6 DOF 传感器才能保证精准度达到亚毫米级。

（2）患者摆体位时可适当垫高手术台床垫，尤其当患者偏瘦时，手术操作区域可能会因为太靠近手术床的金属边框而产生少量干扰。条件允许的情况下。建议使用碳材质手术台。

（3）手术器械托盘需远离磁场发生器。

（4）CT 数据要求尽量使层间距小于 1 mm，建议采用常规最小值 0.625 mm。

（5）C 臂机尽量使用网线输出，输出格式为 Dicom 格式，而并非其他压缩格式。分辨率尽量选最高。

（6）C 臂机必须校准，电磁导航对于 C 臂机的校准一般每年需要做一次，校准后 C 臂机可正常使用，不需要固定一个框架在影像增强器端。

（7）注册前克氏针应牢固固定于棘突上，对于 Endo-TLIF 导航，手术有强烈敲击震动，可能会使患者定位器移动或旋转，可使用 2 根克氏针固定。患者定位器同时固定在棘突上。

（8）注册过程中，拍摄侧位片时，应注意抬起的影像增强器端不要带动无菌单，因会带动桥架使其脱离患者背部。侧位片拍摄完后，应立即传图以减少注册误差。从拍片的一刹那到图像传入导航的一刹那，导航假定患者绝对静止，仅对呼吸运动进行监测并校准。缩短拍片到传片的时间，可避免患者挪动的可能性。正位片拍完后，需记得平推 C 臂机影增至头端，而后再传输图片，以减少影增的干扰。

（9）通过二维-三维匹配后实现的三维导航，其精准度应该低于二维正侧位片上的导航精度。如果对三维精准度不满意，可重复进行二维-三维匹配，而无需重新拍摄正侧位片。

（10）术者完成注册后，最好找到合适的方式验证。可注意观察注册后的确认环节，导航虚拟的克氏针（导航显示器内的绿色针影）是否与实际克氏针影像（导航显示器内的黑色针影）重合。

（11）手术过程中，需注意保持患者定位器克氏针附近无其他物体牵拉或推挤，导致其松动或移位。

（张斯杰　游勤光）

# 第三节 超声导航

## 一、超声导航的基本原理与优缺点

### （一）超声技术简介与骨科应用的优缺点

医用超声（ultrasonic, US）检查的工作原理是将超声波发射到人体内，当它在人体内遇到组织或器官的界面时会发生折射及反射，而且会被人体组织吸收而发生衰减。因为人体各种器官和组织的结构、密度和形态都是不一致的，所以超声波被人体不同的器官和组织折射与反射程度不同，导致其被吸收的程度也就不同。临床医生通过医用超声仪器所反映出的不同曲线、波形及超声图像的特征来辨别出不同的器官和组织。医生再结合医学解剖学知识和临床经验，观察正常组织与病变组织的差别，对人体的器官和组织进行诊断，判断其是属于正常器官还是已经发生了病变，如果发生病变则要根据病变部位的大小、形状、位置和病变程度等制订合理的治疗方案。

肌肉、骨骼超声技术的成熟，令其在骨科的应用越来越广泛，有着显著的优势。肌肉、骨骼超声技术在诊断肌肉、肌腱、筋膜等软组织疾病，以及排查隐匿性骨折、早期各类关节炎等骨与关节疾病时，因其简便价廉、灵敏度高、无辐射的优点，优于 MRI 和 CT；同时由于其可动态分析肌肉、骨骼等运动情况，观察周围神经变化，可作为术后判断功能恢复及外周神经损伤的首选检查。尽管在骨科疾病诊断有广泛应用，但超声不能像 X 射线等可穿透骨骼，因而不能用于骨骼本身疾病的检查诊断，这是超声技术的缺陷。

### （二）超声图像融合技术的基本原理

超声图像融合技术是 20 世纪 90 年代中期发展起来的一项新技术，该技术使超声图像和 CT/MRI 图像等融合，从而克服其不能穿透骨骼的缺点，使超声导航在骨科手术导航中的应用成为可能。

超声图像融合技术的基本原理包含了以下两个基本概念。

第一，空间相对位置与绝对位置的概念。临床上，检查对象（人的身体）构成了一个空间，超声探头在空间上的实时着陆点（A 点，人身体接触点）就是导航的入口。如果假设空间中某一点（B 点）是目标位置（身体的病灶），我们要在超声导航下从 A 点到达 B 点，只要知道空间中 A 点的绝对位置 +AB 两点相对位置，那么 B 点的绝对位置便可确定。然后，只要具体的绝对空间（身体）不变，A 点具体位置都是可以被明确的。

第二，实时真实空间与虚拟空间的概念。实时真实空间指实时的患者自身。虚拟空间指计算机内呈现的患者容积数据。操作者最想了解的是做导航时患者自身的实时真实空间情况，这个可以通过超声探头实时反映。一般来说，患者的 CT、MRI 检查都是提前完成的，所以，计算机上的 CT、MRI 容积数据反映的是患者做 CT、MRI 检查时的体位状态下的情况，不能反映实时、变换体位后的情况。所以，理想状态是假设所有条件（体位、呼吸相、病情无变化等）都完全一样的情况下，CT、MRI 的容积数据所反映的虚拟空间跟患者的实时真实空间是一样的。然而实际情况中，几乎不存在这种理想状态。所以我们需要根据实时真实空间情况与历史的虚拟空间进行调整校对，而且每变化一次都需要重新校对一次。所以患者一旦改变了体位，就需要重新对位校准。

### （三）医学图像融合技术分类

医学图像融合技术可以分为两类：①单模态医

学图像融合；②多模态医学图像融合。

1. **单模态医学图像融合**　是指在将同一设备所采集的病患区域图像进行收集，但图像采集的时间或角度有所差别，如超声－超声图像融合、CT-CT图像融合及MRI-MRI图像融合，再通过相应的融合算法将其合并成一幅图像，主要是为了提高在不同对比度下的信息采集量。

2. **多模态医学图像融合**　是指将不同成像方式下得到的病患区域图像，通过有效的图像融合方法来进行合并。这也是当前融合工作的主要研究领域，基于不同类型医学图像特点各异，形成特征信息的汇总，更好地为诊断提供基本病情信息，并不断结合实际医疗工作中的状况，完善自身的理论体系。

### （四）超声图像融合技术实施步骤

超声图像融合技术是典型的多模态医学图像融合技术，包括以下4个基本步骤。

1. **图像预处理**　预处理阶段主要指对原始采集的图像进行噪声过滤和几何校正。从图像的分类上来说，功能图像的噪声成因比较多，需要通过噪声去除和信息增强，这样能加强病灶信息的显示。比较特殊的有常见的MRI图像，在采集MRI图像时，往往存在大脑不同组织差异、射频场信息不均匀等，导致成像质量有灰度分布不统一的情况，此时预处理的意义特别重要。

2. **图像配准**　图像配准就是将需要参与融合工作的多幅图像建立起点对点的映射关系，保证在二维的面上图像之间的位置关系具有匹配效应。实际的医学影像采集过程中，在采集的时间、空间、成像质量上可能具有一定的差异，配准的过程就是用来消除这些差异。

常用的医学图像的配准方法包括特征配准和区域配准。①特征配准：需要先建立起当前源图像的特征模型，通过对某种特征的分析来实现对图像信息的分析，这种方法运算效率高，且对图像的差异性有较大的包容与适应能力，适用于复杂情况。②区域配准：通常采用模板匹配，因此局限性较大，只能适应一定器官的图像配准。

3. **图像融合**　这一过程通常是指将不同医学影像设备所获取的图像，经过一定的算法计算之后，生成一幅新的医学图像。不仅保留了每一幅原图像所包含的显著信息，也对不同图像之间的互补信息有所保留，这样融合的结果才能为最终的医学诊断提供最确切的信息支撑，克服了单一设备的图像在几何、光谱、分辨率上带来的多义性和不确定性，从而达到进一步丰富图像信息的效果。

4. **融合评价**　对融合结果的评价不仅在理论研究中使用，它更多的是服务于实际医学图像融合。主观评价依靠观察者的人工解释，不同的评价人员得出的评价结果也存在差异。客观的评价方法充满了制约性，不仅要求融合前后的基本图像，还要求明确比对的信息特征；一些技术参数的计算还要求提供理想的融合结果样式。而且客观评价会忽略在实际应用层次上的特殊场景，导致一些参数计算不符合实际状况。

## 二、超声导航的基本结构

超声导航的基本结构包括主机、显示界面、超声图像融合配准技术、参考架、导航工具等（图2-37）。目前商用的图像融合基本组件包括超声探头上安装的追踪系统接收器，还有产生磁场的追踪系统发射器，上述两者共同组成磁定位组件（图2-38）；然后通过超声及内置的融合成像软件，将融合后的图像显示在显示器上。现今多个超声厂家推出的图像融合技术的工作原理是一样的，即利用空间磁定位技术，在患者身体附近形成一个约50 cm × 50 cm × 50 cm的磁场，通过追踪安装在探头上的接收器，协助定位探头的空间位置。图像融合的技术原理同车载导航利用卫星探知车辆位置及行驶方向相似（图2-39）。超声－CT/MRI图像融合利用磁场，把超声探头获得的超声图像和重建的三维CT/MRI图像融合，最终达到的效果是在一个屏幕上同时显示实时的超声图像和此切面上的CT/MRI图像（图2-40）。

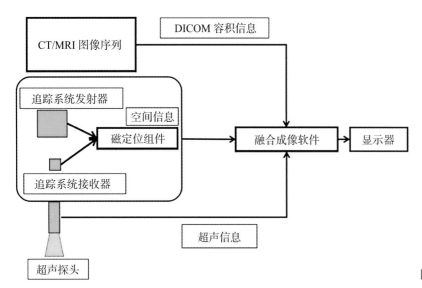

**图 2-37 图像融合的基本组件**

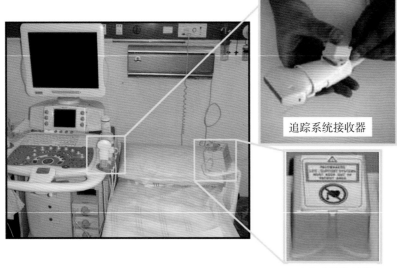

**图 2-38 导航组件的外部设备包括磁场追踪系统发射器，探头上的追踪系统接收器**

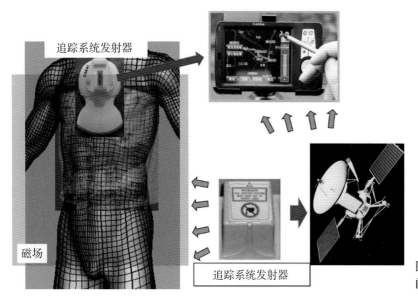

**图 2-39 超声-CT/MRI 图像融合利用空间磁定位原理与车载导航原理类似**

## 三、超声图像融合技术导航的操作方法

传统类型的图像融合都需要经过特征提取、特征识别、图像融合，以及微调、融合精度评价等几个步骤。在医学影像领域，操作者往往还要先获取图像。目前，各大超声设备厂家提供的图像融合技术中的特征提取和识别依靠操作者完成，然后通过图像对位进行匹配融合。下面以超声-CT/MRI图像融合技术导航为例，简述操作方法。

### （一）图像获取

汽车行车导航需要先获取城市的电子地图。同

样道理，涉及超声的图像融合需要先获取人体的电子地图，而超声-CT/MRI图像融合，则先要获取CT或MRI三维图。临床上，先获取CT/MRI整个序列的图像，必须为DICOM格式的图像，然后，通过U盘、光盘或网线导入超声机内，超声机内的图像处理程序会自动生成三维CT/MRI图像。一般要求原始CT/MRI扫描尽可能密集扫描，如1 mm超薄层CT扫描，才能获取更好的三维重建图像（图2-41）。

### （二）特征提取和特征识别

特征提取和特征识别其实是一个寻找参照物、确定参照物的过程。在超声-CT/MRI图像对位过

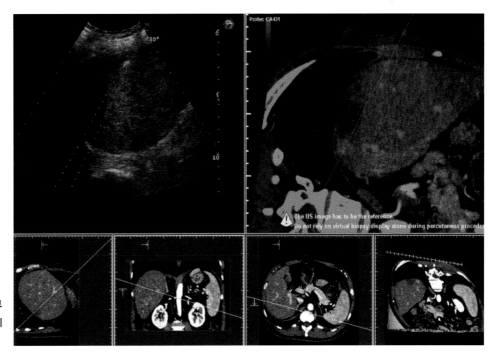

图2-40　图像融合输出界面，实时显示超声图像和此切面上的CT/MRI图像

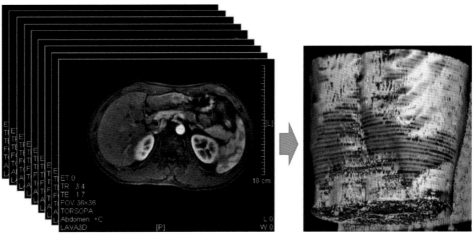

图2-41　CT/MRI一个序列的DICOM图像经过三维重建为人体电子地图

程由多种方法完成，常用的有内定标的点对位法和单平面对位法。不论使用哪种方法，都是一个寻找标志点，然后由计算机完成图像对位融合的过程。

1. **点对位法**  操作者在重建的三维 CT/MRI 图像和超声图像中寻找相同的结构，如血管分叉的地方、小囊肿或钙化斑，然后对这些点位进行标注，告诉计算机这两个图像中的这两个位置是同一个位置，然后计算机就可以完成图像融合。当然，随着找到的标志点增多，融合就更加准确。但标志点也不是越多越好，原因是标记各个标志点时也会产生误差，随着使用标志点数量的增加，误差有可能会叠加，反而导致融合不准确。

2. **单平面对位法**  在三维空间中至少要 3 个不在同一条直线上的点才能确定平面的位置，如果确定了立体结构中的平面位置，那么这个立体结构的空间位置也能确定下来（图 2-42）。点对位法是寻找两个图像中的一个相同的点，虽然寻找 3 个点后可以确定平面位置，完成图像对位，但在选择 3 个

点时均会出现误差，导致图像融合的精准度下降。单平面对位法中一般是使用肝内的一个血管分叉的位置作为对位平面，如肝脏内的门静脉左支矢状部，利用一个成角度的解剖结构就可以定位一个平面，单次对位就可完成图像融合，减少出现误差的概率。因此，单平面对位法比点对位法更准确。

（三）图像融合与融合效果评价

经过特征提取和识别后，计算机根据内置图像融合程序，自动完成图像融合。但是，图像融合后的效果需要客观的评价。目前，图像融合的评价方法大致可分为主观评价和定量评价。

1. **主观评价**  依靠人的主观感觉对融合图像效果进行评价。由于受到人的视觉特性、心理状态、感兴趣目标等因素的影响，采用主观评价方法对图像融合效果进行客观的评价十分困难。

2. **定量评价**  可对图像融合质量进行客观定量的分析，通过不同的评价指标来区分融合结果的优劣。图像配准精度的评价多采用基于距离的误差评

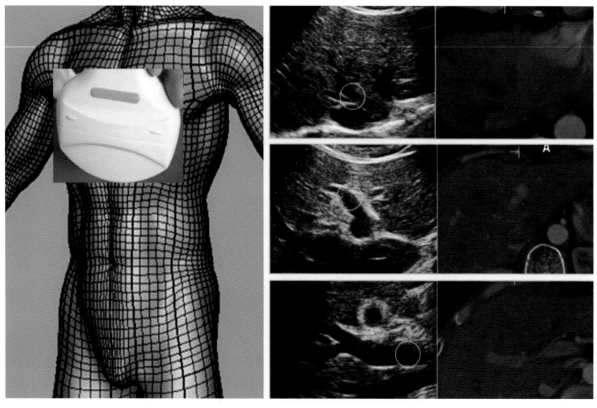

**图 2-42  单平面对位法通过寻找标志点来完成图像对位融合**

估方法，有两个常用的重要指标：基准点图像配准误差（fiducial registration error，FRE）、靶目标配准误差（target registration error，TRE）等。

（1）FRE主要指体外或体内特征标志本身的图像配准误差，是评价实时影像虚拟导航（real-time virtual sonography，RVS）配准是否成功的重要指标。目前，使用RVS在人体实行图像配准时，FRE在5 mm内代表技术成功，而在体外模型配准时则要求FRE在2 mm内。

（2）TRE是用于评价靶目标区域图像配准误差的指标，也是关系到RVS定位病灶和引导准确性的最重要指标。TRE越小，RVS对观察目标区域的导航定位越准确，反之则定位偏差越大。

国内研究者贺需旗等利用体外实验验证了超声-CT图像对位的准确性，证明图像融合的精度可以达到临床需要。他的研究证明，对超声不可见目标进行活检时，RVS优于常规超声，能提高活检成功率，获取更多的目标组织；操作者经验、目标深度对使用RVS时TRE无明显影响，但可能降低活检准确性；使用RVS引导穿刺活检时，目标距配准平面越远，TRE越大；目标距配准平面越远，活检准确性越差。

超声图像融合技术在肝胆疾病的诊疗领域应用最为成熟。目前，由超声厂家利用计算机技术，已经开发出基于肝血管树智能自动图像融合方法，广泛用于肝胆疾病的诊疗。其原理是基于肝血管树智能图像融合，以肝血管树灰阶值作为图像特征，自动提取、分割所扫描超声三维容积内的肝内门静脉、肝静脉及其主要分支无回声结构，并以此为配准目标，与所提取的CT/MRI肝内血管树结构进行全自动配准融合。但是，在超声与骨骼系统CT/MRI图像融合方面，更多依赖传统的操作者人工进行图像配准，相关自动配准技术有待进一步开放。

**（四）超声图像融合技术导航下的经侧后方入路椎间孔镜下椎间盘髓核摘除术**

椎间孔入路经皮脊柱内镜下椎间盘髓核摘除术（以下简称椎间孔镜手术）是一种微创脊柱外科手术。由于其可局麻操作、创伤小、手术时间短、术后恢复快、疗效确切且不影响脊柱稳定性等，与传统腰椎开放性手术相比具有显著优势，已成为治疗腰椎间盘突出症的新趋势。

椎间孔镜手术步骤主要包括两部分，一是经皮穿刺置入椎间孔镜工作通道，另一部分是镜下椎间盘髓核摘除操作。其中，经皮穿刺置入工作通道是手术成功的关键。目前，椎间孔镜手术穿刺主要依靠术中X射线反复透视，以确保穿刺定位针准确到达理想位置，这往往需要反复多次透视，医生和患者都增加了射线辐射，也增加了手术时间。有些情况下穿刺位置不理想，给手术操作造成了很大困难。另外，长时间的局麻手术，也给患者造成了巨大的痛苦。

超声图像融合CT/MRI导航，可以让手术操作者在磁共振图像和实时超声引导下，轻松而准确地穿刺至目标椎间孔位置。超声图像融合CT/MRI导航辅助椎间孔镜手术穿刺，包括以下步骤：CT/MRI图像获取（见前述），特征识别与图像配准，图像融合与融合精度评估。下面结合示例图，按顺序说明（图2-43~图2-50）。

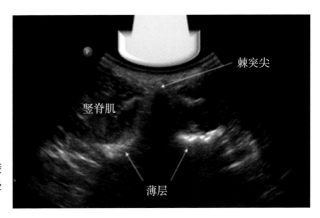

图2-43　常规超声无法显示骨骼与关节的内部，在穿刺针接近椎间孔时超声无法显示针尖，而且超声无法准确显示神经根。普通超声的限制在肥胖患者中更加明显

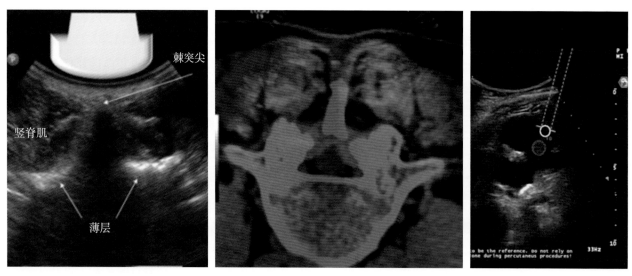

图 2-44　利用多模态融合成像技术，通过 MRI 精确标定目标靶点，图像融合技术可使靶点在声像图中实时显示，确定病灶位置后，超声实时导航引导穿刺

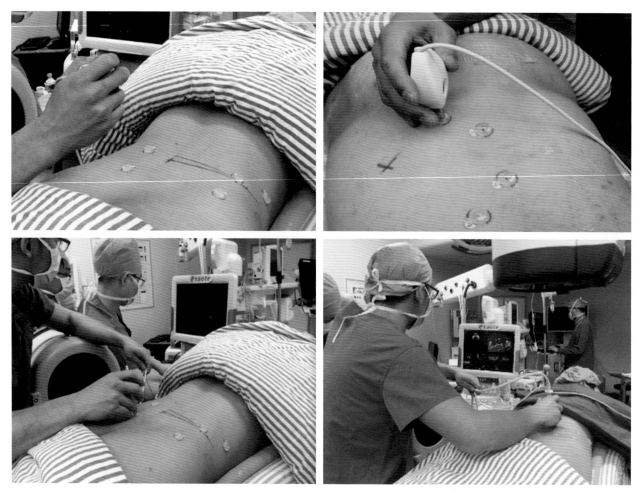

图 2-45　利用贴在患者体表的定位标记，可进行外定标法图像融合

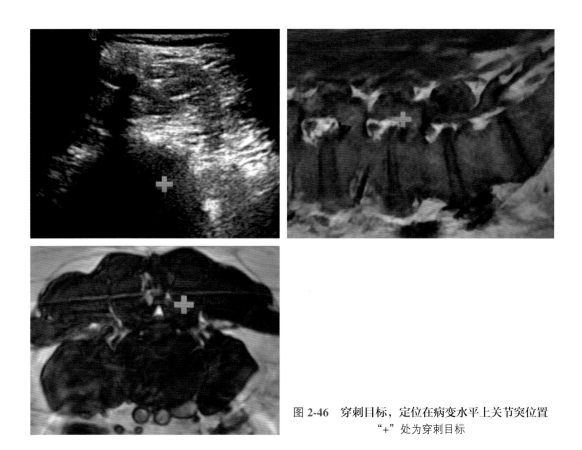

图 2-46　穿刺目标，定位在病变水平上关节突位置
"+"处为穿刺目标

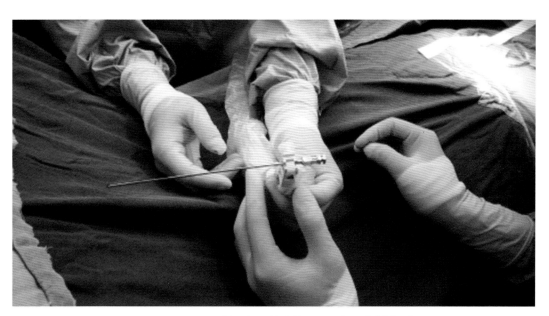

图 2-47　V-TRAX 针尾部导航连接器，固定于穿刺针尾部

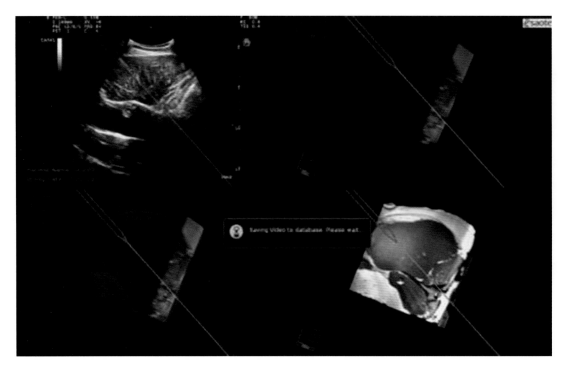

图 2-48　使用 V-TRAX 针尾部导航，可实时引导穿刺针穿刺至普通超声无法显示的位置

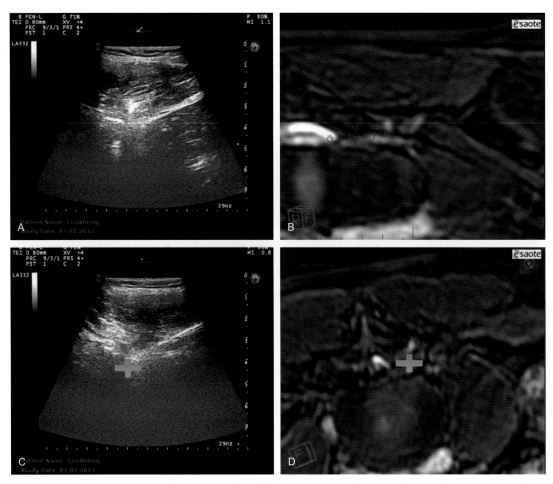

图 2-49　A、B.融合图像中使用圆圈标示神经根；C、D.图像使用"+"标示穿刺目标位置

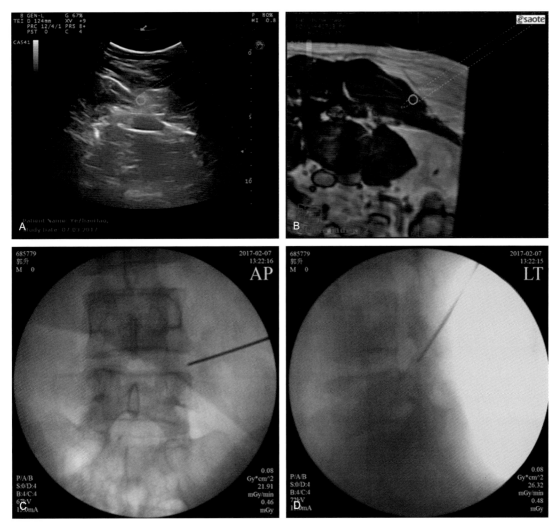

图 2-50　A、B. 利用图像融合导航引导穿刺针至目标位置；C、D. 使用 C 臂机透视确定位置

## 四、超声导航的典型病例介绍

【病例 1】

1. **病史特点**　患者，男性，35 岁。因"腰痛伴右下肢麻痛 1 年余"入院。入院 1 年前出现无明显诱因的腰痛，右臀部、右大腿外侧、小腿后外侧麻痛，弯腰时加重，卧床休息可缓解。

2. **查体**　四肢肌力正常，小腿后外侧感觉减退，双侧膝、踝反射正常且对称，右侧直腿抬高试验 40°（+）。

3. **诊断**　根据术前腰椎 MRI（图 2-51），诊断为腰椎间盘突出症（L4/L5）。

4. **治疗方法及疗效**　施行"超声磁共振影像融合导航辅助经椎间孔入路脊柱全内镜下 L4/L5 椎间盘髓核摘除术"（图 2-52）。术后患者腰腿痛症状明显好转，下肢麻木症状逐渐减轻，恢复正常工作生活。术后腰椎 MRI 图像见图 2-53。

【病例 2】

1. **病史特点**　患者，男性，47 岁。因"胸腹部束带感伴步态不稳 3 年，加重 6 个月"入院。入院前 3 年出现无诱因胸腹部束带感，伴步态不稳、踩棉花感、颈部疼痛、四肢乏力与麻木等，肢体乏力与麻木以右侧为重，无大小便功能障碍。2 年前上述症状加重，上肢精细动作逐渐受限，逐渐出现小便失禁、大便便秘，于外院诊断为"脊髓型颈椎病"（图 2-54），并行 C4/C5 颈前椎间盘切除减压融

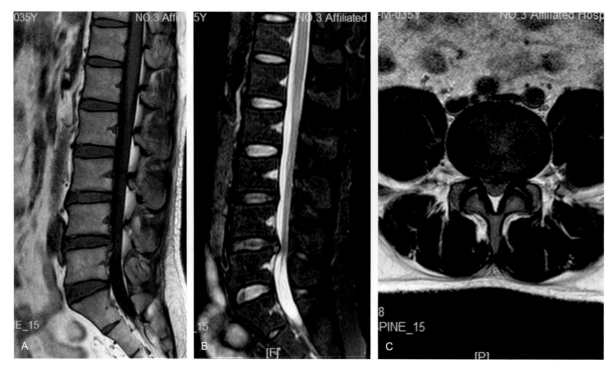

图 2-51 A、B. 术前腰椎 MRI 矢状面 T1 像、T2 像；C. L4/L5 节段横断面

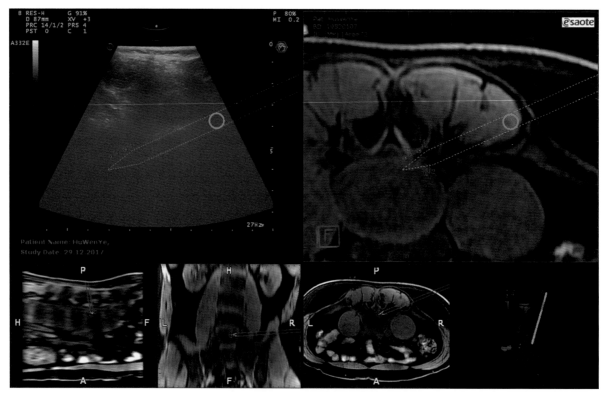

图 2-52 术中超声融合磁共振脊柱内镜图像

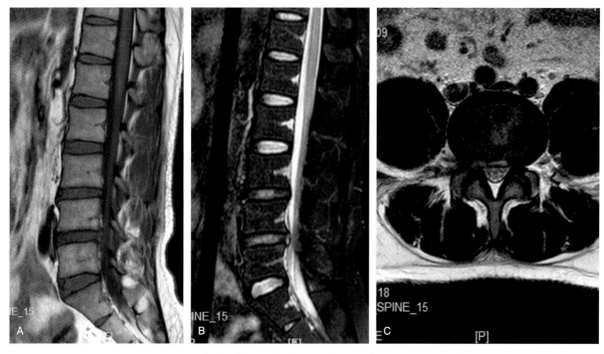

图 2-53 A、B. 术后腰椎 MRI 矢状面 T1 像、T2 像；C. L4/L5 节段横断面

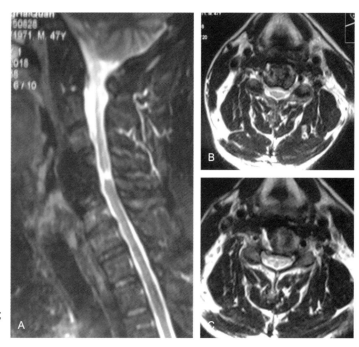

图 2-54 A. 术前外院颈椎 MRI 矢状面 T2 像；
B、C. C4/C5 节段横断面

合术（ACDF）。术后上述症状、二便功能均得到改善，仍有胸腹部束带感、步态不稳症状。6 个月后，患者胸腹部束带感、步态不稳加重。

2. **查体** 四肢肌力、肌张力正常，双侧腹壁反射未引出，双侧踝反射、膝反射亢进，双侧踝阵挛、髌阵挛（+），双侧 Babinski 征（+），存在肛门括约肌反射、球海绵体反射。

3. **术前诊断** 如图 2-55、图 2-56 所示，胸椎间盘突出症（T8/T9、T9/T10），脊髓型颈椎病（C4/C5 ACDF 术后）。

4. **治疗方法及疗效** 施行"超声融合导航＋胸椎椎间孔镜术"（图 2-57~ 图 2-60）。术后患者胸腹部束带感、步态不稳症状逐渐减轻，恢复正常工作生活。术后复查胸椎 MRI 图像见图 2-61。

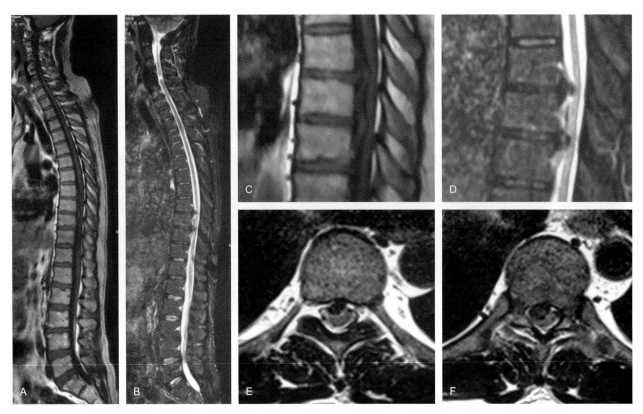

图 2-55　A、B. 术前颈、胸、腰椎 MRI 矢状面 T1 像、T2 像；C、D. 胸椎 MRI 矢状面 T1 像、T2 像；E. 胸椎 T8/T9 节段横断面；F. T9/T10 节段横断面

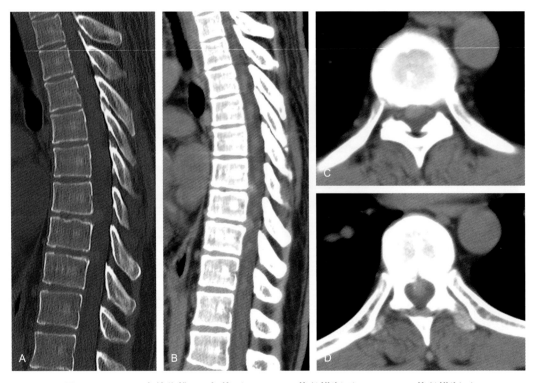

图 2-56　A、B. 术前胸椎 CT 矢状面；C. T8/T9 节段横断面；D. T9/T10 节段横断面

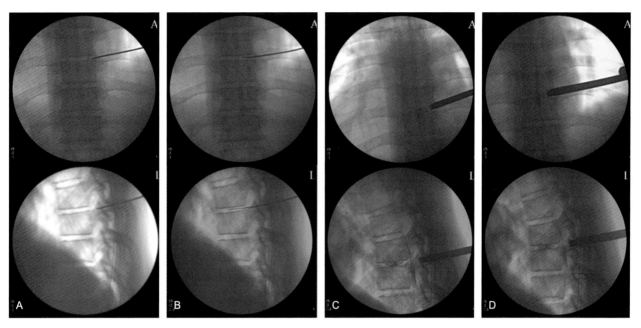

图 2-57　术中透视图像。A. 靶向穿刺；B. 椎间盘造影；C. 建立通道；D. 磨除关节突

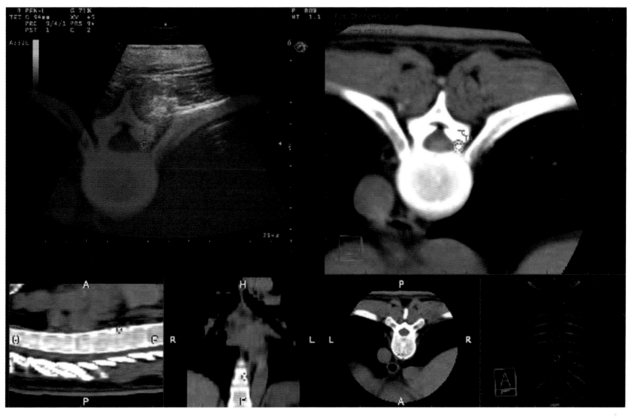

图 2-58　超声融合脊柱内镜术中图像

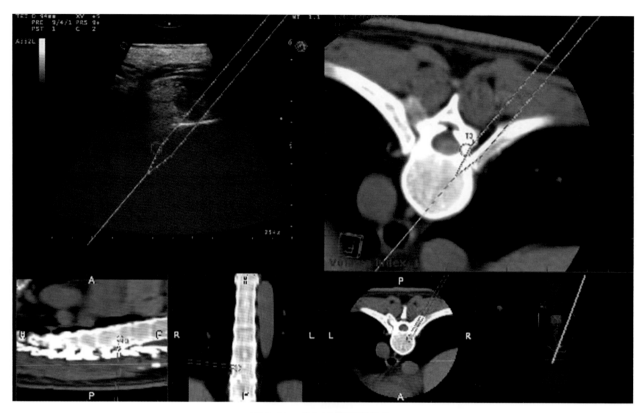

图 2-59　术中导航穿刺定位

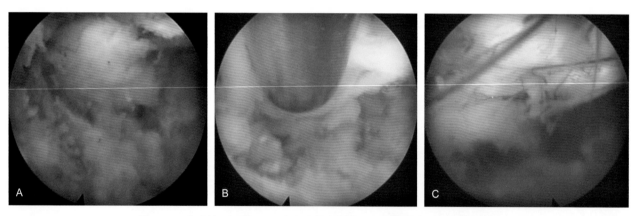

图 2-60　术中镜下图像。A.咬除关节突椎板；B.摘除髓核；C.充分减压

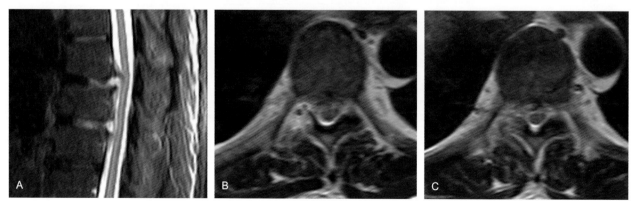

图 2-61　术后复查 MRI 图像。A.矢状面；B.T8/T9 节段横断面；C.T9/T10 节段横断面

【病例3】

1. **病史特点**　患者，男性，33岁。因"钢针刺入腰部1年，腰痛3月余"入院。患者1年前工作时腰部不慎被1枚钢针刺入，当时无明显外伤表现，未予重视。3个月前出现无明显诱因腰部酸痛，久站或行走活动时尤为明显，休息可缓解，无明显下肢麻痛。外院X射线检查提示：腰椎旁针状异物（图2-62）。

2. **查体**　腰部皮肤未见伤口、瘢痕，无明显压痛，双下肢肌力、感觉、反射正常。VAS评分：腰痛5分。

3. **治疗方法及疗效**　施行"超声融合导航脊柱内镜下腰椎旁异物取出术"，术中准确定位，完整取出1枚腐锈、断为三截的绣花针（图2-63、图2-64）。术后患者腰痛症状得到明显缓解。

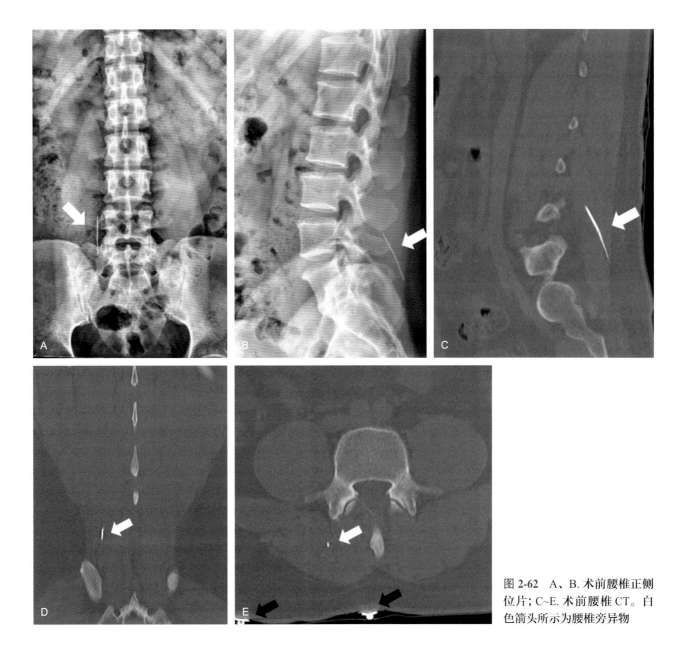

图2-62　A、B.术前腰椎正侧位片；C~E.术前腰椎CT。白色箭头所示为腰椎旁异物

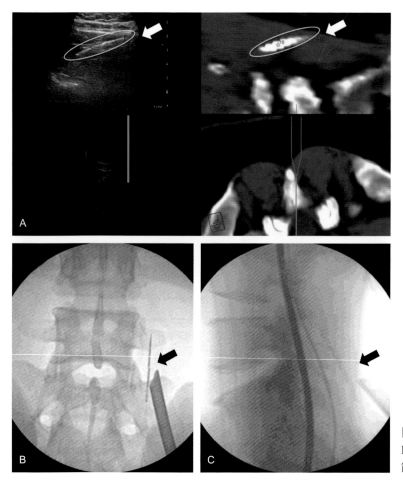

图 2-63   A. 术中超声融合导航图像；B、C. 术中透视腰椎正侧位。黑色箭头所示为腰椎旁异物

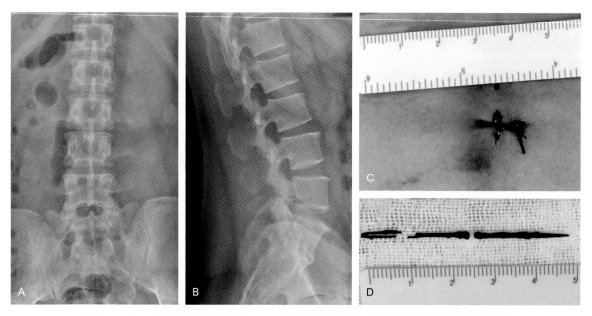

图 2-64   A、B. 术后腰椎正侧位片；C. 术后切口；D. 术中取出的腐锈、断裂的绣花针

（刘　斌　李　凯　张良明　庞　卵　冯　丰）

# 第四节　影像融合导航技术

## 一、X射线透视导航系统

X射线透视导航系统是较早开发的导航系统，在传统的脊柱手术或髓内钉手术中需要应用C臂X射线机，因而C臂X射线透视导航系统及其临床应用就成为近年来的研究热点。这种系统的关键是对传统的C臂机成像系统进行内部校准，一般是在C臂机的影像增强器一侧安装一个均匀网格分布的校正模板，经过插值算法对荧光透视图像进行几何矫正。较经典的X射线透视导航系统有瑞士Medvision系统、美国Medtronic系统、德国OrthoPilot系统等。这种类型的导航系统相对于CT导航系统，省去了术前手术计划及较为烦琐的术前-术中配准过程。术中，通过光学定位系统及C臂机成像系统，可实时显示X射线图像解剖和手术工具、C臂机之间的空间位置关系。通过导航定位装置，可预先确定X射线的透视方位，大大减少了手术中医护人员的X射线辐射剂量，通过各参考坐标系之间的关系，可预先推测手术工具在解剖结构中的行进路径。X射线透视导航系统在欧美地区获得了一定的临床应用，在脊柱及创伤手术方面取得了令人满意的效果。这种新型导航系统为提高手术质量和可靠性、节省手术时间提供了很好的辅助作用。

比较实用的技术是借助激光的精确定位能力与二维数字平面影像进行导航，现以该系统说明影像融合技术导航在MIS-TLIF的具体方法。

## 二、激光影像融合导航的基本原理与优缺点

激光影像融合导航是基于C臂机影像的数字化设备，其优势是设备结构简单、价格便宜、适合基层医院购置，通过激光束的投照定位能非常精确地完成C臂机数字影像在对应节段椎体结构的体表投影。体表投影反映椎体的各个结构，对开展经皮穿刺椎体后凸成形术（PKP）、椎间孔镜的定位有较大的临床价值。通过C臂机角度校准的体表投影能够完成MIS-TLIF，并具有一定的精准度与可重复性，术中定位取异物具有意想不到的效果。不用参考架，无计算机3D导航出现影像漂移的缺点，导航是基于激光光点的标定，因此没有人体组织接触，因而符合无菌原则，术中激光光束定位不污染手术野。但是现阶段激光定位系统存在一定的问题，激光定位属于二维平面定位系统，只能完成X-Y两轴的点定位，不能在术中进行三维追踪，因此不能叫三维"导航"。术中体表定位X射线与椎体的平行度越高越好，C臂机与床的角度需要校正到与椎体的切线位通常为15°~20°。术中C臂机与椎体切线的角度在置钉角度上一定要体现出来，椎体及附件投影是在体表。术中仍然需要定位解剖结构进行辅助，如椎体横突。同时定位精度影响因素比较多，有学习曲线，需掌握操作技巧后才能顺利完成MIS-TLIF。术中实时定位因加装的定位器有一定厚度，缩小了C臂机的开口距离，影响手术操作。

## 三、激光影像融合导航的基本结构

激光影像融合导航的基本结构包括主机、显示界面、影像融合方法、参考架、导航工具等（图2-64）。激光是20世纪以来继核能、电脑、半导体之后，人类的又一重大发明，被称为"最快的刀""最准的尺""最亮的光"。英文全称"light amplification by stimulated emission of radiation"，意思是"通过受激辐射光扩大"。激光的英文全名已经完整地表

达了制造激光的主要过程。激光的原理早在1916年已被著名的美国物理学家爱因斯坦发现。

原子受激辐射的光，故名"激光"：原子中的电子吸收能量后从低能级跃迁到高能级，再从高能级回落到低能级时，所释放的能量以光子的形式放出。被引诱（激发）出来的光子束（激光），其中的光子和光学特性高度一致。这使得激光比起普通光源的单色性好、亮度高、方向性好。

激光影像融合导航方法的 MIS-TLIF 置钉位置准确，椎间融合器的位置精准。该定位系统的优点在于定位过程是手术中的实时状态，不需要参考架与导航工具等，简便易行（图2-65~图2-69）。

综合评估激光定位系统在 MIS-TLIF 的作用，基于 X 射线二维影像的激光定位系统，在激光投影于体表，提前建立椎体精准定位地图，因而在手术中可引导切口位置，精确规划切口位置（图2-70），同时更具 C 臂机与椎体的倾斜角度，确定微创通道的精确角度，使脊柱的结构范围符合操作要求。根据体表投影结合倾斜角度可以确定入钉点的位置与椎弓根螺钉的入钉方向（图2-71）。确定椎间隙位置和小关节截骨的位置，以及截骨的范围，判断减压范围与椎管的关系。进入椎管后进一步判断椎间隙的确切位置，在椎间隙准备与融合器的置入方向进行精准定位（图2-72）。

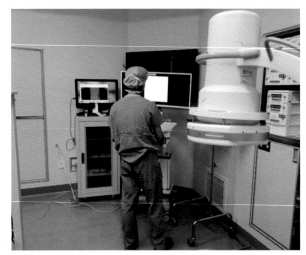
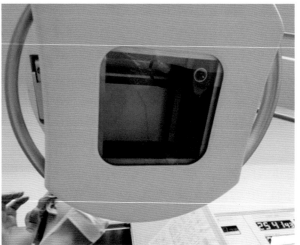

**图2-64** 激光定位系统的主机安装在 C 臂机影像增强管一侧，其内有激光定位器，可以和显示屏上的数字影像进行配准，从而使影像起到引导作用

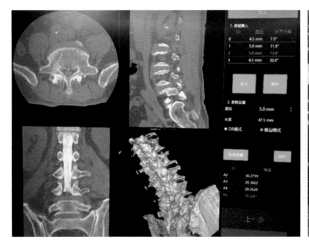
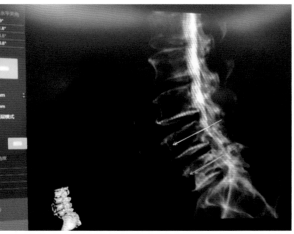

**图2-65** 一单节段腰椎管狭窄患者，拟行一个节段的 MIS-TLIF 手术

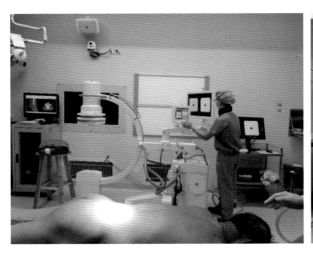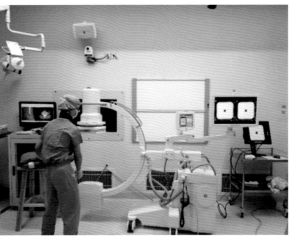

图 2-66　已完成激光定位系统与 C 臂机影像的配准

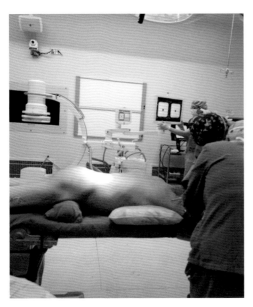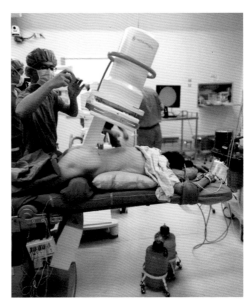

图 2-67　患者手术体位，俯卧在碳纤维板手术床上

图 2-68　C 臂机倾斜一定角度，于椎体切线位进行摄片

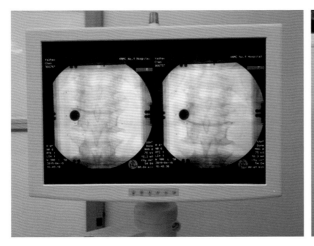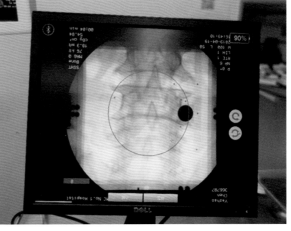

图 2-69　摄片完成后激光定位器可以描记椎体的体表投影结构

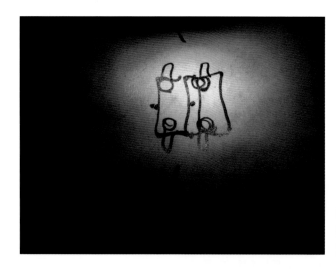

图 2-70 根据椎体结构，利用激光准确地在体表投影出椎体结构，可以清晰地分辨椎体宽度，椎体横突与椎弓根的位置，以及椎间隙的位置

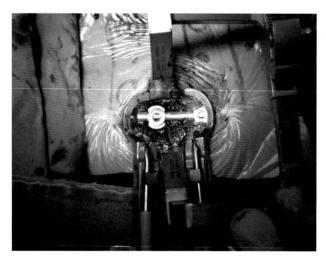

图 2-71 MIS-TLIF 在体表的切口为两个椎弓根之间，切口长约 4 cm，利用体表投影完成椎弓根螺钉的置入。置入椎弓根螺钉的位置必须与椎体切线角度相同

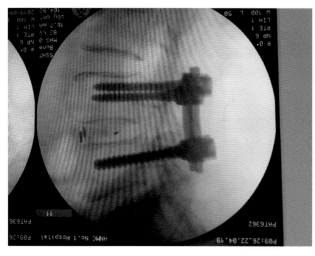

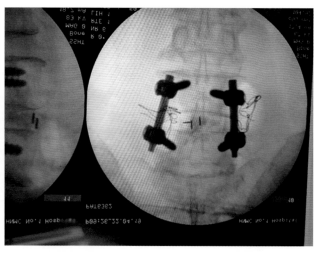

图 2-72 MIS-TLIF 术中 C 臂机透视影像

## 四、激光影像融合定位系统 MIS-TLIF 手术（微创下的精准手术）

### （一）适应证

（1）退行性腰椎滑脱症（Meyding Ⅰ／Ⅱ）。

（2）腰椎失稳症合并椎间盘源性腰痛。

（3）复发性椎间盘突出症伴腰痛（既往有后路腰椎手术史）。

（4）椎间盘切除术后椎间隙塌陷导致椎间孔狭窄伴神经根受压（通常在手术后 1 年至数年后发生）。

（5）腰椎侧后路融合不愈合假关节形成。

（6）椎板切除术后腰椎后凸、侧凸等医源性腰椎不稳。

（7）腰椎畸形伴冠状面和矢状面失平衡。

（8）腰椎椎弓根崩裂腰椎滑脱（Meyding Ⅰ／Ⅱ）。

### （二）相对禁忌征

（1）单节段定位准确，多节段椎间盘累及，特别是超过 3 节段，体表定位失准。

（2）严重骨质疏松（如椎体终板完整），可做椎体骨水泥强化后行 MIS-TLIF 手术。

### （三）结论

计算机激光影像融合导航技术，作为一个数字化、高精度的脊柱导航辅助技术，具有设备便宜、方便易用的优势。但如何提高激光影像融合的定位精度，特别是理解激光定位原理，并与 MIS-TLIF 等脊柱微创技术完美地融合，熟练地把握定位手术细节，才能在激光导航辅助下于微小通道内完成置钉、减压、融合等关键操作。

（孟志斌　陈焕雄）

# 第五节　虚拟现实导航

## 一、虚拟现实影像技术导航的基本原理与优缺点

随着计算机技术的不断发展，特别是计算机图形技术的飞速发展，出现了计算机辅助外科（computer assisted surgery，CAS）这一崭新领域。计算机辅助外科是将空间三维立体定位技术、计算机图像处理及三维可视化技术与临床手术结合，又被称为计算机辅助导航外科。简单地说，导航技术可以利用信号导航和接收，利用计算机计算出各位点的数据，得出所需的各种曲线和角度，使无形和虚拟的人体各种参数转变成直接的动画图像，让手术医生可以很清晰地知道目前的手术操作状态及下一步的定位，明确手术器械相对患者的解剖位置，从而避免出现操作失误而给患者带来不必要的伤害，并动态监视手术过程，精确定位和计算出的参数可引导医生提高手术质量，从而大大提高手术的成功率。

20世纪90年代，国际上开始着手对手术导航技术的原理进行研究，并创立了相应的计算机视觉理论及医学导航技术，同时也致力于手术导航系统的应用性研究。比如，以色列希伯来大学的Joskowicz等开发的FRACAS系统，解决了髓内钉远端置入交锁螺钉的难题，提高了交锁螺钉的置入精度，减少了术中放射暴露和术后并发症的发生率。英国Browbank等研究的髋部骨折机器人辅助内固定技术，采用基于X射线影像增强仪图像信息的术中配准技术，并且连同机器人一同完成髋部骨折的内固定手术。

经过近些年的发展，手术导航系统已经从最初的机械定位法发展为集计算机智能化辅助技术、计算机图形图像学、定位跟踪技术、图像处理技术及

外科手术相结合的崭新多学科研究领域，即CAS。由于CAS高效、精确的特点，可帮助医生减少手术时间、减轻患者的手术创伤、增加手术的精确度、提高手术成功率，因此CAS已广泛应用于神经外科、矫形外科、泌尿外科、骨科、腹腔镜外科等，并且随着外科手术的不断智能化、微创化发展趋势，CAS有可能成为未来外科手术的首选方案。

下面主要介绍虚拟现实影像技术导航的基本原理（图2-73）。

### （一）图像处理

1. **图像分割与分析**　医学图像分割主要任务是获取组织和器官的形状，或提取病灶的边界。

2. **医学图像三维重建**　在三维面绘制方法中，移动立方体算法（marching cubes，MC）是目前最有影响的等值面构造方法。基于虚拟手术系统实际应用中交互操作的需要，对所获得的CT图像，利用视觉化工具包（visualization toolkit，VTK）软件包封装的MC算法进行三维面绘制。

3. **医学图像融合**　医学图像进行融合主要包括3个步骤，即图像预处理、配准和融合。①预处理主要包括图像去噪，对比度增强，以及图像数据格式、大小和分辨率的统一，根据目标特点建立数学模型。②配准是将两幅待融合图像中的一幅，经空间变换映射到另一幅上，使得两幅图像的相关点在空间上一致。③医学图像在空间域配准后，就可以进行融合了，融合又包括融合图像的生成与显示。

### （二）导航技术的实现

手术导航系统的基本配置包括：图像工作站及处理软件、位置探测装置、专用手术工具和手术工具适配器。

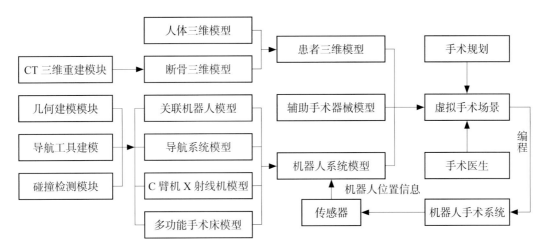

**图 2-73　虚拟现实手术导航基本结构**

### （三）虚拟切割

虚拟切割是虚拟手术系统最为关键的环节。对刚性三维物体进行切割，可以用表面剪切、立方体切割与智能手术刀来完成。表面剪切，是通过多个不同方向与角度的平面，对三维物体实施裁剪。通过链表结构可以很灵活方便地增加、删除平面，以及对平面位置与方向进行调整，以实现对三维物体的多平面剪切。对于软组织手术模拟，关键问题是描述与实现软组织形变，这是虚拟手术的难点之一。

### （四）虚拟现实影像技术导航的优势

1. **仿真性**（simulation）　虚拟现实影像技术导航是以真实人体结构环境为基础进行搭建的，导航操作规则同样立足于现实中实际的操作规范。理想的虚拟环境可以提高手术导航准确率。

2. **针对性**（pertinence）　虚拟现实导航打破了传统导航技术的空间限制，受训者可在任意部位进行虚拟重建，进行手术关键部位的术前方案制订、术中导航、术后疗效观察。

3. **自主性**（autonomy）　自主性是借助自身的虚拟现实影像技术导航系统，医生可以根据患者病情需要在任何时间、任何地点展开相关部位的虚拟重建，及时有效地对病变部位进行观察。

4. **交互性**（interaction）　交互性指用户对模拟环境内物体的可操作程度和从环境得到反馈的自然程度。交互性的产生，主要借助于虚拟现实系统中的特殊硬件设备，如数据手套、力反馈装置等，医生通过自然的方式，就可以获得真实手术过程中的感觉。

虚拟现实系统强调人与虚拟世界之间进行自然的交互，交互性的另一个方面主要表现在交互的实时性。例如，虚拟现实导航过程中，医生可以控制包括手术入路、切割力度、旋转方向、手术部位等各种信息，系统也会根据具体变化瞬时传达反馈信息。医生可以根据模拟环境中虚拟的物体获得反馈，并可以感觉物体的重量，视野中被抓的物体也能立刻随着手的移动而移动。通过实时交互，对于解剖结构复杂的人体部位，医生可以感觉到手术器械的抖动，并及时做出反馈动作，避免重要脏器的损伤。

5. **构想性**（imagination）　构想性指虚拟的环境是人想象出来的，同时这种想象体现出设计者相应的思想，因而可以用来实现一定的目标。虚拟现实虽然是根据现实进行模拟，但所模拟的对象却是虚拟存在的，它以现实为基础，却可能创造出超越现实的情景。所以虚拟现实技术可以充分发挥人的认识和探索能力，从定性和定量等综合集成的思维中得到感性和理性的认识，从而进行理念和形式的创新，以虚拟的形式真实地反映设计者的思想、传达用户的需求。

虚拟现实技术的应用，为人类认识世界提供了一种全新的方法和手段，可使人类跨越时间与空间，去经历和体验世界上早已发生或尚未发生的事件；可使人类突破生理上的限制，进入宏观或微观世界进行研究和探索；也可模拟因条件限制等原因而难以实现的事情。

### （五）虚拟现实影像技术导航的缺点

利用虚拟现实进行手术模拟训练，是可以让医生清楚地看到血管、器官等人体组织并进行操作，但是训练者如何获取力的反馈需要引起重视。由于每个医生的感觉有差异，让它的力反馈和真实的手术反馈尽量一致，这是一件非常困难的事情，需要工程师和医生反复沟通调试，目前还没有统一的标准来衡量这个问题。

## 二、虚拟现实影像技术导航的基本结构

### （一）主机

虚拟现实影像系统的生成设备是用来创建虚拟环境、实时响应用户操作的计算机。计算机是虚拟现实系统的核心，决定了虚拟现实系统性能的优劣。虚拟现实系统要求计算机必须配置高速的中央处理器（CPU），且具有强大的图形和图像处理能力。根据 CPU 的处理速度和图形处理能力的不同，虚拟现实系统的生成设备可分为高性能个人计算机、高性能图形工作站、巨型机和分布式网络计算机。

1. **高性能个人计算机**　随着计算机技术的飞速发展，个人计算机的 CPU 和图形加速卡的处理速度也在不断提高，高性能个人计算机的整体性能已经达到虚拟现实开发的要求。为了加快图形处理的速度，高性能个人计算机系统中可配置多个图形加速卡。

2. **高性能图形工作站**　与个人计算机相比，工作站应具备强大的数据处理，以及图形和图像处理能力，有直观的便于人机交换信息的用户接口，可以与计算机网络相连，在更大的范围内互通信息、共享资源。而图形工作站是一种专业从事图形、静态图像、动态图像与视频工作的高档次专用计算机的总称。

3. **巨型机**　又称为超级计算机，能够执行一般个人计算机无法处理的大量资料且高速运算。其基本组成组件与个人计算机无太大区别，但规格与性能则强大许多，是一种超大型电子计算机，具有很强的计算和数据处理能力，主要特点表现为高速度和大容量，配有多种外围设备，以及丰富、功能强的软件系统。现有的超级计算机运算速度大多可以达到每秒 1 T（1 T=10$^{12}$，万亿）次以上。随着虚拟现实技术的飞速发展，相关的数据量也逐渐变得异常庞大，因此需要使用超级计算机来处理。作为高科技发展的要素，超级计算机早已成为世界各国经济和国防的竞争利器。经过我国科技工作者几十年的不懈努力，我国的高性能计算机研制水平显著提高，成为继美国、日本之后的第三大高性能计算机研制生产国。截至 2016 年 6 月，目前世界上运算速度最快的超级计算机是由国家并行计算机工程技术研究中心研制，使用中国自主芯片制造的"神威太湖之光"，它的浮点运算速度达到每秒 9.3 亿亿次，是早前在全球超级计算机 500 强榜单上连续六度称雄、由中国国防科技大学研制的"天河二号"超级计算机浮点运算速度的两倍。

4. **分布式网络计算机**　分布式网络计算机是把任务分布到由 LAN 或 Internet 连接的多个工作站上，可以利用现有的计算机远程访问，多个用户共同参与工作，容易扩充。每个用户通过位于不同物理位置的联网计算机的交互设备，与其他用户进行自然的人－机和人－人交互，每个用户通过网络可充分共享和高效访问虚拟环境的局部或全局数据信息。

虚拟现实影像系统是一个复杂的综合系统，其虚拟现实系统的核心部分是虚拟现实引擎，此引擎控制管理整个系统中的数据、外围设备等资源，其实质就是以底层编程语言为基础的一种通用开发平台，它包括各种交互硬件接口、图形数据的管理和绘制模块、功能设计模块、消息响应机制以及网络接口等功能。从整体上来讲，一个完善的虚拟现实引擎具有以下特点。

（1）可视化管理界面：可视化管理界面不是在制作虚拟现实项目时所使用的工作界面，而是制作完以后提供给最终用户的界面。程序人员可以通过"所见即所得"的方式对虚拟场景进行设计和调整。

（2）二次开发能力：所谓二次开发就是指引擎系统必须能够提供管理系统中所有资源的程序接口，即应用程序接口（application programming interface，API）。通过这些程序接口，开发人员可以进行特定功能的开发。这就要求其提供一定的程序接口，允许开发人员能够针对特定的需求进行设计和添加功能模块。

（3）数据兼容性：兼容性指程序管理本系统以外数据的能力。因为虚拟现实引擎最终处理的是真实数据，而真实数据在人类活动过程中已经积累了很多，并以各式各样的数据格式真实存在，因此虚拟现实引擎要求至少处理比较主流的数据格式。例如，在数字医学建模过程中，人体的骨骼、肌肉、血管、神经等，这些数据要通过引擎的数据处理模块把这些数据进行处理，以供本系统使用。这些数据根据当初测绘、采集等方式和工具的不同而格式有所不同，这就要求认真对待数据兼容性。

（4）更快的数据处理功能：在选择虚拟现实引擎系统时，要根据应用方向，综合考虑其开放性、数据处理能力和后续开发的延续性。

（二）显示界面

虚拟现实影像的显示界面主要包括基于计算机显示器（monitor-based）和两种基于头盔式显示器（head-mounted displays，HMD）。基于计算机显示器的方法是将摄像机摄取的真实世界图像输入计算机，与计算机产生的虚拟物体合成后输入屏幕显示器。虚拟的场景图片也可以立体的方式在显示器上显示，此时使用者需带上立体眼镜观看，这是最简单实用的虚拟现实显示方法。基于 HMD 的方法有两种，分别是基于光学原理的穿透式 HMD 和基于视频合成技术的穿透式 HMD，真实场景直接进入人眼，与虚拟信息以光学方法合成，合成后的图像显示在头盔上。

目前虚拟现实产品主流显示方式为头盔式显示系统，其主要包括基于双目视觉和基于光场的显示技术。双目视觉技术利用两眼接受不同的图像，将图像传输至大脑并进行分析，从而产生立体感。对于基于双目视觉的虚拟现实产品而言，往往需要增加装置，将信息耦合进波导器件，再传输至全息显示元件，从而获得虚拟场景与现实场景的并存效果。基于光场的显示技术一般在显示器前一定位置放置微透镜阵列，每个微透镜会形成像，然后在显示器上合成待显示的图像。从用户的三维体验效果来看，光场显示技术优于双目视觉技术。除上述两者之外，基于计算机全息的显示技术也广受青睐，该技术能在一定程度上改善前两者的不足，但是目前还难以实现高分辨率、大视场角，因此该技术还需继续完善。目前虚拟现实主流的显示屏幕有液晶显示屏（LCD）和有机发光二极管（OLED）显示屏，但两者都有一定程度的缺陷。其中 LCD 显示屏有着较为严重的余晖现象，而 OLED 显示屏中每个像素间存在着分割网络的问题，因此屏幕显示技术还有很大的提升空间。虚拟现实系统的显示方式大致分为光学透射式、视频透射式及近眼显示。由于显示器的像素尺寸是人眼所观察像素尺寸的正切值与焦距的乘积，而视野（field of view，FOV）与焦距相关，导致随着 FOV 的不断增大，显示器成像质量会明显下降，因此往往采用多个透镜拼接的方法来实现大视场和高分辨率。目前的头戴显示设备会由于辐辏 - 调焦冲突、画面质量过低等引发眩晕感，因此发展更加人性化的光学系统是当务之急。未来，虚拟现实设备将会重点向高分辨率、低时延、低功耗、广视角、可变景深、轻薄小型化等方向发展。

（三）虚拟现实影像技术

1. 图形渲染　虚拟现实内容的实现主要利用计算机图形学。开发人员需要将各种三维的数据拼接融合成自然的三维场景，其主要包括对虚拟环境中的模型、材质和贴图的整合及渲染，渲染的分辨率和帧率决定虚拟场景的逼真程度及性能，因此硬件的性能是制约渲染技术的重要因素。当前已提出针对不同区域进行具有差别的渲染方法，比较有代表性的技术有多重分辨率着色渲染技术和焦点渲染技术。目前该技术的研究专注于提高硬件的使用效率，高画质、低时延、低功耗是渲染处理技术未来发展的主流方向。

**2. 定位跟踪**　跟踪技术是虚拟现实沉浸感的保障，也是虚拟现实用作医学导航的前提。目前增强现实（AR）和混合现实（MR）中一般使用同步定位与建图（simultaneous localization and mapping, SLAM）技术来进行定位。一套完整的视觉 SLAM 系统由四部分组成，分别为前端视觉里程计、后端优化、回环检测和建图。SLAM 技术能快速识别地图坐标，实现对设备和特定目标长时间、高精度的定位。实时构建场景地图，可以让机器感知现实场景，实现自主规划路径。目前 SLAM 通过稀疏点云注册，未来可望通过密集点云配置更多的空间信息，以提升虚拟现实技术的追踪性能。

**3. 人机交互**　人机交互技术可让用户摆脱鼠标、键盘等传统的机器式输入设备，直接用肢体或语音等方式与虚拟场景进行互动，以体验人机结合的效果。目前除了手势和语音以外，还有通过数据手套、手柄等设备在虚拟环境中进行人机交互。通过对虚拟环境进行移动、旋转、缩放或其他功能性指令，用户能得到相应的实时反馈，从而增强在虚拟世界中的体验感。

现行的外科手术导航都是通过 X 射线、B 超、CT 等手段，以二维显示器显示信息作为指导，这类方法所呈现的患者信息缺失严重、可读性差，特别是组织结构的空间位置和毗邻关系缺乏立体感。医生往往依靠经验和直觉来判断病情，这是不完全可靠的，而且实施外科手术的医生往往存在手眼不协调和深度感知丢失等问题。虚拟现实技术能够通过在重现三维信息来克服这些难题，这方面显示出该技术在术中导航的巨大潜力。

**（四）导航工具**

主要的导航工具包括显示屏、高性能处理器、图像处理软件、三维模型发布软件（如 Unity 3D）、3D 打印模型、相机、标志物、参考系、虚拟现实设备等。

## 三、虚拟现实影像技术导航的操作方法

虚拟现实辅助外科手术导航主要包括手术规划、精准定位、混合跟踪、融合显示。其操作方法主要采用 CT 得到二维图像，然后利用图像处理软件将目标区域分割出来。目前主要用到的分割方法为阈值分割、区域增长分割、交互式分割，分割出来的目标区域可以重建出三维模型；再将该三维模型通过 3D 打印技术得到实体，便于更加直观地进行手术规划。与此同时，使用如 Unity 3D 等开发软件将分割完成的目标区域三维模型传输至虚拟现实设备，在进行手术之前，需要用到跟踪器、摄像头等器件，在三维配准的算法支持下，利用相机、标志物及各参考系的位置坐标之间的换算来实时定位，将三维模型与患者真实部位叠加、配准。在手术过程中，通过这种虚拟的三维模型与真实患者的精确配准，外科医生可以借助虚拟现实设备进行手术导航与实时交互，能方便、高效地完成手术。

利用虚拟现实影像技术在进行影像分析时，通过三维重建能更加准确地判断病灶，加快诊断效率；在面对复杂的解剖关系时，利用 3D 打印模型可以方便地进行术前规划，并且能减少造影剂的使用剂量，在手术过程中将潜在的肾脏病风险降到最低，在不干扰原始任务的情况下提供直观的指导。由于具有直观性，虚拟现实技术可以在手术中简化操作程序，并给出精确判断，这将缩短麻醉时间，还能降低手术不良后果的发生概率。实时交互的功能也允许外科医生用带血渍的手来进行手势操控，能便捷地转换自己需要的视野或进行其他操作。因此，在外科手术这样的敏感操作中，选择虚拟现实技术能够提供更安全的操作环境和更高的手术效率。已有研究表明，虚拟现实系统在安全可靠等方面已足以跟传统导航技术媲美，其精确度和安全性也能满足常规临床实践。

### 四、虚拟现实影像技术导航的典型病例

1. **病史**　男性，46 岁。因"外伤致颈部疼痛伴四肢感觉消失 15 小时"入院。专科检查：颈部压痛，颈部活动受限，双上肢感觉消失，双侧三角肌肌力 0 级、肱二头肌肌力 0 级、肱三头肌肌力 0 级、双下肢肌力 0 级。乳头平面以下感觉消失，提睾反射、肛周反射消失。病理反射未引出。外院 CT 检查显示：颈棘突及双侧椎弓板骨折，颈椎间盘突出，顶枕部、颞部皮肤软组织挫伤，皮下血肿，积气。

2. **初步诊断**　①颈椎骨折伴全瘫。②脊髓损伤。③脑外伤。

虚拟现实影像技术导航辅助脊柱外科手术实现：患者的 CT 和 MRI 医学影像学结果诊断为颈椎骨折合并脊髓损伤，利用 CT 和 MRI 数据，通过虚拟现实影像技术转变为三维模型，清晰地呈现颈椎骨折部位的准确全息图像，外科医生通过全息图像实时相互沟通手术方案，通过计算机辅助下虚拟现实影像导航在空中旋转、平移和切割，显示患者骨折移位、骨碎裂和骨折损伤的程度，进行术中内固定和脊髓减压术（图 2-74）。

虽然计算机辅助骨科导航技术具有准确性高和安全可靠的优点，但是其设备费用昂贵、操作技术复杂、学习曲线长、影响截骨模板匹配因素多等缺

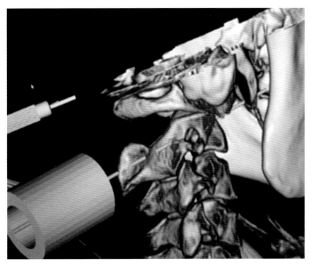

图 2-74　虚拟现实用于脊柱手术导航

点，目前该技术的推广与发展仍然需要大量的研究，需要工程师与骨科医师长期合作、不断学习、不断研究，才能迎合数字化技术为骨科学发展带来的全新机遇。

随着各类软件及硬件技术的进步，相信还会有各类不同导航技术逐渐被关注并引入临床，任何技术本身都存在其固有的优势、劣势及适用范围，只有充分研究各种技术的特性并充分发掘其潜力，才能最大限度地发挥出导航技术价值，使其更好地为临床服务。

（谢　毅　桑宏勋　叶哲伟）

[ 1 ] 郭乃铭 , 周跃 . 计算机辅助手术导航系统在脊柱外科手术中的应用进展 [J]. 中国矫形外科杂志 , 2013, 21(8):787-789.

[ 2 ] 陈晓明 , 陈源 , 陈前芬 , 等 . 计算机导航系统在脊柱外科手术中的应用 [J]. 广西医科大学学报 , 2015, 32(3):514-516.

[ 3 ] 赵燕鹏 , 唐佩福 . 骨科机器人及导航技术研究进展 [J]. 中国矫形外科杂志 , 2016, 24(3):242-246.

[ 4 ] 田伟 . 术中即时三维导航在脊柱外科的应用 [J]. 中国医药生物技术 , 2007, 2(2):91-92.

[ 5 ] 刘亚明 , 童通 , 申勇 .O 形臂导航系统在脊柱外科手术中的应用进展 [J]. 中国脊柱脊髓杂志 , 2016, 26(7):653-657.

[ 6 ] 黄璞 , 王倩 . 浅述计算机辅助导航系统应用于骨科的进展 [J]. 心理月刊 , 2019, 14(20):239.

[ 7 ] Abul-Kasim K, Söderberg M, Selariu E, et al. Optimization of radiation exposure and image quality of the cone-beam O-arm intraoperative imaging system in spinal surgery[J]. Journal of Spinal Disorders & Techniques, 2012, 25(1):52-58.

[ 8 ] Rivkin M A, Yocom S S. Thoracolumbar instrumentation with CT-guided navigation (O-arm) in 270 consecutive patients: accuracy rates and lessons learned[J]. Neurosurgical Focus, 2014, 36(3):E7.

[ 9 ] Van de Kelft E, Costa F, Van der Planken D, et al. A prospective multicenter registry on the accuracy of pedicle screw placement in the thoracic, lumbar, and sacral levels with the use of the O-arm imaging system and StealthStation navigation[J]. Spine, 2012, 37(25):E1580-E1587.

[10] Zhang J, Weir V, Fajardo L, et al. Dosimetric characterization of a cone-beam O-arm imaging system[J]. J Xray Sci Technol, 2009, 17(4):305-317.

[11] Lange J, Karellas A, Street J, et al. Estimating the effective radiation dose imparted to patients by intraoperative cone-beam CT in thoracolumbar spinal surgery[J]. Spine, 2012, 38(5):E306-E312.

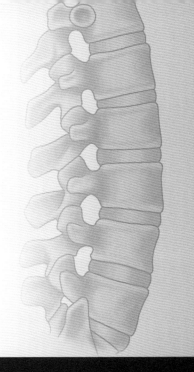

# 第三章

# 光学导航的标准工作流程

# 第一节　光学导航操作流程和注意事项

导航引导脊柱外科手术，从导航前准备到开始导航，以 StealthStation™ S8 导航为例，按照先后顺序包括工具选择、工具验证、参考架安装、术中注册、术中导航 5 个步骤。流畅的导航操作体验离不开手术室成员间的默契配合及对导航设备的熟悉程度。如下将对这 5 个步骤的目的、操作技巧与注意事项展开描述。

## 一、工具选择

工具选择，即在导航软件上将当前手术需要用到的导航工具提前加载到导航软件中，包括导航探针、导航示踪器、开路器、丝攻、置钉器及术中影像设备等（图 3-1）。工具选择的目的是为了让导航系统知道当前手术需要用到的导航工具与术中影像设备。只有当导航工具与术中影像设备被添加至系统之后，才可进行后续的工具验证步骤与术中注册步骤。在导航手术过程中，术者需根据实际使用的导航工具，在工具管理界面对导航示踪器进行配置，将不同功能的导航手术工具与不同颜色的导航示踪器在导航软件上进行绑定，从而使导航设备能够识别到不同颜色导航示踪器使用的导航手术工具类型，并在导航过程中实时显示该导航手术工具的规格与轮廓。同样，术者也可以为导航置钉器与融合器持取器配置对应的内植物型号与尺寸，从而在后续导航引导置钉与放置融合器的过程中显示螺钉与融合器的三维模型，提高导航手术的可视化操作体验，确保了内植物放置的精准性。

此外，StealthStation™ S8 导航可在导航软件中创建术者账户，在术者账户下可添加自定义的术式类型，并可以根据术者的手术习惯为不同的术式类型选择对应的导航手术工具。系统会默认保存当前术式所使用的导航手术工具配置，从而在下次开展该导航术式时无需重新选择导航手术工具。

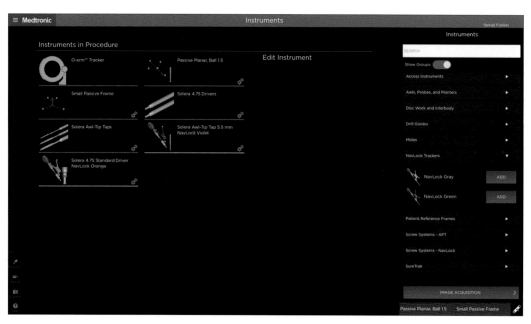

图 3-1　导航工具选择

完成在导航软件中的工具选择后，需要在器械台上准备好对应的导航工具，如果采用被动红外线追踪的方式，则需要将反射小球安装到导航探针、导航追踪装置、患者参考架上，从而为下一步工具验证做好准备（图3-2）。

## 二、工具验证

工具的验证按照待验证手术工具的类型分成标准导航手术工具验证与自制导航手术工具验证。标准导航手术工具是指由导航设备厂家提供的标准导航手术工具，可直接在导航工具的尾端安装配套的Navlock 导航追踪装置。StealthStation™ 导航提供了全套的标准导航工具，包括导航探针、开口器、开路器、丝攻、置钉器，以实现全程可视化置钉。同时提供了标准的导航一级微创套管、椎间隙处理工具、导航试模与可导航的融合器持取器，以实现全程可视化的椎间融合。自制导航手术工具是指通过将通用导航适配器 Suretrak 安装在医院的手术工具上，从而实现导航的追踪，但是对于医院手术器械的材质与轮廓有特定的要求。标准导航手术工具的精准度与可视化体验都优于自制导航工具。

对于标准导航手术工具，通过工具验证的步骤，导航系统可以计算当前验证的标准导航手术工具的精准度是否处于预期范围，以及确保导航系统中所加载的手术工具与术者实际使用的手术工具或追踪装置的一致性。

对于自制导航工具的验证，其目的是为了使导航设备能够计算出自制导航工具的尺寸，从而使其被导航设备所追踪。

## 三、参考架安装

通过安装患者参考架的步骤，为导航提供基准点，因此参考架的安装必须牢固，从而确保导航的精准度，防止因参考架松动而导致的导航漂移。此外，安装参考架时应考虑手术的式式类型与医生操作习惯，避免术中参考架影响手术的操作，最大限度避免术中触碰到参考架。另外参考架的朝向应面向导航红外线探头，确保参考架能轻易地被红外线摄像头捕捉，并避免术中患者参考架与红外摄像头间的光学遮挡（图3-3）。

根据不同的术式类型与手术部位有着不同的参考架选择与安装方式，具体操作将在本章第三节进行描述。

## 四、术中注册

完成参考架安装后，即可进行术中扫描完成导航注册，建立起手术区域与患者术中影像间的空间位置关系（图3-4）。在导航注册界面，导航系统将提示操作步骤，获取术中三维影像前需满足如下3个条件：①患者参考架已安装且可被导航追踪。②术中影像设备的光学导航适配器可被导航追踪。

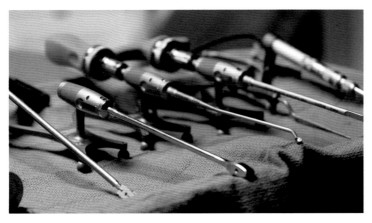

图 3-2　导航工具排列

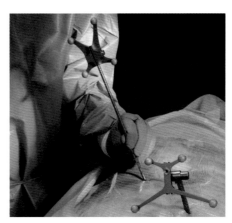

图 3-3　患者参考架（右下角）

③导航设备与术中影像设备通过网线连接正常。与此同时，需在术中三维影像设备输入患者信息，并且通过正侧位片透视，确保患者的目标扫描区域处于影像设备的机架正中心位置即 ISO-Center（图3-5），从而使最终的三维影像覆盖目标扫描区域。并且在使用术中三维 C 臂机获取三维影像前，应严格执行防碰撞测试，确保在获取影像的过程中三维 C 臂机不会与患者或手术床发生碰撞，从而保障手术安全性。最新一代 O 臂机（O-arm™ O2），提供了三维扫描范围预览功能，在正侧位透视片上可以实时显示三维扫描的范围（图3-6），提高了机架摆位的效率与扫描范围的精准性，并且通过闭合式的机架设计，球管与探测器在机架内部进行等中心的旋转与数据采集，无需防碰撞测试，即可开始安全的影像采集。O 臂机完成三维影像重建后会自动将

数据发送给导航设备，在导航屏幕上可对影像进行浏览与确认，然后点击下一步开始导航手术。

对胸椎节段进行术中扫描时，可考虑请麻醉医生配合，短暂使者呼吸暂停，从而缓解患者因胸廓运动而导致图像出现呼吸伪影，从而提高导航注册精准度。

## 五、术中导航

术中注册成功后，即可开始进行导航手术。根据术者的手术习惯与需求，导航操作人员可配合术者选择不同的界面布局与视图模式，并调整三维影像的朝向、对比度、亮度等。现有导航系统提供了数十种不同的导航视图模式，其中常用的视图包括以下几种类型。

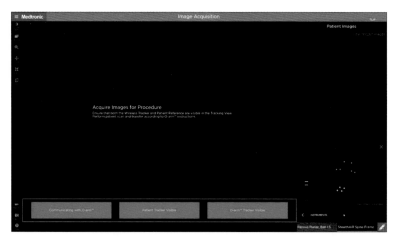

图3-4　导航注册界面，右下角显示 O 臂机追踪装置与患者参考架追踪示意图

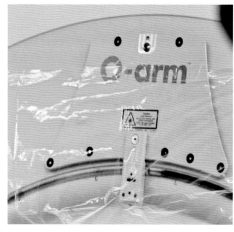

图3-5　O 臂机上方追踪装置，能主动发射红外线

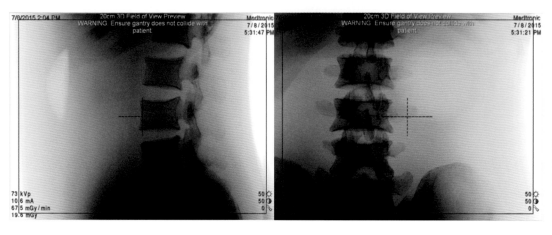

图3-6　O 臂机三维扫描范围预览，红色方框显示三维扫描范围

（一）Trajectory 1 & Trajectory 2 视图

导航系统将以导航工具为参考，平行于导航工具进行实时的类轴面的切层浏览，以及垂直于当前工具平面，进行类矢状面的切层浏览，帮助术者在三维影像上更直观地评估患者的椎弓根，即时调整导航工具的角度与位置，选择最合适的置钉方案（图3-7）。

在使用导航椎间融合工具时，Trajectory 1 视图

将默认分成 3 个视图，分别显示椎间融合工具或融合器的上表面、中间面和下表面所对应的类轴位三维影像，从而使术者在导航引导下完成更全面的椎间处理与更精准的融合器放置（图3-8）。

（二）Synthetic AP & Synthetic LATERAL 视图

导航系统将显示正侧位片的 X 射线影像，并可根据术者需求，旋转观察角度，帮助术者在术中更好地定位手术节段，以及浏览患者的解剖结构（图3-9）。

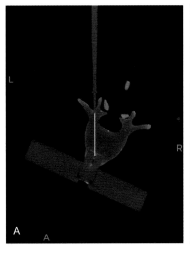
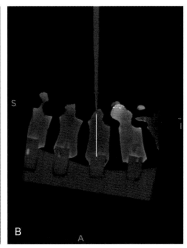

图 3-7　导航引导椎弓根开口。A. Trajectory 1；B. Trajectory 2

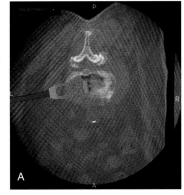
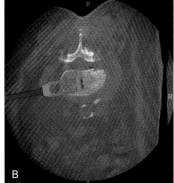
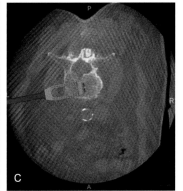

图 3-8　患者椎间隙狭窄，使用导航引导 OLIF 手术放置融合器，导航显示融合器下表面（A）、中间面（B）和上表面（C）

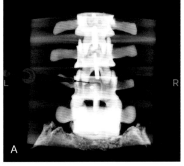
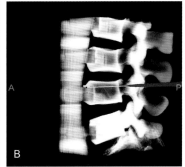

图 3-9　Synthetic AP 视图（A），Synthetic LATERAL 视图（B）

根据不同的手术操作环节与使用的导航工具，导航操作人员需在导航界面上为术者调出对应的手术工具模型，并可配合术者使用不同的手术计划功能。以开放性手术为例，在进行体表定位与确定椎弓根开口位置时，可通过在导航工具尖端添加正向延长线，从而更直观地引导术者判断手术工具的操作方向（图3-10）。在进行椎弓根开路、攻丝的过程中，可通过添加反向延长线并调整延长线的粗细，辅助术者在导航屏幕上评估患者椎弓根的直径与置钉深度。同时可以保存该反向延长线，通过虚拟导丝的方式来引导术者精准置钉（图3-11）。在导航引导完成置钉后，导航操作人员可即时将螺钉内植物模型保存在三维影像上，在后续剩余螺钉置钉的过程中，可在置钉的对称性与螺钉深度的一致性上为术者提供影像参考，便于后续完成弯棒的操作。以外，StealthStation™ 导航还提供了术中截骨范围规划、虚拟试模规划等手术计划功能（图3-12）。

精准、高效、流畅的导航手术，除了需要手术团队的紧密配合外，还需要同时关注手术流程的设计。为了防止因椎间隙的撑开而导致导航图像不匹配，建议术者在手术流程的设计上，先完成钉道的设计，然后以参考架所在位置，由远及近地完成椎间融合。后续置钉的过程中，可使用导航探针在已

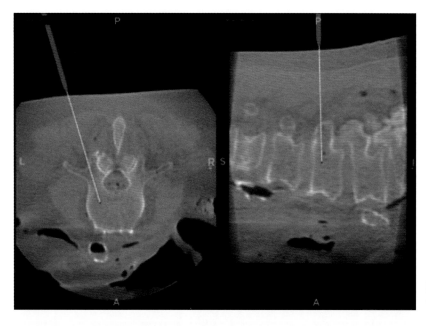

图3-10　使用黄色延长线体表确定手术节段

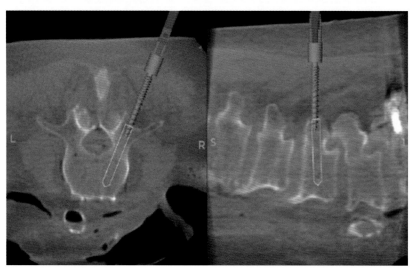

图3-11　沿虚拟导丝完成精准置钉

创建的钉道上进行探查，并通过反向延长线保存虚拟导丝以引导术者精准置钉。

　　在手术操作过程中，需严格避免碰触到患者参考架，影响导航精准度。术者可在术中间断性地使用导航探针对解剖标识点（如棘突、横突等）进行勘察，以验证导航精度。在进行椎体置钉的过程中，应避免持续性地对椎体产生向下的推压，需循序渐进地在导航引导下完成置钉，同时建议配合手术动力系统结合导航设备，完成稳定高效的置钉操作（图 3-13）。

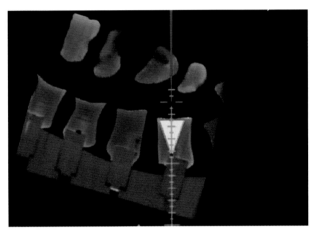

图 3-12　术中截骨范围规划

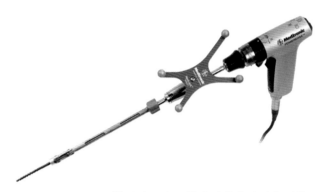

图 3-13　Powerease™ 动力设备，结合导航完成动力开路、攻丝与置钉

# 第二节 标准和自制手术工具的验证流程及类型要求

在第一节已描述了导航手术工具的定义和工具验证步骤的重要性。本节将以 StealthStation™ S8 导航设备为例，介绍标准导航手术工具与自制导航手术工具验证流程，以及自制导航手术工具的适用范围与注意事项。

## 一、标准导航手术工具认证流程

在导航工具选择界面，每个导航工具卡的下方会设有工具状态条，当状态条是绿色时，说明该工具已完成工具验证或无需工具验证；当状态条是黄色时，说明该工具需要进行工具验证（图 3-14）。通常如下工具需要进行工具验证，导航探针、导航微创一级套管、导航融合器持取器、Navlock 导航示踪器等。导航参考架、基础导航开路器、丝攻、置钉器与椎间处理工具无需进行验证。建议术者在安装患者参考架前，先由器械护士完成所有工具的验证，以提高手术的效率与流畅性，并提高工具验证的成功率。

标准导航工具的认证流程比较简单，主要分成三步。

步骤 1：在工具选择时，首先需要确认将待验证的标准导航手术工具与患者参考架添加到导航软件中。

步骤 2：需要将待验证工具与患者参考架同时放置在导航设备红外线摄像头视野中，在导航界面右下角调出追踪界面，可以看到当前待验证工具与患者参考架上反射小球的追踪示意图。

步骤 3：如图 3-15 所示，将待认证工具的尖端垂直地放在参考架的凹槽中心，并保持 1~2 秒，直到听到"beep-beep"的提示音。

工具验证成功后，导航工具卡的下方状态条将由黄色变成绿色。工具验证过程中，系统的左下方会提示当前工具尖端距离参考架凹槽中心的距离与所成角度，以引导操作人员进行调整。对 Navlock 导航示踪器进行工具验证时，需选择一把尖头的导航工具将其安装，再执行对应的验证操作。通常会选用导航开口器与丝攻等工具。若遇到工具验证始终无法通过的情况，建议先确认参考架与验证工具上方的反射球是否安装牢固，然后通过右下角的追

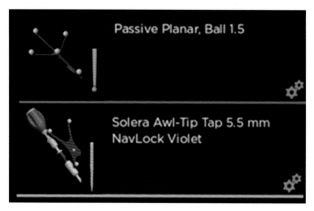

图 3-14 导航工具卡状态条，绿色表示已完成工具验证（上），黄色表示未完成工具验证（下）

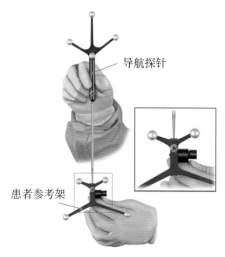

图 3-15 标准导航工具验证操作示意图

踪界面，确保视野中不存在其他导航工具干扰，导航系统在同一时间只能追踪一个参考架与一把导航器械。排除上述原因后，若仍无法通过验证，则需要联系厂家工程师进行原因筛查，可能的原因包括手术工具尖端因操作或储存不当而发生弯曲、形变等。

## 二、自制导航手术工具的选择与认证流程

StealthStation™ 系列导航提供了 Suretrak 万能适配器，以用来安装在医院的手术工具上，使医院常规的手术工具可以被导航追踪。Suretrak 万能适配器由一系列不同尺寸的夹子与追踪装置构成（图 3-16）。不同大小的夹子用以固定在不同粗细与长短的手术工具上，手术的过程中不可发生松动。越长的手术工具需要选择越大的 Suretrak 示踪器。需要注意的是，为了保障导航的精准度与手术的安全性，并不是所有的常规手术工具均适合进行导航。首先从材质上，非刚性的手术工具不适合安装 Suretrak 适配器，如导丝。光学导航是通过示踪器械尾端的示踪装置进行导航的，因此对于柔性工

具，若术中工具前端发生弯曲，那么导航设备无法进行准确的追踪。此外手术工具头端需相对比较尖。对于头端比较宽或比较钝的手术工具，在工具验证的过程中难以精准地触碰患者参考架的凹槽中心，因此对于这类非尖端的手术工具验证成功率较低，导航精度也可能较低。通常建议术者将 Suretrak 安装在超声骨刀上，结合术中的截骨范围规划功能，在导航引导下完成精准高效的截骨操作。自制导航手术工具认证流程可以参考图 3-17 所示的 4 个步骤。

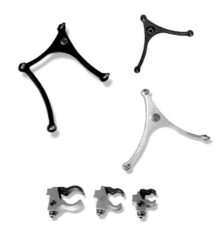

图 3-16　Suretrak 示踪器与不同尺寸夹子

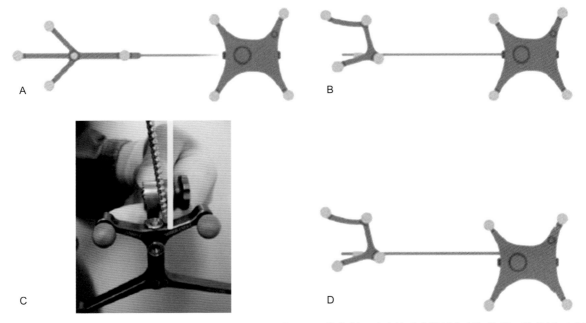

图 3-17　自制导航工具验证操作流程。A. 完成标准探针的认证；B. 将自制工具尖端垂直接触参考架锥型凹槽底部，固定后踩脚踏；C. 将自制工具尖端垂直接触参考架锥型凹槽边上的表面，固定后踩脚踏；D. 把标准探针尖端接触自制工具（从尖端开始）的第一个转弯处，固定后踩脚踏。

# 第三节　不同手术类型中参考架位置的选择

患者参考架根据手术类型主要分为：开放性手术参考架、微创手术参考架、翻修手术参考架。根据术式类型与手术部位，采取不同类型的参考架。StealthStation™ 光学导航系统为术者提供了种类齐全的参考架与安装附件选择（图 3-18、图 3-19）。以常用的 StealthAir 参考架为例，可通过与不同的附件组合使用，以满足不同手术类型的需求。

（1）对于开放性手术，可将 StealthAir 参考架

与棘突夹附件连接，通过棘突夹将参考架固定在患者脊柱上方。StealthStation™ 导航系统为不同体型的患者提供了不同长度的棘突夹附件，同时除单棘突夹外，对于脊柱柔韧性较高的患者还提供了双棘突夹附件，通过与棘突更大的接触面来提供更加稳定的参考架安装。

（2）对于腰椎微创手术，可在患者髂嵴上方置入 1 枚经皮十字单针（图 3-20），从而起到固定作

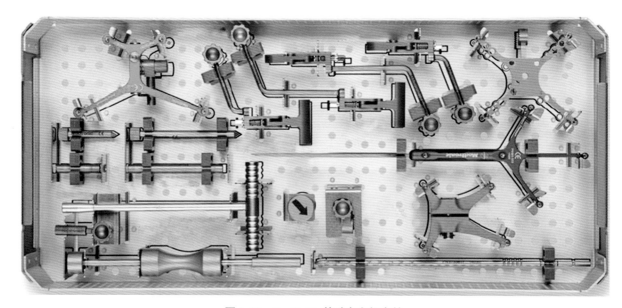

图 3-18　StealthAir 基础参考架套件

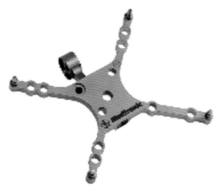

图 3-19　StealthAir 参考架

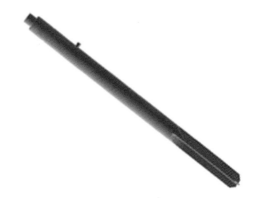

图 3-20　经皮十字单针

用，并通过配套的单针适配套管将 StealthAir 参考架固定在单针的末端。经皮十字单针的"十字面"设计与患者的骨性结构充分接触，有效地防止了单针在水平面上发生旋转，从而确保参考架在手术过程中的稳定性。

（3）对于翻修手术，因患者棘突已在过往手术中被切除，从而无法使用常规的棘突夹固定方式。

StealthAir 参考架可与不同型号的钉棒附件相连接（图 3-21），以及提供了通用的钉棒夹头，使术者在保留单侧的内固定钉棒系统基础上固定患者参考架，开展导航引导的翻修手术，提高翻修手术的成功率。此外，StealthStation™ 导航还提供了包括头架式参考架固定方式用于颈椎手术、双针参考架固定方式用于脊柱与骨盆创伤手术等各式参考架固定方式选择。

参考架的安装稳定性是精准导航手术最基本的保障。此外参考架的安装位置与朝向还需要考虑，手术过程中参考架是否会阻碍手术器械的正常操作，以及导航手术工具的示踪器与参考架之间是否会相互遮挡，均可影响导航的流畅性。本节将以美敦力光学导航系统为例，对主流术式的参考架固定方式举例介绍。

（一）PSF 胸腰椎开放性手术置钉

StealthAir 参考架包括单棘突夹和双棘突夹固定方式（图 3-22）。常规体型的患者优先选用短款棘突夹，并使参考架贴近患者皮肤，避免手术过程中与参考架发生碰撞的风险，以及避免导航器械与参考架相互遮挡。对于脊柱柔韧度较高的患者，可优先选择使用双棘突夹，以提高安装稳定性，并减少患

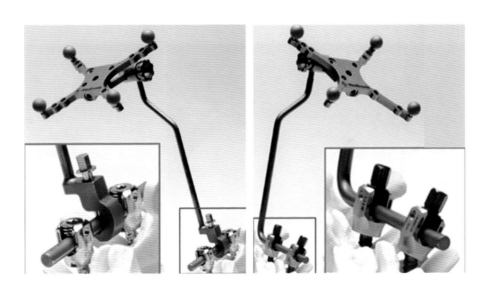

图 3-21　翻修参考架安装图示

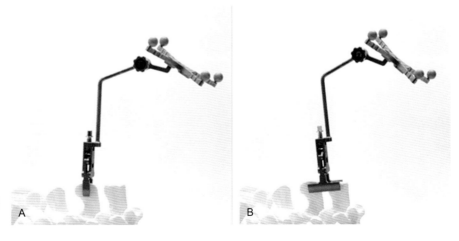

图 3-22　StealthAir 参考架单棘突夹
（A）与双棘突夹（B）固定方式

者脊柱节段间的位移。根据不同手术节段选择将参考架夹于手术节段头侧或者尾侧，避免参考架对手术器械操作的影响。

### （二）PCF 颈椎后路开放置钉

对于上颈椎手术，可使用棘突夹固定在患者 C2 节段，使参考架朝向患者头侧，不影响手术器械的操作。导航摄像头置于患者头侧，从而确保良好的红外线追踪视野。

对于 C3~C6 侧块螺钉固定，同样可采取将棘突夹固定在患者 C2 节段朝向头侧的方式（图 3-23）。对于 C3~C6 椎弓根螺钉固定，考虑置钉方向与侧块螺钉存在差异，因此可采用将棘突夹固定在 C6 朝向患者尾侧的参考架固定方式（图 3-24），从而能更流畅地开展导航手术，导航摄像头需置于患者尾侧。

此外对于颈椎手术，可考虑使用将专用参考架通过配套万相臂固定在 Mayfield 头架上（图 3-25），同时兼顾参考架的安装稳定性与手术操作及导航追踪的流畅性。

### （三）MIDLF 中线腰椎融合术

MIDLF 中线腰椎融合术采用骨皮质螺钉（CBT）技术，参考架可采用单棘突夹或双棘突夹固定在手术节段上位椎体棘突上并朝向患者头侧，确保了手术操作区域不受参考架影响。可使参考架贴近皮肤，避免导航手术工具操作过程中与参考架互相遮挡（图 3-26）。

### （四）MIS-TLIF 经椎间孔入路腰椎椎间融合术

微创下的 TLIF 手术，可采用导航系统提供的经皮十字单针固定在患者的髂后上棘（PSIS），类

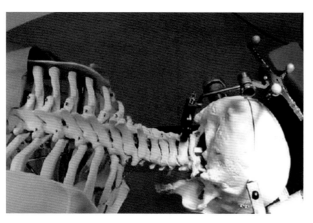

**图 3-23　上颈椎与 C3~C6 侧块螺钉参考架固定示意图**

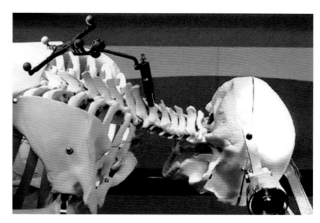

**图 3-24　C3~C6 椎弓根螺钉参考架固定示意图**

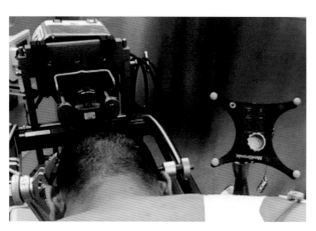

**图 3-25　头架式参考架固定示意图**

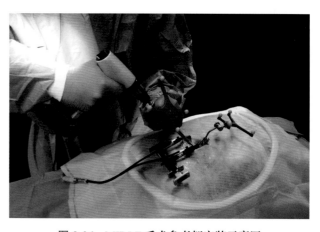

**图 3-26　MIDLF 手术参考架安装示意图**

似于髂骨钉的入路点。十字单针的朝向应向患者中线内倾30°，并向患者尾侧倾倒30°，避免影响术中器械操作与红外线光学遮挡。常规体型患者，建议使用短款经皮十字单针，即100 mm 经皮十字单针。在置入单针的过程中，应在单针末端放置导航配套提供的敲击帽，并在敲击前，使敲击帽上的黑色箭头指向导航摄像头（图3-27），其代表了后续参考架的安装朝向。MIS-TLIF 手术参考架朝向患者尾侧，导航摄像头同样置于患者尾侧（图3-28）。

### （五）OLIF 360 单体位斜外侧入椎间融合术与侧卧位经皮置钉

OLIF 360 手术在导航辅助引导下，将 OLIF 25 手术与后路 PPS 经皮置钉进行结合，使患者在侧卧位下既能完成 OLIF 25 的斜外侧入椎间融合，也能完成侧卧位下的后路经皮置钉手术。术中无需更换患者体位，大幅提升手术效率。因此在放置导航参考架的过程中，需要同时考虑两个式式的手术工具操作区域，避免参考架妨碍 OLIF 25 手术的垂直手法椎间融合操作与后路 PPS 置钉操作（图3-29）。

参考架的固定同样采用经皮十字单针的固定方式，但在经皮十字单针的位置与朝向选择上有别于 MIS-TLIF 手术。十字经皮单针应置于患者髂前上棘（ASIS）后方的6~12 cm 区域，可通过触摸寻找解剖标志。单针置入方向应略朝向患者的背侧与脚侧，避开手术操作碰撞或红外线遮挡。常规体型患者，同样建议使用短款100 mm 经皮十字单针，并在置入单针前，确保敲击帽黑色箭头朝向置于患者尾侧的导航摄像头。

### （六）骨盆创伤手术

对于骨盆创伤手术，提供了双针参考架固定方式，根据患者手术体位，可将双针固定于患者髂前上棘或髂后上棘，起到良好的参考架固定（图3-30）。

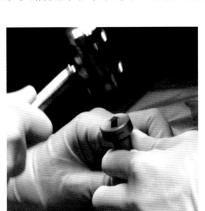

**图3-27** 敲击帽黑色箭头应朝向置于患者尾侧的导航摄像头

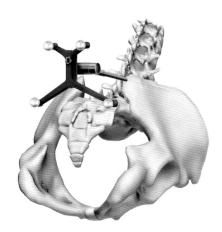

**图3-28** MIS-TLIF 手术参考架安装示意图

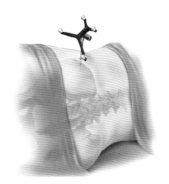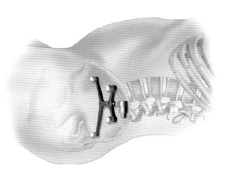

**图3-29** OLIF 360 手术参考架安装示意图

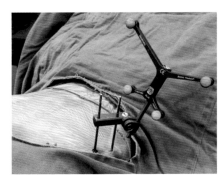

**图3-30** 骨盆创伤手术参考架固定示意图

（余昀涛 童 骏）

[ 1 ] 郭乃铭 , 周跃 . 计算机辅助手术导航系统在脊柱外科手术中的应用进展 [J]. 中国矫形外科杂志 , 2013, 21(8):787-789.

[ 2 ] 陈晓明 , 陈源 , 陈前芬 , 等 . 计算机导航系统在脊柱外科手术中的应用 [J]. 广西医科大学学报 , 2015, 32(3):514-516.

[ 3 ] 赵燕鹏 , 唐佩福 . 骨科机器人及导航技术研究进展 [J]. 中国矫形外科杂志 , 2016, 24(3):242-246.

[ 4 ] 田伟 . 术中即时三维导航在脊柱外科的应用 [J]. 中国医药生物技术 , 2007, (2):91-92.

[ 5 ] 刘亚明 , 童通 , 申勇 . O 形臂导航系统在脊柱外科手术中的应用进展 [J]. 中国脊柱脊髓杂志 , 2016, 26(7):653-657.

[ 6 ] 黄璞 , 王倩 . 浅述计算机辅助导航系统应用于骨科的进展 [J]. 心理月刊 , 2019, 14(20):239.

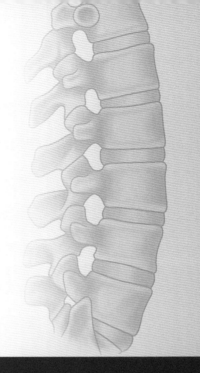

# 第四章

# 导航辅助颈椎手术

# 第一节　导航辅助颈椎前路手术

## 一、概述

下颈椎创伤、退行性改变、感染等在椎体前中柱发生率较高，患者发病后临床症状明显，主要以颈肩部疼痛、上肢麻木、乏力、活动受限为主，严重时出现肢体瘫痪。对于这些疾患，保守治疗往往无效，需要手术治疗。颈椎前路减压植骨内固定手术是治疗颈椎疾患的一种经典术式，相较于后路手术，它具有手术创伤小、恢复快、并发症少等优点，至今一直在广泛应用。然而在一些颈椎椎体破坏严重、颈椎前路内固定翻修、骨质疏松严重的手术中，单纯颈椎前路椎体螺钉内固定手术很难得到坚强且有效的内固定，容易导致内固定失效、骨不愈合等并发症，往往需要一期或二期联合后路椎弓根螺钉手术的固定，从而获得坚强且有效的固定，但同时也会增加患者的手术创伤风险、经济负担及心理压力。

## 二、力学分析

颈椎退行性变、外伤、感染及肿瘤等是临床常见的疾病，好发于椎体前部，往往需要手术治疗，颈椎前路减压、植骨内固定手术是颈椎手术中常用的术式，是一种安全、有效的方法。颈前部解剖结构相对简单，变异少，能够直接在前方解除压迫，保护、改善脊髓功能。如何选择前路或后路手术，大多数学者认为，当脊髓压迫 <3 个节段，病变主要在脊髓前方时，首选前路直接减压；当脊髓压迫 ≥ 3 个节段，特别同时合并椎管狭窄时，优先选择后路手术。对颈椎椎体破坏严重、老年性骨质疏松患者，或者颈椎前、中、后柱稳定均受到破坏的情况，单纯行颈椎前路椎体螺钉内固定手术很难得到

坚强且有效的内固定，容易发生内固定失效、骨不愈合等并发症，造成手术失败，往往需要二期加行后路椎弓根螺钉内固定手术，这样会增加患者的手术创伤风险、经济负担及心理压力。2008 年 Koller 等提出下颈椎前路椎弓根螺钉 (cervical anterior transpedicular screw，ATPS) 内固定技术，解决了上述特殊病例的难题。颈椎椎弓根螺钉置入经过椎体、椎弓根，到达后侧侧块，突破侧块后皮质，使得螺钉有足够的把持力，不仅可以直接减压，还可以解决牢固稳定的问题，不需要增加后路手术，一次手术就可以解决以往需要两次手术才能解决的问题，可减少创伤、降低手术并发症风险及缩短住院时间。Koller 等研究发现，ATPS 的抗拔出力是椎体螺钉 (VBS) 的 2.5 倍，前者为 467.8 N，后者为 181.6 N，可能是因为 ATPS 通过椎弓根达到坚强的固定效果，而 VBS 仅为单皮质固定。国内学者赵刘军等通过 16 具人体颈椎标本对下颈椎 ATPS 固定系统与普通前路 VBS 固定系统的静力学比较，前者最大拔出力为 604 N，后者最大拔出力为 488 N，前者拔出力明显优于后者，从生物力学角度上看具有应用可行性。这项研究结果与 Koller 等的生物力学研究结果一致。

椎体横断面上的进钉角度 (transverse pedicle angle，tPA) 是 ATPS 置钉成功的关键，ATPS 技术的 tPA (外倾角) 和后路椎弓根进钉角度 (内倾角) 在方向上是相反的，但是结果是一致的。下颈椎椎弓根螺钉的进钉角度范围，C3~C7 的内倾角均值分别为 42.9°、45.5°、42.4°、37.1°、29.0°。文献推荐颈椎后路椎弓根置钉角度 C3~C7 为 40°~45°。目前，临床应用的前路重建钢板螺钉置钉角度为 0°~15°，无法满足椎弓根螺钉大角度置钉的要求。

## 三、颈前路椎弓根螺钉钢板系统的研发与应用

为了满足临床要求，谭海涛团队设计了一款下颈椎前路椎弓根螺钉钢板系统，并申报了专利（ZL201820814089.9）。该钢板设计的理念和主要优势：①根据患者情况，既可以全部采用椎弓根螺钉置钉，又可以采用椎弓根螺钉和椎体螺钉同时置钉。多种置钉方式的选择，能够解决因颈椎骨质条件差或颈椎三柱稳定性差导致传统前路内固定手术方式难以提供足够的稳定性问题。②钢板孔长圆形设计置钉灵活，可以实现多位置、多角度置钉，适用性高。③锁紧片偏心结构可以实现一步锁紧双枚螺钉，锁紧方便，提高手术效率（图4-1）。

## 四、手术方法

采用全身麻醉，取仰卧头过伸位，垫高肩背部，常规消毒、铺巾，于颈前偏右横行皮肤切口，沿着颈动脉鞘和内脏鞘间隙分离到达椎体前筋膜。左侧锁骨外侧1/3处做一小切口，安放计算机导航参考架，一次性保护膜覆盖，保护好术野，O臂机三维扫描颈椎，扫描完成后数据自动传输到计算机导航仪，注册导航工具。在导航的引导下，确认好手术节段，在拟置钉椎体的上缘分别开口、开路，经椎体、椎弓根至椎板做钉道，导航探针探查钉道四壁为骨性结构后，放置定位针，再次O臂机透视扫描，确认定位针位置良好。接着，切除目标椎间盘或椎体病灶，显露硬脊膜，充分减压，测量缺

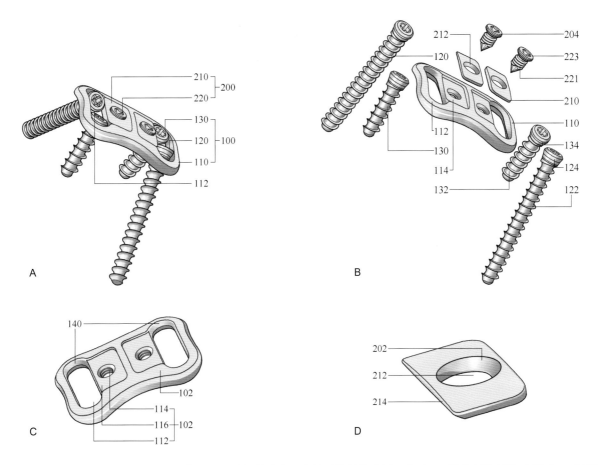

图4-1　A.颈椎前路内固定装置的结构示意图；B.颈椎前路内固定装置的结构分解示意图；C.连接板的细节示意图；D.锁紧片的细节示意图

100：连接组件；110：连接板；102：通孔组；112：条形通孔；114：内螺纹通孔；116：卡槽；120：椎弓根螺钉；122：第一螺杆；124：第一螺帽；130：椎体螺钉；132：第二螺杆；134：第二螺帽；140：弧形配合部；200：紧固组件；210：锁紧片；212：第一通孔；202：配合部；214：导入部；220：紧固件；221：第三螺杆；223：第三螺帽；204：抵压部

损椎体或椎间盘高度，根据重建需要，取髂骨或异体骨、钛笼修复缺损。选用合适长度钢板（笔者所在医院研发设计），沿着原来预留的钉道拧入椎弓根螺钉固定。根据需要行单侧椎弓根螺钉置钉，另一侧做颈椎椎体螺钉固定，或双侧椎弓根螺钉钢板固定。术中 O 臂机扫描确认钢板及钉道位置理想后，拧紧锁片。冲洗创面，仔细止血，放置引流管，逐层缝合切口。

## 五、疗效分析

笔者回顾分析 2016 年 6 月至 2019 年 6 月共 29 例采用导航及 O 臂机辅助前路椎弓根螺钉（ATPS）置钉临床资料，采用 Kawaguchi 方法评价螺钉位置，共置入颈椎椎弓根螺钉 142 枚，其中 137 枚 0 级（96.5%），5 枚 1 级（3.5%），无 2 级和 3 级置钉（表 4-1），未出现血管、神经损伤等并发症。随访 1 年，无钢板及螺钉松动病例，同时记录手术前后 VAS 评分并比较（表 4-2）。

## 六、讨论及注意事项

下颈椎椎弓根内径小，外壁薄，椎弓根螺钉置入外壁最容易穿破，其次是上壁和下壁。置钉有损伤椎动脉、颈髓或神经根的潜在风险，传统方法颈椎前路置钉，术中要反复行正侧位、椎弓根轴线透视，方能找到 ATPS 进针点，较准确地置入椎弓根螺钉。这样一来，既增加医务人员和患者的 X 射

线辐射，又要求术者具备较高的专业技术能力和丰富的临床经验，这也是至今前路椎弓根螺钉钢板不能广泛应用的原因之一，需要新的方法提高手术安全性和降低手术并发症。然而，计算机辅助手术导航系统（CASNS）的出现，能很好地解决上述问题。

20 世纪 90 年代，计算机导航技术开始被应用于脊柱手术。如今导航技术已经广泛应用在脊柱外科中，包括椎弓根螺钉置钉、人工椎间盘置换、肿瘤手术切除等。术中 O 臂机成像导航兼具 CT 和 C 臂机的功能，提供优质图像。参数设定：像素大小 512×512，层厚 0.4 mm，柱面体积 17.2 cm×20 cm×20 cm，快速扫描：13 秒 360° 获取 400 幅图像。

导航应用于颈椎前路内固定手术过程需要注意以下事项：

（1）导航参考架的安装：参考架与术野有一段距离，距离太近会阻挡术者的操作，距离太远会引起导航精准度下降；参考架（夹）固定要稳固，避免松动移位，不受皮肤牵拉影响。根据术者的操作习惯，选择颈部右侧入路时，导航参考架可以安装在左侧锁骨中外 1/3 处，避免显露时拉钩碰撞参考架，导致导航精度下降，可选择固定夹或者固定螺杆固定。

（2）头部的固定体位：术中患者采取仰卧、头颈部过伸位，为预防术中牵拉致头部晃动影响导航的精准度。摆放体位时，应用弹力绷带或者胶布经额部固定于手术床，从而减少导航图像的漂移。

（3）光学反射球的定期更换：光学反射球属于一

**表 4-1　置钉精准度评价**

| 置钉（枚） | 0 级 | 1 级 | 2 级 | 3 级 | 皮质穿透率（%） |
| --- | --- | --- | --- | --- | --- |
| 142 | 137 | 5 | 0 | 0 | 3.5 |

**表 4-2　手术前后 VAS 评分的比较（$\bar{x} \pm S$）**

| 术前 | 术后 1 天 | 术后 3 个月 | 术后 6 个月 |
| --- | --- | --- | --- |
| 6.58 ± 1.72 | 2.63 ± 0.81[a] | 1.82 ± 0.44[a, b] | 1.65 ± 0.53[a, b] |

注：a. 与术前比较，$P<0.05$；b. 与术后前一个时间点比较，$P<0.05$。

次性医用耗材，每台手术使用 20~25 颗，使用量较大，然而国内缺乏这类耗材的收费标准。为节约成本，故经常反复消毒使用，多次清洗、消毒后反射球表面涂层颗粒脱落，导致反射球的接收信号减弱、误差偏大。故有条件的医疗机构，可以实行一次性使用原则，如条件不允许，可以反复使用 3~5 次。

（4）导航图像的漂移现象：术中成功注册导航后，时有发现导航图像出现偏差，有左右或者上下方向漂移，分析有以下原因：①参考架固定不牢固，有微动。②术者和对面的助手身体无意中挤压患者身体，导致患者体位左右移位。③术中建立椎弓根钉道时用力过度施压，导致颈椎前后移位。④切口过小，各层次软组织分离不充分，导致显露术野时拉钩过度用力，带动颈椎左右移位。细节决定成败，一旦发现导航有误差，需重新扫描注册，以免出现脊髓、血管的损伤。

综上所述，颈椎前路椎弓根置钉技术虽然尚不能完全代替传统的颈椎前路减压融合术和后路椎弓根螺钉内固定技术等常规手术方法，但它是颈椎传统手术方式的有益补充，对一些颈椎椎体破坏严重、颈椎前路内固定翻修、骨质疏松严重等特殊病例有着重要意义，配备了 O 臂机、导航的医疗技术，可以推广使用。

# 七、临床病例

【病例 1】

1. **病史**　患者，女性，63 岁。因右上肢麻木、疼痛 2 年余入院，疼痛、麻木区域以右前臂外侧、右手拇指为主，VAS 评分 6 分。查体：右手拇指浅感觉及针刺觉下降，右侧伸腕肌力 4 级。辅助检查：正侧位 X 射线片提示颈椎曲度尚可，C5/C6 间隙高度下降，轻度终板炎，椎体前后缘可见增生的骨赘。MR 提示 C5/C6 椎间盘向右后方突出，压迫 C6 神经根。骨密度提示重度骨质疏松症（T 值 -4.17）。

2. **诊断**　神经根型颈椎病（C5/C6），骨质疏松症。

3. **治疗方法**　行颈前路 C5/C6 减压、取髂骨椎间植骨术 + 椎弓根螺钉固定术。

4. **预后与随访**　术后即刻疼痛 VAS 评分为 2 分，右上肢麻木减轻。术后 6 个月随访时疼痛消失，右上肢麻木较术前明显减轻，右侧伸腕肌力 5 级。正侧位 X 射线片提示内固定无松动、移位，椎间高度无丢失，CT 可见椎间融合迹象。

病例影像学资料见图 4-2~ 图 4-4。

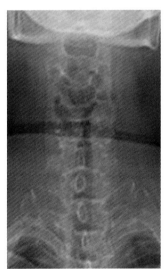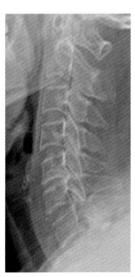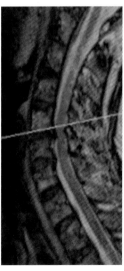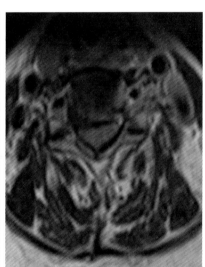

**图 4-2　术前正侧位 X 射线片及术前 MRI 图像**

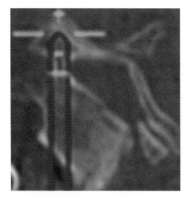
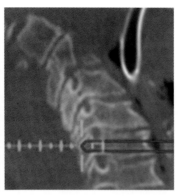

**图 4-3　术中导航图像提示安全建立经椎弓根钉道**

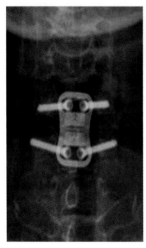
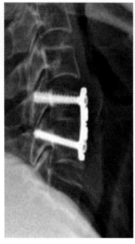
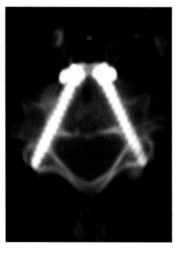

**图 4-4　术后正侧位 X 射线片及轴位 CT 钉道扫描**

【病例 2】

1. **病史**　患者，女性，58 岁。因颈前路减压融合术后肩部、双上肢疼痛 1 周入院，患者因 C6 椎体结核 2 周前行 C6 前路病灶清除 + 植骨内固定术，1 周前开始出现肩部、双上肢疼痛。查体：颈椎活动受限，被动活动后疼痛明显，左上肢肌力 4 级，右上肢肌力 2 级，双下肢肌力 4+ 级，双上肢感觉减退，右侧上肢减退明显，Hoffmann 征阴性。辅助检查：正侧位 X 射线片提示内固定松动移位。

2. **诊断**　颈前路术后内固定松动，C6 椎体结核。

3. **治疗方法**　行颈前路内固定松动翻修术。

4. **预后与随访**　术后疼痛明显减轻。正侧位 X 射线片及 CT 提示钉道未突破椎弓根外壁，对脊髓及椎动脉无影响。

病例影像学资料见图 4-5~ 图 4-6。

【病例 3】

1. **病史**　患者，男性，28 岁。因双下肢麻木、乏力 3 个月入院。查体：双下肢肌力 3 级，双下肢浅感觉减退。辅助检查：MR 提示 C7~T1 水平椎管内肿瘤。

2. **诊断**　C7~T1 水平椎管内肿瘤。

3. **治疗方法**　行颈前路椎管内肿瘤切除 + 内固定术。

4. **预后与随访**　术后 3 个月患者双下肢肌力恢复至 4 级，双下肢麻木较前好转。术后 CT 提示钉道未突破椎弓根外壁，对脊髓及椎动脉无骚扰。

病例影像学资料见图 4-7~ 图 4-9。

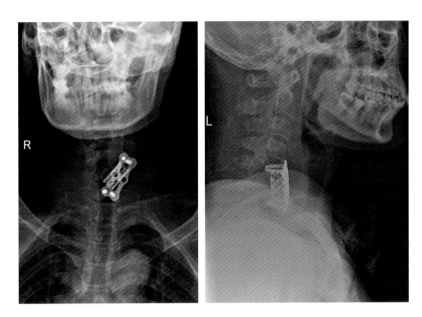

图 4-5 翻修前正侧位 X 射线片

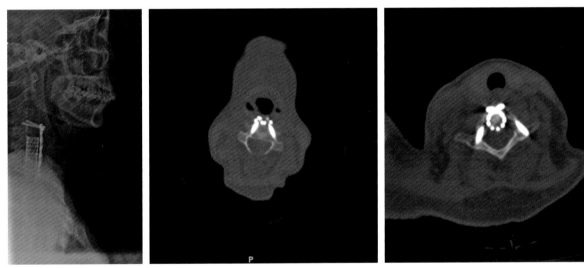

图 4-6 翻修后 X 射线及 CT 图像

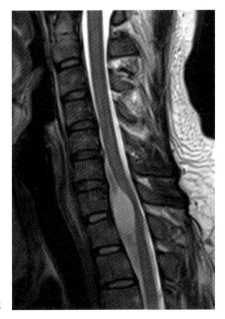

图 4-7 术前矢状面 MRI 图像

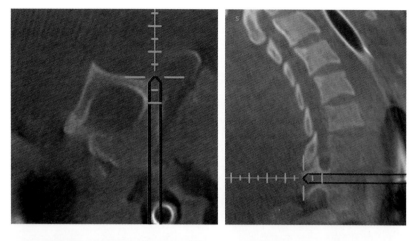

图 4-8　术中导航引导置钉

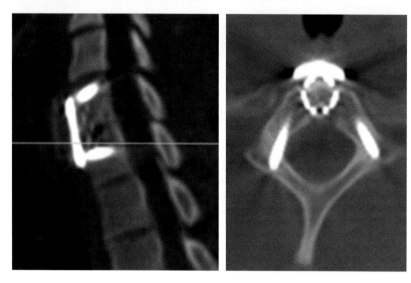

图 4-9　术后 CT 扫描图像

（谭海涛　谢兆林）

# 第二节　导航辅助齿状突骨折经皮内固定

## 一、齿状突骨折概念

C2 椎体齿状突骨折是上颈椎常见的一类骨折，占所有颈椎骨折的 15%~20%。老年人群中齿状突骨折患病率明显升高，是 80 岁以上人群脊柱骨折的最常见部位之一。该类骨折主要是由于颈椎过伸和过屈活动创伤引起的一种损伤，表现为颈部的疼痛和活动受限，严重的可出现脊髓压迫导致肢体麻木无力的瘫痪症状，甚至损伤延髓导致呼吸、心搏骤停而死亡。典型的齿状突骨折可以从颈椎正侧位及开口位 X 射线检查明确诊断，对于高度怀疑齿状突骨折的患者，应同时行颈椎 CT 检查，CT 结果阴性者可在医生的保护下行颈椎动力位 X 射线检查。MRI 检查是判断寰椎横韧带损伤（导致寰枢关节不稳）的有效方法。对于齿状突骨折诊断明确者，应进一步确定骨折分型，并评估骨折不愈合的风险。

## 二、齿状突骨折的分型

齿状突骨折最常用的 Anderson 和 D'Alonzo 分型，将齿状突骨折分为Ⅰ、Ⅱ、Ⅲ三型。Ⅰ型骨折又称为齿尖骨折，为齿状突尖韧带和一侧的翼状韧带附着部的斜行骨折，较少见，约占 4%；Ⅱ型骨折又称基底部骨折，为齿状突与枢椎体连接处的骨折，最为常见，约占 65%；Ⅲ型骨折为经枢椎椎体骨折，骨折端下方有一大的骨松质基底，骨折线常涉及一侧或两侧的枢椎上关节面，约占 31%。

Grauer 等在 Anderson 和 D'Alonzo 分型的基础上提出了Ⅱ型亚型：Ⅱa 型为横行骨折，无粉碎性骨块，无移位或轻度移位（<1 mm），单纯外固定制动即可；Ⅱb 型骨折线由前上斜向后下或有移位的横行骨折（>1 mm），是前路齿状突螺钉固定的最佳适应证；Ⅱc 型骨折线由前下斜向后上走行，或有明显的粉碎性骨块，需行后路手术治疗。这一亚型既具有治疗指导意义，也有助于与Ⅲ型骨折区分（以枢椎侧块关节面是否受累作为界限）。

## 三、齿状突骨折的治疗

### （一）非手术治疗

根据上述分型可以看到Ⅰ、Ⅱa、Ⅲ型骨折多为稳定性骨折（有明显骨折移位，以及骨折与寰枕关节脱位有关者除外），可以采取非手术治疗，而对于Ⅱ型改为Ⅱb 和Ⅱc 型齿状突骨折保守治疗不愈合率高，往往需要手术治疗。非手术治疗包括颅骨牵引和体外支具制动。颅骨牵引主要适用于内固定或外固定之前的辅助复位治疗及无法接受其他治疗方式的危重症患者。体外支具包括颈托、头颈胸石膏和 Halo 外固定架等。非手术治疗的患者要通过观察制动 3 个月后 CT 扫描和动力位片，评估骨折愈合情况及稳定性，再决定后续治疗方案。

### （二）手术治疗

1. 后路手术　齿状突骨折后路手术常采取寰枢关节融合术，适应证主要包括：Ⅱc 型骨折，以及经保守治疗或前路手术治疗后骨折不愈合的患者。手术通过固定融合寰枢关节恢复颈椎的稳定性，避免高位颈脊髓损伤发生，但手术会牺牲寰枢关节的旋转功能。其主要优势是可靠的融合率，Molinari 等和 Frangen 等报道，后路融合率分别为 100% 和 95%。寰枢关节融合术包括内固定和植骨融合两项内容。主流的手术方案包括钛缆结合自体髂骨植骨融合寰枢关节（Gallie 技术）、经关节螺钉固定和寰椎侧块螺钉并枢椎椎弓根螺钉 / 椎板钉固定等。

**2. 前路手术**　齿状突骨折前路手术常采取齿状突螺钉固定术，通过加压拉力螺钉实现骨折断段的复位和固定，提供稳定性的同时保留寰枢椎的活动度，适用于Ⅱ b 型齿状突骨折。该手术方式相对微创、时间短、软组织破坏小、融合率高，有报道前路齿状突螺钉治疗齿状突骨折的整体愈合率为 73%~100%。齿状突螺钉的禁忌证包括陈旧性骨折、伴枢椎粉碎性骨折、伴寰枢横韧带损伤、病理性骨折及患者特殊形体（桶状胸、短颈畸形、严重的胸椎后凸畸形）等。术前经影像学评估齿状突骨结构无法创建良好钉道，螺钉放置困难者选择齿状突螺钉应慎重。前路齿状突螺钉的不足包括：技术要求高，骨质疏松患者术中透视成像难度大，手术失败率高，骨质疏松导致内固定失败及骨折愈合时间较长等。其中对操作技术要求高，主要原因有齿状突独特的解剖结构和骨折后移位及骨折不稳定增加置钉的难度，齿状突周围的神经血管结构也增加置钉的挑战性。

**3. 导航辅助齿状突骨折经皮内固定**　针对上述前路齿状突螺钉传统徒手透视引导下置钉技术的不足，通过导航辅助置钉技术不仅实现术中实时影像获取和术中实际钉道的可视化评估，且可以降低术者操作过程中的人为误差。对于手术区域有骨结构畸形或复杂型骨折具有传统方式无法比拟的优势。计算机导航辅助技术通过获取手术区域的三维图像，术前可进行个体化的手术方案规划，确定螺钉的长度和直径、螺钉最佳进钉位置和方向，甚至在术前完全模拟手术核心置钉的全过程。术中实时导航的应用能根据患者即刻体位下骨折的形态进行置钉时的实时调整，确保螺钉置入的最佳位置和方向，大大提高手术的精准性和安全性。安全有效地置入螺钉也可以减少骨折不愈合的发生率。同时可以减少手术过程的透视次数，避免放射线的暴露对医务人员造成的损害。

**（三）导航辅助齿状突骨折经皮内固定手术流程**

**1. 病例**　选择标准：①年龄 18 岁以上，具有自主行为能力，无精神病病史。②经 X 射线和 CT 影像诊断Ⅱ b 型齿状突骨折，MRI 显示横韧带完整。

排除标准：①横韧带损伤。②合并复杂骨折。③难复性齿状突骨折。④受伤时间 >3 个月，骨折边缘形成硬化带。⑤ MRI 显示有脊髓压迫症状。⑥合并无法耐受麻醉和手术的慢性疾病等。

**2. 术前准备**　齿状突骨折移位（移位 >50% 或 4~6 mm）、成角畸形（>10°）、后侧移位患者术前行颅骨牵引术，根据移位成角方向确定牵引方向，牵引 3~7 天，重量为 3~5 kg。定期牵引状态下摄 X 射线片了解骨折复位情况并调整，复位满意后安排手术。

**3. 导航手术规划**　为避免在不同环境下产生的骨性结构及骨折端变化，建议在手术麻醉完成后先进行复位，复位满意并体位固定后再进行手术规划。患者取仰卧位，颈部下方垫颈枕，头颈后伸位，不去除颅骨牵引弓，通过 X 射线透视观察骨折端形态，使用牵引弓调整至满意位置进行头颈部固定。也可使用 Mayfield 架固定头部，调整头架进行复位。接着进行术中的三维 C 臂机扫描或 O 臂机扫描（需安装好参考架），常规颈前路体位可将参考架固定于锁骨（图 4-10），Mayfield 架固定患者放置于连接装置（图 4-11），将得到的图像数据导入导航机进行手术规划（图 4-12），根据三维图像计算出齿状突大小和位置，确定螺钉置入的最佳进针位置与方向、皮肤切口的位置和螺钉的选择（1 枚或 2 枚，长度和直径）。在导航机上模拟出螺钉拧入路径和螺钉置入后形态，将此路径和钉道在图像上留存，作为术中参考（图 4-13）。完成手术规划后，备好合适规格齿状突螺钉及手术工具，并注册好导航工具：导航探针、导航尖椎、导航开路器、导航攻丝、导航螺钉柄、导航万能夹匹配的空心钻等（图 4-14），开始手术。

**4. 导航手术**　在 C4/C5 水平左侧以中点向外侧做横行切口（图 4-15），长 3 cm，切开颈阔肌后，经内脏鞘和血管鞘之间钝性分离至椎体前方，安装自动拉钩撑开切口，使用导航探针确定 C2 椎体下方进针点位置，分离进针点椎前筋膜，在导航图像

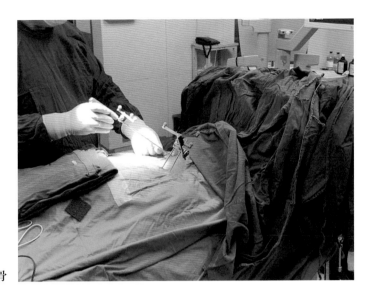

图 4-10　常规颈前路手术体位，参考架固定于锁骨

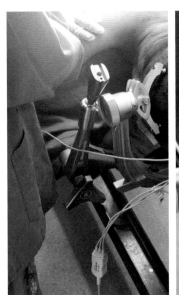
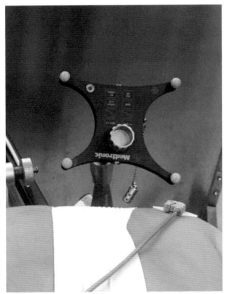

图 4-11　Mayfield 架固定患者参考架位置

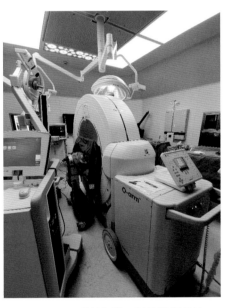

图 4-12　O 臂机扫描，导航数据传输

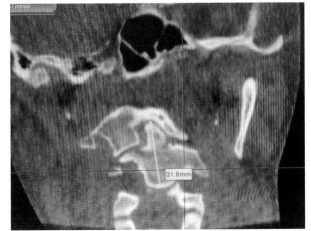
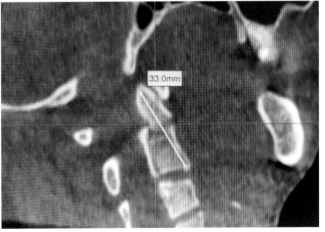

图 4-13　术前导航下手术规划，确定螺钉长度，并测量角度，保留此路径作为术中参考

及手术规划路径指引下，使用导航尖椎进行置钉点的骨皮质开口，带导航的套筒插入达骨面，使用电钻将导针从开口处按照导航规划的路径置入，从C2椎体穿过骨折端到达齿状突。操作过程可能使齿状突移位，可行透视确认骨折端情况和导针位置。确认位置良好后，使用空心钻扩大钉道，在攻丝后选择合适的螺钉拧入钉道。颈椎开口位和侧位透视见螺钉位置及骨折复位满意后，逐层缝合切口，完成手术（图4-16~图4-20）。

5. **术中注意事项**　导航参考架的安置一定要避免参考架和身体的相对位移，同时术中操作也容易引起颈椎的相对活动，引起导航影像和实际解剖结构不匹配。因此，参考架的合理安放和复位后颈部的牢靠固定是导航手术成败的关键。使用Mayfield头架的患者，可以将参考架固定在头架上。未使用Mayfield头架仰卧位的患者，可以将参考架固定在患者锁骨（需要切开打入锁骨）。颈枕部垫实，使用宽胶带将头部固定于手术床避免颈部活动。术中

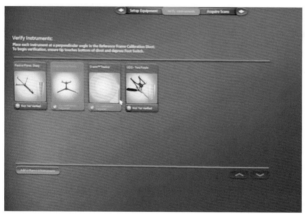

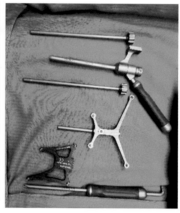

图 4-14　导航注册画面及部分工具

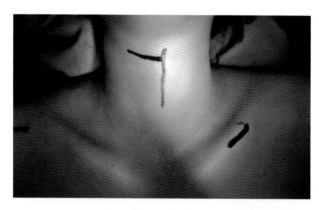

图 4-15　手术切口位置

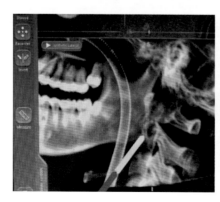

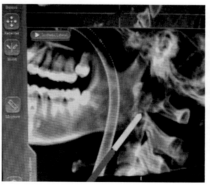

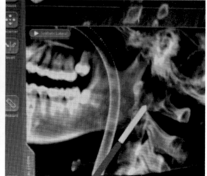

图 4-16　逐层进入至 C2 椎体前下缘

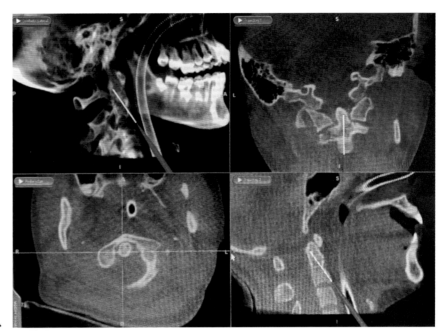

图 4-17　进针点和角度确认

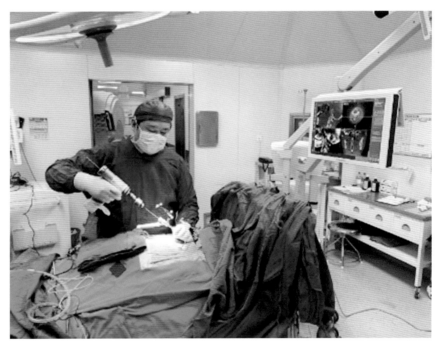

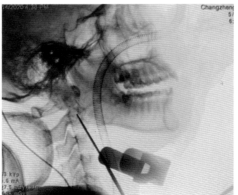
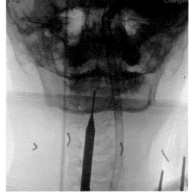

图 4-18　导航下置入导丝

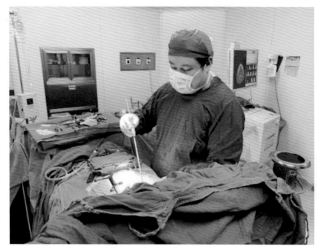
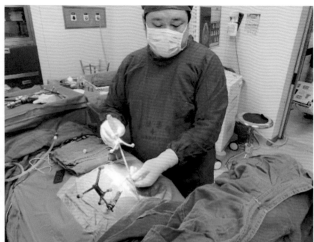

图 4-19　常规导丝下丝攻和导航下丝攻

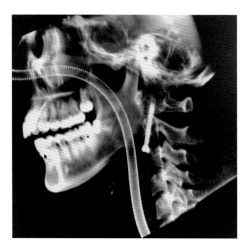

图 4-20　置钉完成

注意避免操作时触碰参考架，以及暴力操作引起患者相对参考架移位，使导航失准，一旦发现，行 X 射线透视检测位置。若术中设计钉道与实际钉道位置不匹配，确定为导航失准，建议再次三维图像扫描获取，并与导航进行传输匹对。

6. 手术相关技巧　由于齿状突螺钉拧入需要较大的尾倾角度，因此切口选择在 C4/C5 水平位置向上逐层暴露至 C2 下方。按照常规颈前路手术暴露步骤逐层显露，软组织松解到位，避免颈部软组织张力过大导致导针侧向应力增加，产生误差。因此，手术显露需要选择合适的切口位置并进行适当的软组织松解。

齿状突螺钉入钉点位于 C2 椎体前下缘，局部骨皮质较硬，开口时易发生骨面滑移，可以使用带导航万能夹的电钻磨具，在导航指引下在最佳置钉点磨去骨皮质后再进行后续操作。同样也可以将导航万能夹和电钻进行匹配，使用电钻代替开路进行钉道的建立，避免手动开路力量不够及不稳定。

在导航辅助颈前路齿状突螺钉内固定过程中，规范的术中操作、对误差原因的判断和处理对手术结果有重要影响。使用导航技术作为手术置钉的引导，可以有效提高颈前路齿状突螺钉置钉的准确性和安全性。

（叶晓健　席焱海）

# 第三节　导航辅助上颈椎手术

## 一、寰椎（C1）、枢椎（C2）计算机导航辅助上颈椎手术解剖特点

C1 和 C2 有支撑头颅、参与颈椎生理运动的作用，同时兼具保护脊髓、神经根和椎动脉的功能。C1 与 C2 的椎体高度特化，形态结构及椎间连接方式与其余脊椎完全不同。

寰枢椎（C1、C2）之间的轴向旋转范围很大（约 47°），颈部 50% 的旋转发生在其间。活动性大意味着稳定性薄弱，寰枢椎的稳定性主要由寰枢侧块关节囊和寰枢关节周围的横韧带、翼状韧带和齿状突尖韧带维持，C1、C2 损伤或松弛会影响寰枢椎的稳定性，造成不同程度的脱位（图 4-21）。

图 4-22 显示 C1、C2 骨性解剖结构坚硬而精细，C1 没有椎体，由左右两枚侧块及上下关节突、一个直面短的前弓及一个长而弯曲的后弓组成。C1

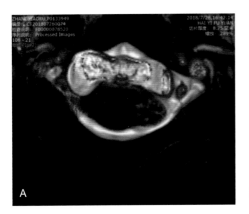
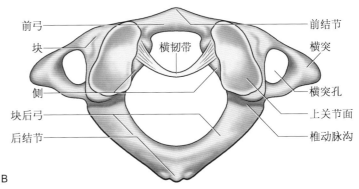

图 4-21　寰椎结构
A. CT 扫描重建；B. 解剖示意图

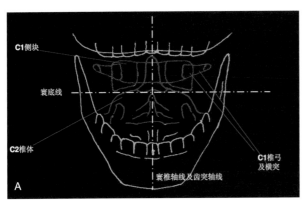
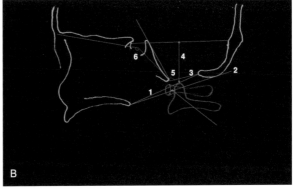

图 4-22　C1、C2 骨性解剖结构及毗邻关系
A. 寰枢椎张口位；B. 寰枢椎侧位

1. Chamberlain 线：硬腭后缘至枕骨鳞部皮质；2. Mc Gregor 线：硬腭后缘至枕骨鳞部皮质外缘最低点；3. McRae 线：枕骨大孔前后缘；4. Klaus 高度指数；5. Boogaar 角（145° 过大为扁平颅底）；6. 基底角。正常寰椎前弓与齿状突距离小于 3 mm，3~5 mm 为寰横韧带断裂，5~10 mm 表示其他韧带可能断裂，10~12 mm 表示所有韧带均断裂

后弓细小，上有椎动脉，下有神经根，椎弓根螺钉置钉位置可选择范围有限。

C1、C2 连接与椎动脉关系密切，枢椎后弓后上方则有椎动脉沟，椎动脉上行出寰椎横突孔，向后、外、上方走行绕过侧块，跨过此沟，再进入颅腔（图 4-23）。寰椎前弓后的关节面与枢椎向上伸入寰椎的齿状突，共同形成寰枢关节。

## 二、脊柱外科医生在计算机导航辅助 C1、C2 手术中可以得到的帮助

1. **手术开始之前**　医生可以通过计算机导航软件丰富的图像处理功能，漫游患者 C1、C2 手术部位的三维重构图像，从而对该部位及邻近区域的解剖结构有直观的认识，然后进行有的放矢的手术规划。

2. **手术规划完成后**　医生可以通过计算机导航软件提供的多种手术模拟功能，在颈椎三维图像上进行反复的手术仿真模拟操作，以确定手术方案的准确性，从而选择最佳手术方案。

3. **手术过程中**　医生可以通过计算机导航软件提供的丰富视图功能和精确定位技术，实时观察手术器械在颈椎组织中的位置，以及手术器械周边的神经、血管等组织信息，从而避免对关键组织的损伤，确保手术的安全进行。

图 4-24 显示计算机导航可利用亚毫米级精度

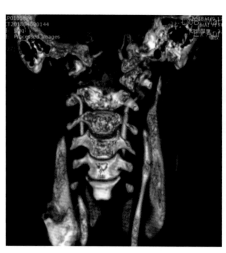
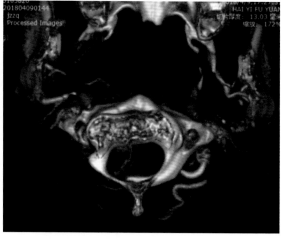

图 4-23　C1、C2 周围血管神经走行

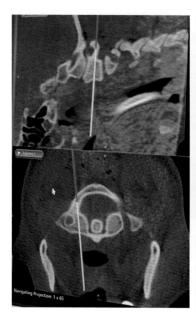
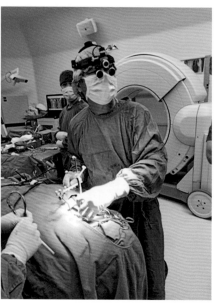

图 4-24　导航在颈椎手术中的测量和定位

的空间三维位置测量技术为脊柱外科医生的临床手术提供精准导航功能；利用计算机导航丰富的影像处理、配准融合和重建显示技术为脊柱外科医生提供手术区域的全息地图。计算机导航技术拓宽了脊柱外科医生的视野，使高难度的复杂上颈椎外科手术变得更安全、更准确、更便捷。

计算机导航辅助下的上颈椎手术最好在O臂机或三维C臂机所获得的术中实时三维图像上进行，没有三维C臂机或O臂机时，亦可以在两维C臂机透视图像下进行，或者将两维术中C臂机图像与术前CT扫描三维图像进行图像配比融合，在融合的三维图像下进行导航。但术前CT扫描图像时体位往往和手术中所摆放的体位有所不同，可能会存在一定的导航精度误差或图像漂移。下面根据两个上颈椎手术导航病例具体说明基于三维或两维导航技术要点。

## 三、基于三维C臂机或O臂机的计算机导航辅助上颈椎手术要点

### 【病例1】

1. **病史特点**　患者，女性，21岁。因"四肢麻木、乏力6年，加重伴步态不稳3年"入院。患者自诉于6年前出现无诱因四肢乏力，伴有麻木，足底有似"踩棉花感"，行走需搀扶，先后曾多次就医（诊疗方案不详），效果欠佳；患者诉3年前上述症状持续出现并加重，偶尔发生摔跤；2年前曾到笔者医院就诊，行颈椎MRI检查，提示寰枢关节脱位并C1~C2椎管严重狭窄，建议住院手术治疗，患者恐惧手术拒绝住院；3年来患者四肢麻木症状逐渐加重，摔跤次数增多，并偶有胸闷，由门诊收治入院。病例影像学资料见图4-25~图4-29。

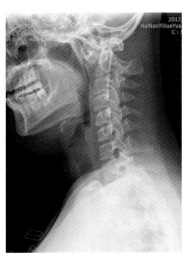
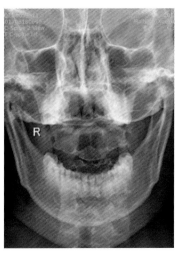

**图4-25**　术前颈椎正侧位及张口位片可见寰齿关节脱位

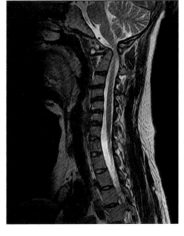
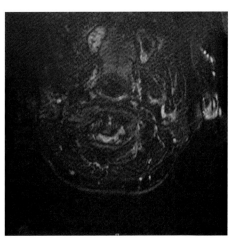

**图4-26**　术前颈椎MRI，齿状突向后移位压迫上颈段脊髓

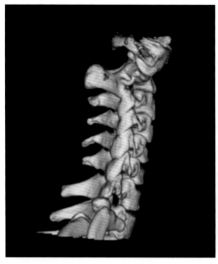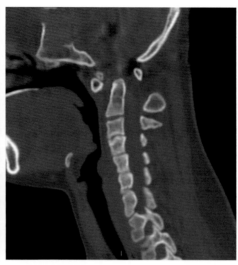

图 4-27　颈椎导航术前施行 Helo 环牵引复位，左图显示寰齿关节脱位牵引前三维 CT 图像

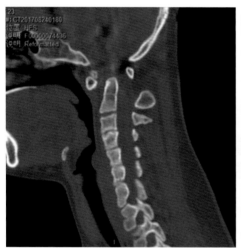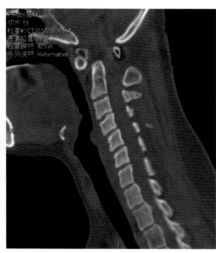

图 4-28　牵引后三维 CT 图像，显示牵引术后齿状突明显复位，利于后面的导航与进一步复位、固定

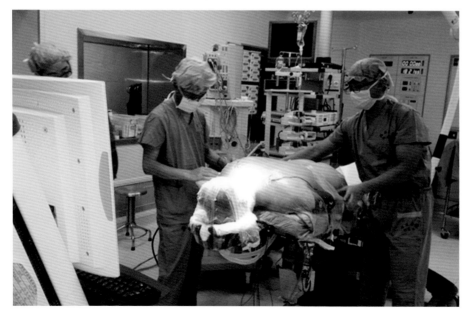

图 4-29　患者手术床摆位

2. **手术过程** 由于颈椎的活动度大、稳定性差，因此计算机导航术中体位必须进行特殊的处理，上颈段计算机导航辅助手术对术中体位的正确摆放要求很高，是计算机导航辅助颈椎术中采集到清晰图像、确保手术导航精度的必要保障。因颅骨及肩胛骨密度高，在 C 臂机颈椎实时扫描时会产生伪影，因此需要对肩部牵引。术中采用全碳素手术床与 U 形全碳素头架可以减少伪影的产生，使扫描图像清晰，从而提高手术导航精度（图 4-30~图 4-32）。

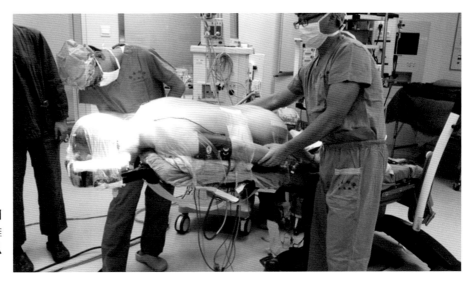

图 4-30 头部用手术薄膜牢固固定在 U 形碳素架上，使颈椎解剖位置在术中不产生移位，从而保证上颈段的手术导航精度

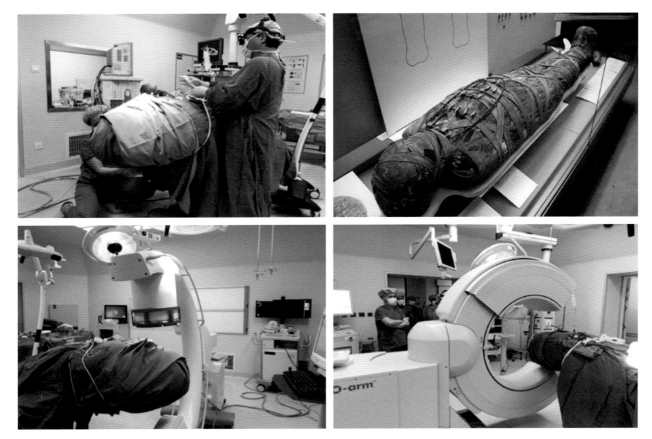

图 4-31 C 臂机或 O 臂机实时扫描的无菌处理采用中单对扫描区域进行无菌隔离包裹，使扫描精度高，无任何物理阻挡（木乃伊技术）

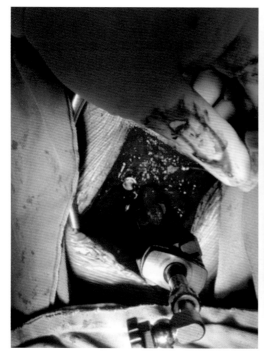
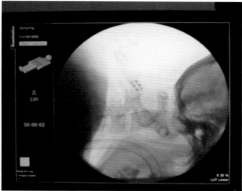
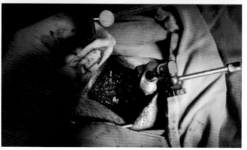

图 4-32　上颈椎因活动范围大，手术导航患者参考架的固定位置对上颈椎手术导航精度影响大，C2 棘突宽大，修整后用碳素参考架对扫描与术中的操作都没有影响

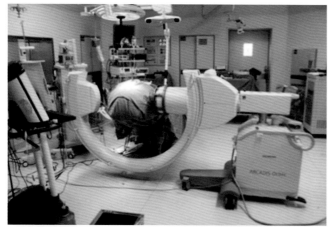
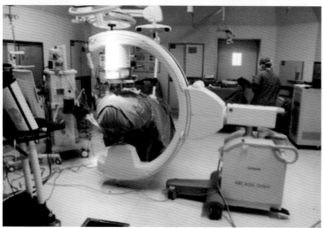
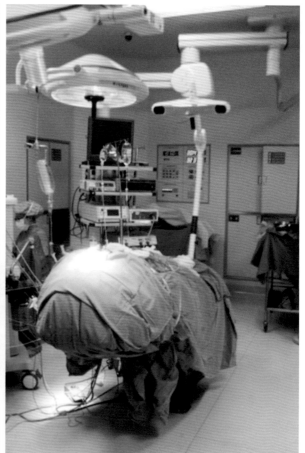

图 4-33　空间定位红外相机的摆放位置

空间定位红外相机的摆放位置应该满足在 C 臂机扫描范围内 C 臂机定位靶和患者参考架上的所有红外反射球能够被空间定位红外相机可见（图 4-33），因为在扫描过程中需要及时建立扫描图像与三维空间位置数据的立体匹配并进行校准，C1、C2 颈椎手术位置距离空间定位红外相机位置 2 m 左右，通过调整空间定位红外相机的位置使红外反射球在扫描过程被红外相机可见。

C 臂机扫描的数字图像传输时通过网线自动传输，三维 C 臂机能通过通信接口自动将扫描图像传入导航工作站（图 4-34），术中实时扫描的 C 臂机图像与术前 CT 扫描图像再进行对比校准，可确保手术导航更准确，解决术中解剖位置变化带来的误差，更符合术中实际情况，传图时间只要 30 秒左右。

计算机导航辅助 C1 后弓置钉必须使用高速磨钻（图 4-35），因为 C1 的后弓纤细，使用高速磨

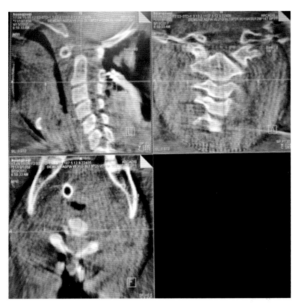
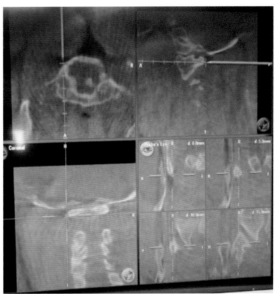

图 4-34 三维 C 臂机术中扫描图像

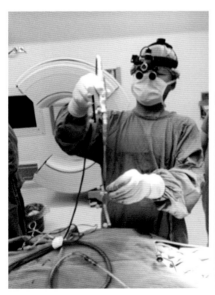
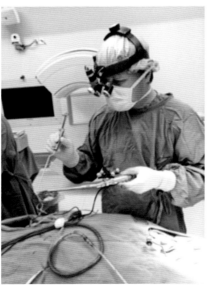
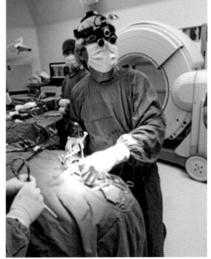

图 4-35 术中使用高速磨钻

钻能精准地在导航引导下进行钉道打孔操作，否则在坚硬、光滑、纤细的后弓上打钉道很容易发生滑移而损伤重要的神经或血管。

上颈椎椎弓根螺钉直径为 3.5 mm。解剖学研究表明，中国人 C2 椎弓根最窄处平均为 5 mm。一项研究以数学方式计算得出，理论上最佳钉道移位 <1 mm、偏斜 <5° 的置钉不易损伤椎弓根皮质及周围结构，认为是理想的置钉（图 4-36）。而 C2 椎弓根毗邻椎动脉、神经根和高位脊髓等重要解剖

结构，如果螺钉穿出椎弓根皮质，可能造成灾难性的后果（图 4-37）。

3. **术后随访**　手术前后 MRI 对比，椎管解剖结构完全恢复，脊髓无压迫（图 4-38）。从术后影像学研究手术前后 MRI 比较，证明复位是最好的减压，脊髓的压迫是由于 C1、C2 椎体正常解剖结构破坏造成，恢复解剖即可解除脊髓压迫，通常无需进行风险大、破坏大的前路减压（图 4-39）。

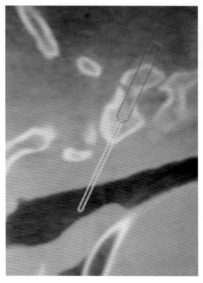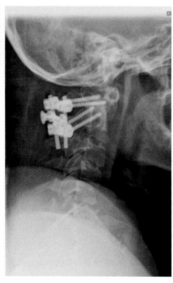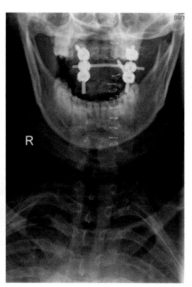

图 4-36　导航辅助下置钉

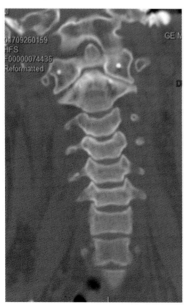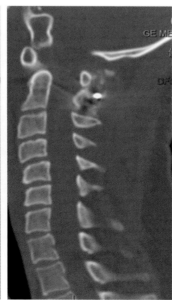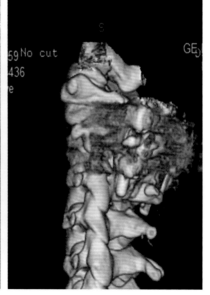

图 4-37　术后三维 CT 显示齿状突完全复位，C1、C2 之间大量骨松质植骨

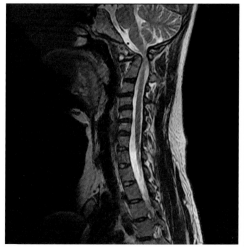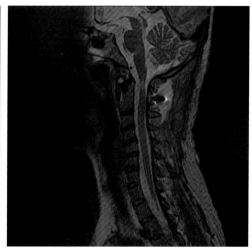

图 4-38　手术前后 MRI 对比

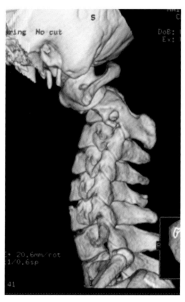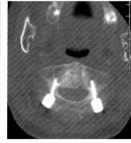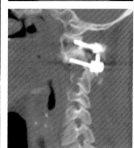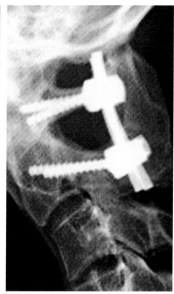

图 4-39　6 个月复查，椎弓根螺钉固定牢固，C1、C2 后路植骨已经融合

## 四、基于二维 C 臂机的计算机导航辅助上颈椎手术要点

【病例 2】

1. **病史**　患者，男性，65 岁。因左侧颈肩、左上肢麻木 3 年，双下肢乏力 1 年，症状加重伴右上肢麻木行走困难半年入院。患者自诉 3 年前无明显诱因反复左侧颈肩及左上肢麻木，无疼痛、乏力等，无特殊处理；1 年前出现双下肢乏力，走路踩棉花感；半年前无诱因出现左侧颈肩及左上肢麻木加重，并出现右上肢麻木，伴双下肢乏力，行走困难。自行卧床休息无明显缓解。为求进一步治疗前往骨科门诊就诊入院。

2. **手术计划**　本病例手术导航采用二维 C 臂机影像导航，颈椎导航术前施行 Mayfield 头架牵引复位，便于术中 C 臂机影像的采集，利于后续的导航与进一步复位、固定。头部用 Mayfield 头架固定，使颈椎解剖位置在术中不产生位移，从而保证上颈段的手术导航精度。C 臂机扫描的无菌处理采用中单对扫描区域进行无菌隔离包裹。因为上颈椎活动范围大，手术导航患者参考架的固定位置在 C3 颈椎棘突上，避免参考架对扫描与术中的操作的影响。空间定位红外相机摆放在患者头侧位置，避免术中的遮挡和利于医生的导航观察。

术前及术中影像学资料见图 4-40~ 图 4-43。

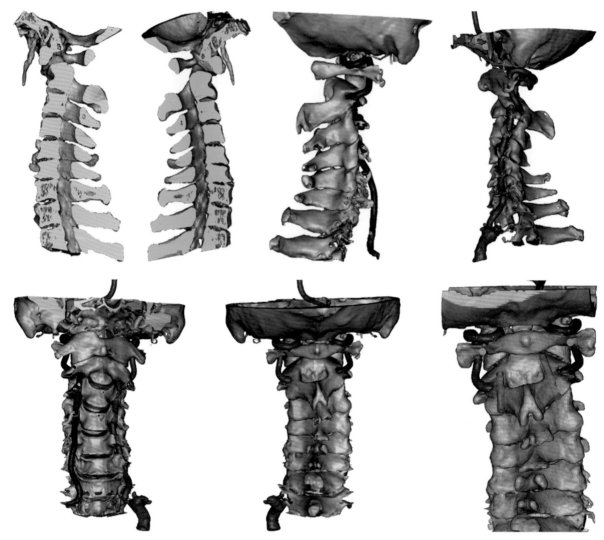

图 4-40 术前影像显示颈椎齿状突游离并向上移位，寰枢关节前间隙不均匀增宽，左侧椎动脉高跨

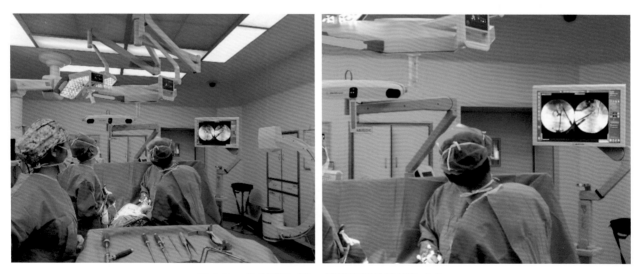

图 4-41 术中使用二维 C 臂机影像导航辅助手术

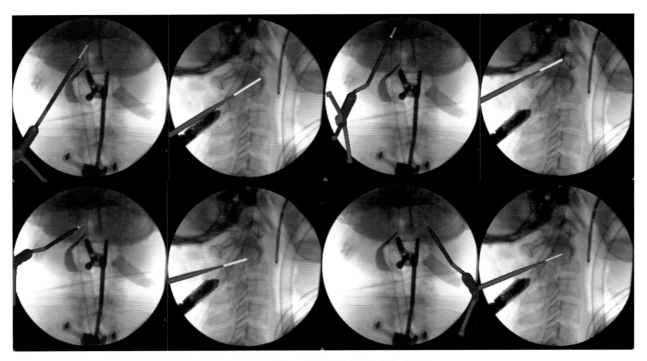

图 4-42　二维 C 臂机影像导航辅助下置钉

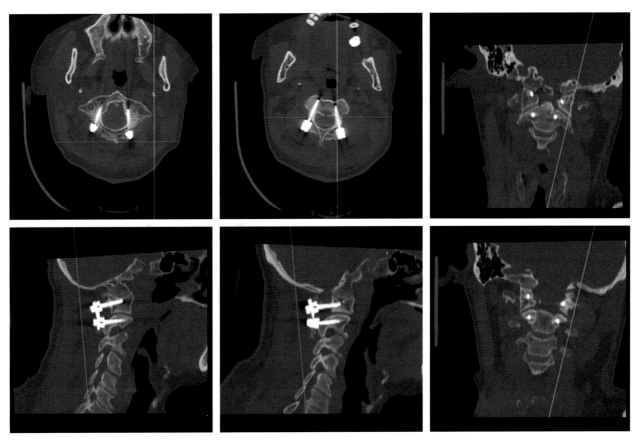

图 4-43　术后 CT 显示置钉位置准确、椎弓根螺钉固定牢固

## 五、计算机导航辅助 C1、C2 手术的学习曲线和优点

C1、C2 区解剖结构复杂，毗邻重要结构，需要极高的手术定位精度。上颈椎因骨折、先天畸形等解剖形态发生改变时手术难度更大，临床医生通常需要长时间的培养和经验积累才能完成 C1、C2 螺钉内固定手术。但是，任何精美的仪器都不可能消除误差，计算机导航技术也并非万能，不能完全代替经验丰富、技术精湛的外科医生的操作。进行计算机导航必须同时掌握计算机导航技术及上颈椎手术的技巧，两者完美结合才能出神入化地完成高精度 C1、C2 颈段手术，两项技术的学习过程均需要较长的时间和实践摸索。

正确的计算机导航技术认知很重要，治疗 C1、C2 骨折脱位计算机导航三维影像系统与传统 X 射线透视法相比，具有很多传统 X 射线透视法不能比拟的优点。X 射线透视下置钉准确率较盲打有所提高，但术中只能通过二维透视图像推断螺钉方向，且患者和医务人员的 X 射线暴露量大。计算机导航三维影像系统提供了可以从存储于计算机上的三维影像资料上模拟测量钉道长度、角度及椎弓根直径的功能，便于选择最佳长度与直径的椎弓根螺钉。使椎弓根螺钉手术更直观、精确、简便、快速、安全，减少术后并发症的发生。

治疗 C1、C2 骨折脱位计算机导航三维影像系统与传统 X 射线透视法相比，主要优点和应用前景包括以下几个方面：

（1）计算机导航三维影像系统辅助置钉准确率比 X 射线透视导航更高，可实时在 3D 影像上观察开路器或螺钉在椎弓根中的位置。

（2）椎弓根螺钉置入过程中，X 射线透视确定的手术方案和椎弓根螺钉的轨迹都是根据术前 X 射线影像系统采集的资料确定的，不能检测及避免术中因各种原因造成的脊柱移位和变形产生的误差。

（3）临床上对提高精确度的需求推动着置钉方法和精确性的不断进步，但仍无法避免脊髓、神经或椎动脉损伤的风险，计算机导航技术仍需要不断改进和提升。

（4）应用传统方法即根据解剖标志盲打时，由于不能实时看到开路器或螺钉的位置，置钉准确性不佳，将最终被计算机导航技术取代。

（孟志斌　桑宏勋）

## 第四节 导航辅助颈椎椎弓根螺钉内固定

自从 Roy-Camile 等首先描述使用侧块螺钉 (lateral mass screw，LMS) 进行颈椎后路手术内固定之后，在接下来的几十年里，颈椎后路手术内固定器械发生了革命性的变化，侧块螺钉、经关节突螺钉、颈椎椎弓根螺钉等各种内固定方式层出不穷。Abumi 等首次报道了颈椎椎弓根螺钉 (cervical pedicle screw，CPS) 在外伤性颈椎骨折中的应用。

颈椎外伤和某些颈椎病如颈椎不稳、脊柱后凸畸形、脊柱肿瘤、脊髓型颈椎病等，颈椎椎弓根螺钉固定是颈椎后路内固定的最佳方案。但是，虽然已经明确颈椎椎弓根螺钉固定的解剖学和临床可行性，以及生物力学的优越性和由此产生的良好的临床效果，但是诸如颈椎椎弓根解剖结构复杂且多变，各种族群体之间的差异及椎弓根直径尺寸的变异等因素，同时由于颈椎病引起的椎弓根解剖结构变形及与其紧密接触的重要血管和神经等因素，使得徒手置入颈椎椎弓根螺钉异常困难。

颈椎椎弓根螺钉的置入是一项极具挑战性、学习曲线非常陡峭的操作技术。由于解剖学标志的不确定性，导致进针点及钉道轨迹的准确性下降，虽然暴露椎弓根基底部可以提供更高的准确性，但是需要移除大块的颈椎侧块，这样将降低螺钉的固定强度，并且在椎弓根螺钉内固定失败的情况下，将无法使用侧块螺钉固定。

使用 3D 打印的导板在颈椎椎弓根内固定应用中显示出很高的准确性，但是在骨表面准确放置导板存在一定的局限性。有文献报道，使用各种颈椎椎弓根螺钉辅助器械有 18%~87.5% 的高穿孔率。

为了克服上述技术的局限性，引入了三维导航技术，这也是迄今为止对于颈椎椎弓根螺钉置入取得最好效果的技术。目前大多数三维导航颈椎椎弓根螺钉都依赖 C 臂机的术中成像，也有少数使用基于 O 臂机的成像。根据目前的文献报道，使用基于 O 臂机的三维导航技术进行颈椎螺钉尤其是颈椎椎弓根螺钉内固定是可靠、准确和简单的。导航设备相关的操作器械见图 4-44。

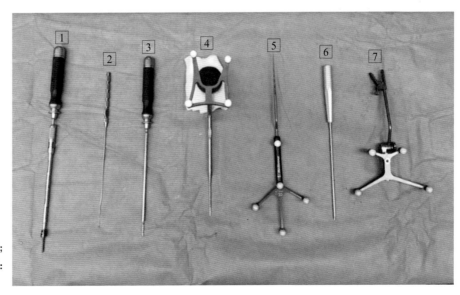

**图 4-44 导航设备相关操作器械**
1：螺钉持取器；2：探针；3：丝攻；
4：导航开路锥；5：导航定位针；6：
固定参考架改锥；7：棘突参考架

## 一、颈椎椎弓根的相关数据

大量的颈椎形态学研究已经证实，C3~C6 的椎弓根体积有限并且变化很大，放置椎弓根螺钉的操作较为困难，同时存在损伤椎动脉和脊髓的风险。

C2 和 C7 的椎弓根内径最大，C3 的椎弓根内径最小，大多数椎弓根外径在 4 mm 以上（表 4-3）。

**表 4-3　颈椎椎弓根的解剖学参数**

| 颈椎 | 宽度（mm） | 高度（mm）（Panjabi） | 宽度（mm） | 高度（mm）（Ebraheim） |
|---|---|---|---|---|
| C3 | 5.6 ± 0.5 | 7.4 ± 0.4 | 4.7 ± 0.9 | 5.8 ± 0.7 |
| C4 | 5.4 ± 0.5 | 7.4 ± 0.5 | 4.7 ± 0.7 | 6.6 ± 0.6 |
| C5 | 5.6 ± 0.4 | 7.0 ± 0.4 | 4.9 ± 0.8 | 6.2 ± 0.8 |
| C6 | 6.0 ± 0.4 | 7.3 ± 0.4 | 5.1 ± 0.7 | 6.1 ± 0.8 |
| C7 | 6.6 ± 0.4 | 7.5 ± 0.3 | 6.2 ± 0.7 | 7.0 ± 0.7 |

## 二、导航椎弓根螺钉内固定手术流程

### （一）病例纳入和排除标准

1. 纳入标准　需要接受颈椎椎弓根螺钉置入手术的患者。

2. 排除标准　行颈椎翻修手术的患者。

### （二）术前准备

在颈椎椎弓根螺钉置入过程中，全程使用 O 臂机和 Medtronic Stealth-Station 工作站。O 臂机在整个椎弓根螺钉置入手术过程中提供二维透视和三维重建，并且将这些数据自动传输到导航系统中（图 4-45）。

在手术过程中，患者的脊柱图像可以在 26 秒内获得，三维重建图像可以在 1 分钟内获得。这些数据的采集无需进行解剖学配准，可以直接用于手术导航，减少操作时间。

### （三）导航手术规划

术前将 O 臂机用无菌塑料膜包裹，并在手术使用过程中保持无菌。所有患者均进行颈椎后路中线切口入路，在椎管扩大成形术或椎板切除术前放置颈椎椎弓根螺钉。

### （四）导航下手术

患者在全麻后，俯卧位在 Jackson 手术床上，安装碳纤维的 Mayfield 三点颅骨固定器作为附加的安全措施，并对患者进行术中脊髓监测。在将椎板完全暴露后，将导航参考架固定在 C3~C7 的

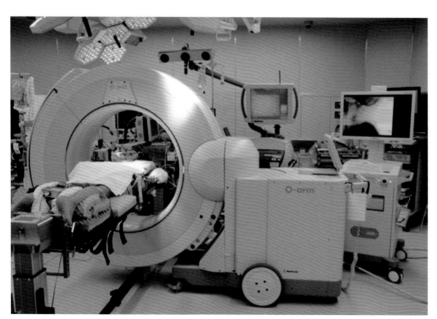

图 4-45　颈椎椎弓根螺钉置入手术前的导航准备工作

棘突上，并使用 O 臂机获得 3D 的 CT 数据。导航准备就绪后，确定一个进针点，利用导航探针确认椎弓根螺钉的进钉轨迹，然后置入椎弓根螺钉（图 4-46）。

在置钉前的 3D-CT 导航系统中，导航参考架放置在置钉的椎骨棘突上，采用点配准和面配准相结合的方法对导航精度进行细致调整。虽然理论上最多可对 7 个颈椎椎骨进行扫描和定位，但是在有颈椎不稳的情况下，一定要将参考架置于目标棘突上。确定进针点是用一个直径 2 mm 的金刚石磨头打磨进针点，在导航直探头的引导下进行钉道准备，然后再利用圆珠笔探头确定钉道全程在椎弓根内，未侵犯四侧及底部的骨质，确认无误后再进行攻丝和置入椎弓根螺钉。在放置完所有的螺钉后，建议最后再进行一次基于 O 臂机的扫描，防止节段错误和钉道的穿破。

### （五）术中注意事项

（1）除参考架以外的椎体，需要重新确认导航的准确性。如果导航误差大于 1 mm，需要将参考架移到目标椎体的棘突上，再进行一次 O 臂机的

旋转，获得术中更新的三维导航图像。

（2）在一侧置入颈椎椎弓根螺钉后，再做对侧置入时需要通过探针触摸解剖标志物以避免误操作，必要时需要重新进行导航确认。

（3）在术前的 3D CT 图像上预先测量好所有需要置入螺钉的颈椎椎弓根的直径和长度。

（4）术前的 CT 血管造影对椎动脉进行检测，如果有单侧的椎动脉闭塞，则应该避免在另一侧进行椎弓根螺钉置入，如果显示有椎动脉血管畸形，则需要考虑放弃椎弓根螺钉，改用其他内固定方式。

（5）椎弓根螺钉的轴向轨迹常常受到周围椎旁肌的限制或压迫，轴向轨迹越靠近内侧越受到椎旁肌的压力，颈椎的轴向旋转或矢状位弯曲可能更容易导致螺钉错位，椎动脉损伤的风险也更高。经皮进行椎弓根螺钉穿刺是解决该技术问题的一种选择（图 4-47）。

### （六）导航下置钉的精度评价

通常情况下是通过术后的 CT 扫描进行颈椎椎弓根螺钉置入的准确性评估，并通过 Neo 等提出

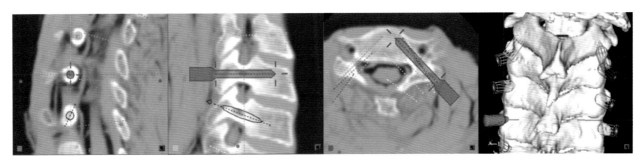

图 4-46　术中导航示意图

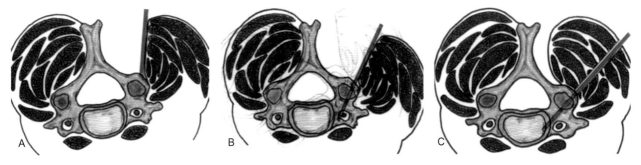

图 4-47　A.椎弓根螺钉轨迹受到肌肉限制；B.螺钉错位；C.经皮置入椎弓根螺钉

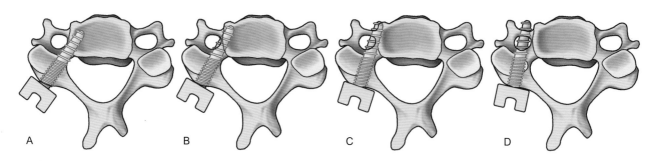

**图 4-48** 椎弓根螺钉置入位置分级。A. 0 级；B. 1 级；C. 2 级；D. 3 级

的分级标准进行回顾性定义（图 4-48）。

螺钉的位置一般分为四级：0 级：无穿孔，螺钉完全包含在椎弓根内；1 级：穿孔 <2 mm，即小于螺钉直径的一半；2 级：穿孔 >2 mm，但是 <4 mm；3 级：穿孔 >4 mm，即完全穿孔。

## 三、分析与展望

根据文献报道，目前基于 O 臂机的 3D 图像采集的导航系统，其颈椎椎弓根螺钉定位的准确性可以达到 96.1%~97.1%。虽然也有文献报道总破损率为 22.9%，但是几乎没有神经和血管损伤的报道。这说明借助基于 O 臂机的 3D 导航，颈椎椎弓根螺钉的安全性较高。其中有一点值得注意的是，C7 的破损率在所有的椎弓根螺钉固定里是最高的，主要是狭窄的椎弓根和螺钉置入时肌肉的阻挡所致。

与大多数其他外科技术一样，3D 成像和导航的使用也有其自身的优点和局限性。优点包括更高的螺钉放置精度和置入准确度，实时跟踪螺钉位置，增强手术医生的信心，并可以在需要的时候重新定位螺钉轨迹的功能。局限性则表现为机器成本较高，可能导致机器系统崩溃和硬件故障。笔者医院就曾出现手术台上一块骨头不慎滑落至 O 臂机里卡死收缩系统，导致 O 臂机不能回纳，最后只能将手术床板卸下，将患者从 O 臂机里抬出的尴尬状况。

虽然拥有先进的设备，但是外科医生应具备足够的手术技能和经验，确保绝不完全依赖导航系统。考虑到颈椎周围解剖区域的高风险性质和灾难性并发症的可能，建议在进行任何尝试之前，应先在技能实验室进行练习，并从风险较低的解剖区域以简单程序开始，以充分掌握手术导航技术。

（叶晓健　席焱海　唐国柯）

# 第五节　导航辅助颈椎内镜手术

颈椎后路椎间盘切除及椎间孔切开术已在临床应用多年，并取得了良好的临床效果。与颈椎前路椎间盘切除融合术（anterior cervical discectomy and fusion，ACDF）相比，其可由后方进行神经根减压，无须手术节段的固定和融合，进而保持手术节段的活动性。然而，由于颈椎椎旁肌肉组织丰富，手术野的暴露往往需要较长的手术切口和广泛的软组织剥离。虽然减压部位小，但切口长、创伤大，术后恢复时间长。因此，这项技术并没有得到广泛的应用。

内镜手术在过去的 30 年里发展迅速。利用其微创手术入路、放大的内镜视野和冷光源系统，医生可以通过最小的手术切口入路完成既往需要广泛切开剥离的开放性脊柱手术。后路经皮内镜下颈椎间盘切除术（posterioral endoscopic cervical discectomy，PECD）和椎间孔减压术是治疗神经根型颈椎病的一种成熟的微创技术，其疗效与传统的开放性手术相当。与开放手术相比，这种微创入路可减少术后疼痛、失血、肌肉痉挛和功能障碍。这项技术的主要适应证是后外侧椎间盘突出或椎间孔狭窄。医生利用高清晰度内镜和冷光源，通过工作管道即可实现手术视野的放大。同时，生理盐水灌注系统可以很好地控制手术出血，维持视野清晰。PECD 技术切口长度一般不超过 1 cm，由逐级扩张系统代替广泛的椎旁肌剥离。在内镜的辅助下，应用高速磨钻进行椎板成形及神经根减压。这一微创技术显著降低了入路并发症，缩短了康复和住院时间。

然而，在过去的十余年间，由于解剖因素及其"高风险"等特征，这一技术只有少数研究报道，究其原因是陡峭的学习曲线和脊髓损伤的高风险。首先，大多数脊柱外科医生对内镜系统并不熟悉。

此外，内镜手术野狭窄，局部解剖结构难以验证，特别是在开展内镜手术的早期阶段尤为突出。内镜结合高效的三维导航系统可以降低手术难度，提高手术的准确性和有效率。术中 O 臂机结合三维 CT 导航系统，可为大多数内镜手术提供术中三维成像引导，不需要重复进行术中透视。导航引导的全程手术其中的一个优点是不需术前透视及体表标定切口，术中可在导航引导下直接进行手术切口位置及穿刺方向的确认，并可实时监控穿刺过程。这项技术可以帮助外科医生将器械放置在理想位置，对于颈部较短或病变节段较低的患者尤显重要。在早前的研究中，锁孔即椎板间开窗大小是在上下椎板交界点（V 点）周围进行评估的。然而，由于个体的解剖差异和患者的体位不同，笔者发现 V 点并不是一个恒定的结构。对于神经根减压术，硬脊膜外侧缘和神经根分支的识别是关键的解剖定位。在导航引导下可直视病变区域，实现病变部位的直接骨开窗，特别是对于颈椎孔狭窄能获得较好效果。数字化导航技术在颈椎经皮内镜技术中可有效提高医生对局部解剖结构的立体认知，精准定位椎间孔成形的区域和骨质切除范围，可有效降低手术难度并提高手术成功率。本节将介绍光学导航技术在辅助颈椎后路内镜技术中的应用。

## 一、手术准备及导航注册

患者全麻，取俯卧位，头部 Mayfield 头架固定并适度屈曲。导航设备为 Stealth Station。以手术节段为中心，常规消毒铺单（图 4-49A），于头架处连接安装光学导航参考架（图 4-49B）。术中 O 臂机常规扫描手术节段（图 4-50）后数据传输到导航影像系统内，经快速器械注册后即可开始导航手术。

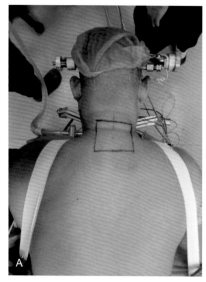
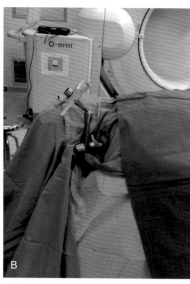

图 4-49　A.手术节段为中心，常规消毒铺单；B.头架处连接安装光学导航参考架

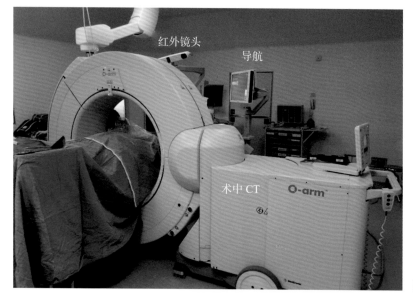

红外镜头

导航

术中 CT

图 4-50　术中使用 O 臂机扫描手术节段

## 二、导航辅助下的颈后路内镜手术

导航工具注册完毕后即可进行全程导航辅助的后路经皮内镜手术。在目前光学导航未配备经皮内镜专用工具的情况下，主要以现有导航工具进行手术切口确认、经皮穿刺轨迹规划、手术节段确认及内镜手术区域追踪等。

由于颈椎内镜切口较小，多为经皮穿刺和逐级扩张方式建立手术通道，但由于较细的穿刺针有通过椎板间隙进入椎管的风险，同时颈后软组织较丰富坚韧，颈椎体积较小，相邻节段距离小，易发生混淆，因此穿刺往往比较困难。现有导航示踪器的直径能较好地适配于常规应用的内镜通道，因此使用可拆卸导航示踪器作为穿刺针 / 棒，在导航引导下进行直接穿刺（图 4-51）。穿刺至理想位置后（图 4-52），可直接在导航示踪器外扩张及放置通道。由于不同单位及医生所使用的内镜器械不同，可分别适配直接更换通道的 6.3 mm 内镜通道（图 4-53A），以及辅助扩张的 10 mm 大内镜通道（图 4-53B）。在完成通道放置后在术中仍可进行实时导航示踪，如大通道内镜系统可将导航示踪器直接通过内镜工作管道放置于术野，可在镜下及导航系统中同时观察器械位置（图 4-54A），如 V 点确认（图 4-54B）。

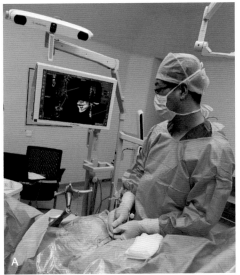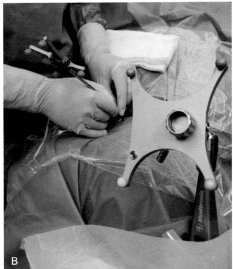

图 4-51　导航引导下穿刺

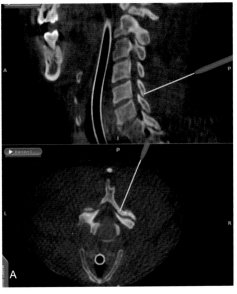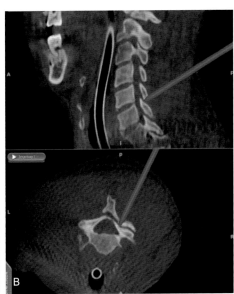

图 4-52　A. 导航显示器下模拟穿刺路径；B. 沿规划路径将导杆穿刺至理想位置

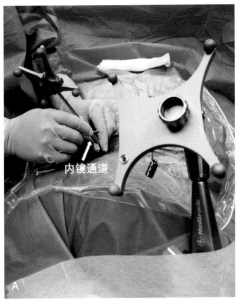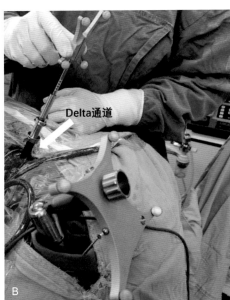

图 4-53　A. 更换 6.3 mm 常规内镜通道；B. 使用 10 mm 大内镜通道

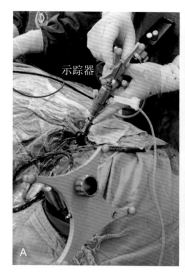
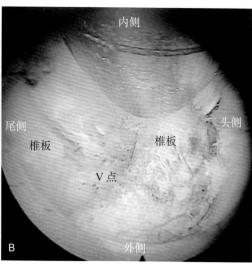

图 4-54　A. 放置内镜；B. 观察镜下结构，确认 V 点解剖位置

【病例 1】

1. **病史**　男性，42 岁。主诉：颈肩部疼痛 2 年，右上肢疼痛、麻木、无力 20 余天。颈部、肩背部、右侧前胸部疼痛加重，伴右上肢放射性疼痛、麻木、无力，并发右手第 2、3、4 指麻木。经甘露醇、地塞米松治疗后，症状缓解不明显。

2. **专科查体**　右上肢外侧痛、触觉减退（自三角肌远端至腕部），右手第 2、3、4 指痛觉和触觉减退，右侧伸肘、屈腕及伸指肌力 V 级。病理征阴性。

术前颈椎 X 射线片（图 4-55）、CT（图 4-56）及 MRI（图 4-57）显示 C5/C6 椎间盘远端脱出，C6/C7 椎间盘右侧突出。

3. **术前诊断**　神经根型颈椎病（C5/C6 脱出型、C6/C7 突出型）。

4. **手术方式**　导航辅助下经 C6/C7 椎间孔扩大成形，行 C5/C6 游离髓核摘除术和 C6/C7 椎间盘突出探查术。

节段选择：患者虽为 C5/C6 脱出可能性大，但表现主要为 C7 神经根受压表现，因此手术以 C7 神经根为减压靶点，术中探查 C7 神经根肩部至 C5/C6 水平。

5. **术中情况**　术中常规导航扫描及放置通道后观察导航影像突出髓核位置（图 4-58），并以 C6/C7 椎板间隙为中心做骨性开窗，开窗以头端为主。逐层切除椎板及黄韧带，暴露硬脊膜外缘及 C7 神

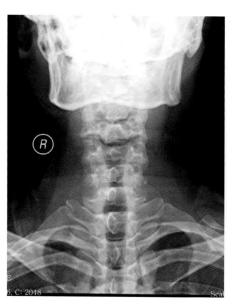
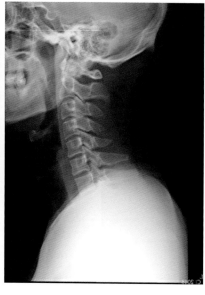

图 4-55　病例 1 术前颈椎 X 射线正侧位片

经根肩部及腋部，导航确定肩部及腋部对应位置（图 4-59），分别进行 C6/C7 椎间盘突出部位切除及 C5/C6 脱出髓核摘除，彻底减压 C7 神经根（图 4-60）。手术顺利。

6. **术后情况**　术后无相关并发症发生，患者术前症状消失。复查颈椎 CT 显示 C6/C7 椎间孔及椎板间骨性开窗位置，保留 C6 上半椎板，无关节突过度切除（图 4-61）。

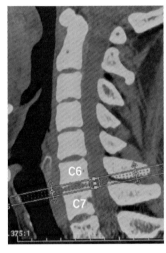

图 4-56　术前 CT 显示 C6/C7 椎间盘向右后突出

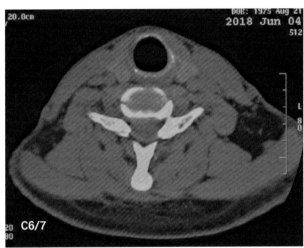

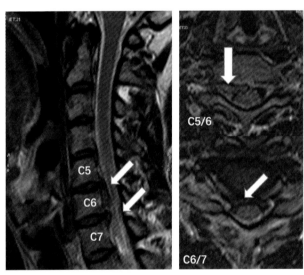

图 4-57　术前 MRI 显示 C5/C6 椎间盘远端脱出、C6/C7 椎间盘右后突出

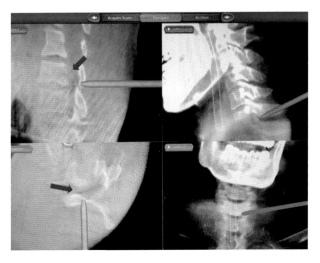

图 4-58　术中常规导航扫描后在导航下放置通道，以 C6/C7 椎板间隙及侧块内侧缘为中心

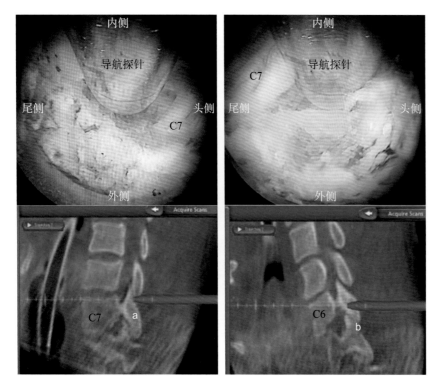

图 4-59 逐层切除椎板及黄韧带，暴露硬脊膜外缘及 C7 神经根腋部（a）及肩部（b），并使用导航确定对应位置

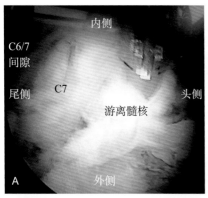
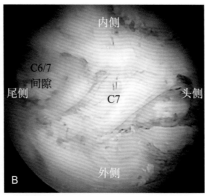

图 4-60 A. C6/C7 椎间盘突出髓核摘除；B. 彻底减压 C7 神经根

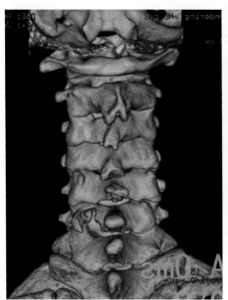
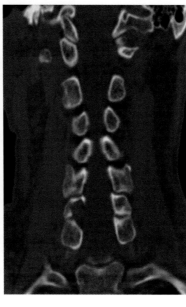

图 4-61 术后 CT 影像学表现，可见内镜下椎板切除范围

【病例 2】

1. **病史** 男性，59 岁。主诉：颈椎术后 5 年，右肩部右上肢疼痛、麻木 1 个月。5 年前患者因右颈肩部及右上肢疼痛，诊断为颈椎病，行 C5/C6 ACDF。术后症状缓解。入院 1 个月前又出现右颈肩部、右上肢放射性疼痛、麻木、无力，疼痛放射至右手腕部，无手指疼痛、麻木等。疼痛剧烈，颈肩部疼痛 VAS 评分 6 分。经甘露醇、地塞米松治疗后，症状缓解不明显。

2. **专科查体** 右上肢及右前臂外侧痛觉和触觉减退，右侧伸肘、屈腕及伸指肌力 VI 级。病理征阴性。

术前颈椎 X 射线片（图 4-62）、CT（图 4-63）及 MRI（图 4-64）显示颈 C5/C6、C6/C7 右侧椎间孔狭窄。

3. **诊断性封闭** 为明确诊断及病变节段，术前行 C6/C7 椎间孔封闭，患者症状显著缓解。

4. **术前诊断** 神经根型颈椎病（C6/C7 右侧椎间孔狭窄）。

5. **手术方式** 导航辅助下经 C6/C7 椎间孔扩大成形术。

6. **术中情况** 术中常规导航扫描及放置通道后，导航引导下行 C6/C7 椎间孔扩大成形术，以导航示踪器引导高速磨钻直接进行骨性打磨。为保留关节突稳定结构，而术前影像主要狭窄部位为椎间

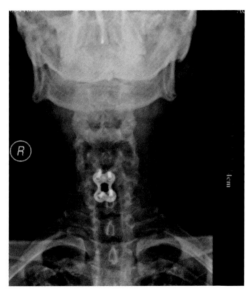
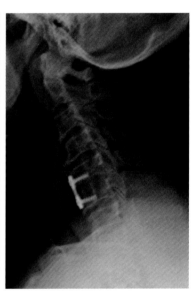

图 4-62 病例 2 术前颈椎 X 射线正侧位片

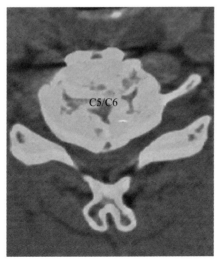
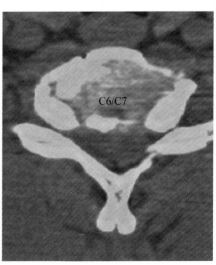

图 4-63 术前 CT 显示 C5/C6 右侧神经根管、C6/C7 双侧神经根管狭窄

孔中部，为尽量保留内外侧关节突骨质部分，行椎间孔中部开窗减压术（图 4-65）。逐层切除椎板及黄韧带，暴露 C7 神经根并延神经根走行探查，见神经根前方仍有小块椎间盘突出，遂行椎间盘髓核摘除、神经根减压术。手术顺利。

7. 术后情况 术后无相关并发症发生。术后患者症状明显减轻，颈肩部 VAS 评分 1~2 分。复查颈椎 CT 显示右侧 C6/C7 椎间孔中部开窗（图 4-66）。

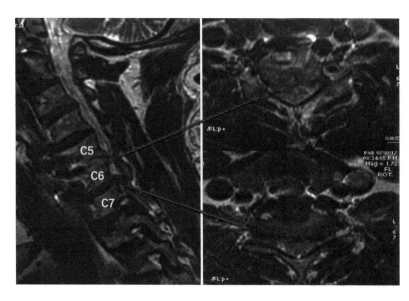

图 4-64 术前 MRI 显示 C5/C6、C6/C7 右侧椎间孔狭窄

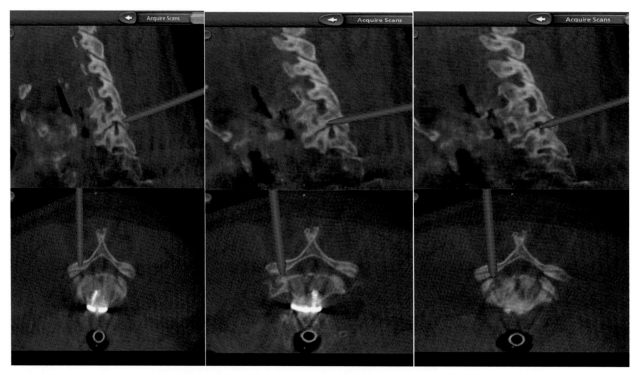

图 4-65 为尽量保留内外侧关节突骨质部分，导航下精确定位至椎间孔中部进行开窗减压

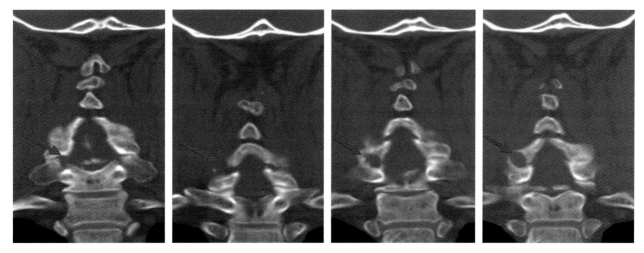

图 4-66 术后复查颈椎 CT 显示右侧 C6/C7 椎间孔中部开窗范围

【病例 3】

1. **病史** 男性，64 岁。主诉：双上肢麻木不适 4 个月，伴右下肢步态不稳加重 2 周。患者于入院前 4 个月无明显诱因出现双手麻木不适，伴双肩不适，无明显颈项部疼痛，无双上肢放射痛，不伴胸部束带感，行走时无双下肢踏棉感，双下肢无步态不稳。外院经针灸等对症治疗，症状无明显缓解。2 周前患者出现右下肢乏力，伴步态不稳，行走时有踏棉感，无右下肢放射痛及右下肢麻木症状，伴胸腹部束带感，予保守治疗后无明显改善。

2. **查体** 颈椎存在生理曲度，颈项部肌肉无明显痉挛、压痛，双侧压颈试验阴性，双侧颈神经根牵拉试验阴性，右侧肱二头肌腱反射（−），左侧正常，双侧肱三头肌反射正常，右上肢桡骨膜反射（−），左上肢肌力 IV 级，右上肢肌力正常，双手指皮肤感觉麻木，双手大、小鱼际肌无明显萎缩，双手握力减退。双手指夹纸试验阳性。右侧霍夫曼征阳性，左侧阴性。右侧巴宾斯基征阳性。

术前颈椎 X 射线片显示 C4 椎体不稳（图 4-67）、CT（图 4-68）、MRI（图 4-69）显示 C4/C5 椎间盘突出，脊髓受压变性，左后方椎管内囊性病变压迫脊髓。

3. **术前诊断** 脊髓型颈椎病（C4/C5）；C4 椎体不稳；C4/C5 黄韧带囊肿。

4. **手术方式** C4/C5 行 ACDF；导航辅助下经

C4/C5 行椎板间开窗、椎管占位切除术。

5. **术中情况** 首先经 C4/C5 行 ACDF。变换俯卧位后术中常规导航扫描及放置通道，导航引导通道放置于 C4/C5 椎板间隙棘突下位置。针对黄韧带囊肿部位行 C4/C5 椎板间开窗，术中见局部黄韧带增厚，囊壁切开后见暗黄色囊液流出，进一步扩大黄韧带切除范围，显露棘突下脊髓背侧（图 4-70）。手术顺利。

6. **术后情况** 术后无相关并发症发生。术后患者感症状明显减轻。复查颈椎 CT 显示 C4/C5 椎板间在囊肿部位开窗（图 4-71）。

7. **治疗体会** 颈椎后路经皮内镜技术存在一个显著的学习曲线。尽管早期病例手术时间较长，但只要具有较熟练的内镜操作技巧和经验，该手术仍可以安全有效地进行。PECD 技术提供了与开放性手术相似的结果、相似的并发症发生率及再手术率，但与开放 PCF 技术相比，PECD 技术具有失血少、疼痛轻、恢复快和住院时间短的优点，同时也避免了手术后疼痛、潜在的伤口并发症和后颈肌肉剥离并发后凸的风险。导航技术可使得 PECD 技术在低位颈椎或者颈胸交界区的手术更加精准方便，更重要的是，使得整个比较抽象的内镜手术变得直观，使内镜下的手术视野与导航获得的解剖信息和器械信息有机整合，以及提高了手术的成功率和有效率，又降低了手术难度，进而促进这一技术的有效开展。

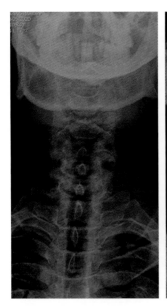
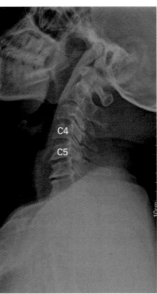
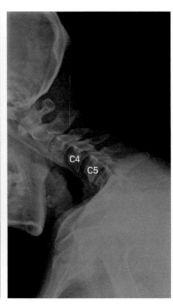

图 4-67 病例 3 患者术前正位、过伸位、过屈位 X 射线片，显示 C4 椎体不稳

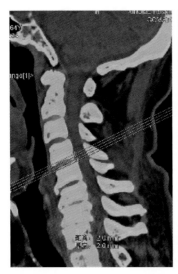
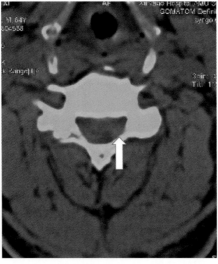

图 4-68 术前 CT 显示 C4/C5 椎间盘层面，椎管内脊髓背侧左后方占位（箭头处）

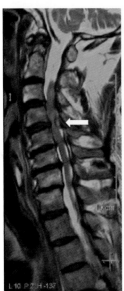
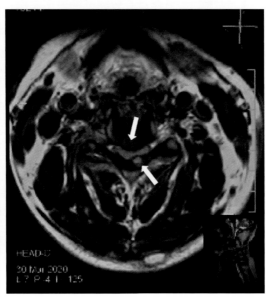

图 4-69 术前 MRI 显示 C4/C5 椎间盘突出、脊髓受压变性，以及左后方椎管内囊性病变压迫脊髓

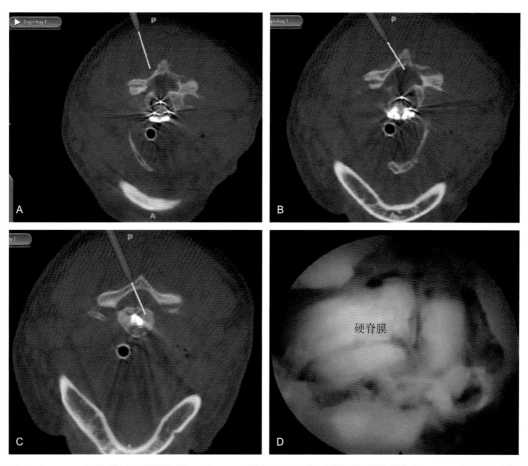

图 4-70　A~C. 导航引导下通道放置，于 C4/C5 椎板间隙棘突下黄韧带囊肿部位行 C4/C5 椎板间开窗；D. 切除囊肿及黄韧带后，显露硬脊膜背侧

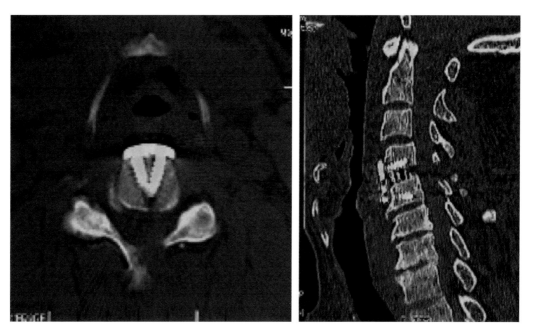

图 4-71　术后 CT 显示手术切除椎板范围

（张　超）

参 考 文 献

[ 1 ] Abel R, Ruf S, Spahn B. Cervical spinal cord injury and deglutition disorders[J].Dysphagia, 2004, 19(2):87-94.

[ 2 ] Koller H, Hempfing A, Acosta F, et al. Cervical anterior transpedicular screw fixation. Part I: Study on morphological feasibility, indications, and technical prerequisites[J]. European Spine Journal, 2008, 17(4):523-538.

[ 3 ] Liu X, Min X, Zhang H, et al. Anterior corpectomy versus posterior laminoplasty for multilevel cervical myelopathy: a systematic review and meta-analysis[J]. Eur Spine J, 2014, 23(2):362-372.

[ 4 ] Koller H, Acosta F, Tauber M, et al. Cervical anterior transpedicular screw fixation (ATPS)-Part Ⅱ. Accuracy of manual insertion and pull out strength of ATPS[J]. Eur Spine J, 2008, 17(4):539-555.

[ 5 ] 赵刘军, 李杰, 蒋伟宇, 等. 下颈椎前路椎弓根螺钉固定系统与普通前路椎体螺钉固定系统的静力学比较 [J]. 中国骨伤, 2014, 27(2):118-122.

[ 6 ] Chen W, Fang X M, Qian P Y, et al. Evaluation of multi-slice spiral computed tomography in in vivo simulation of individualized cervical pedicle screw placement at C3–C7 in Chinese healthy population[J]. Indian Journal of Orthopaedics, 2018, 52(6):651-656.

[ 7 ] Liu Y J, Tian W, Liu B, et al. Comparison of the clinical accuracy of cervical (C 2-C 7) pedicle screw insertion assisted by fluoroscopy, computed tomography based navigation, and intraoperative three dimensional C arm navigation[J]. Chin Med J(Engl), 2010, 123(21):2995-2998.

[ 8 ] Lee D H, Lee S W, Kang S J, et al. Optimal entry points and trajectories for cervical pedicle screw placement into subaxial cervical vertebrae[J]. Eur Spine J, 2011, 20(6):905-911.

[ 9 ] Kanna P R, Shetty A P, Rajasekaran S. Anatomical feasibility of pediatric cervical pedicle screw insertion by computed tomographic morphometric evaluation of 376 pediatric cervical pedicles[J]. Spine(Phila Pa 1976), 2011, 36(16):1297-1304.

[10] Kawaguchi Y, Nakano M, Yasuda T, et al. Development of a new technique for pedicle screw and Magerl screw insertion using a 3-dimensional image guide[J]. Spine, 2012, 37(23):1983-1988.

[11] Patil S, Lindley E M, Burger E L, et al. Pedicle screw placement with O-arm and stealth navigation[J]. Orthopedics, 2012, 35(1):e61-e65.

[12] Larson A N, Santos E R, Polly D W Jr, et al. Pediatric pedicle screw placement using intraoperative computed tomography and 3-dimensional image-guided navigation[J]. Spine (Phila Pa1976), 2012, 37(3):E188-E194.

[13] McAfee P C, Cunningham B, Holsapple G, et al. A prospective, randomized, multicenter Food and Drug Administration investigational device exemption study of lumbar total disc replacement with the CHARITE artificial disc versus lumbar fusion: part II:evaluation of radiographic outcomes and correlation of surgical technique accuracy with clinical outcomes[J]. Spine (Phila Pa1976), 2005, 30(14):1576-1583.

[14] Rajasekaran S, Kanna RM, Kamath V, et al. Computer navigation-guided excision of cervical osteoblastoma[J]. Eur Spine J, 2010, 19(6):1046-1047.

[15] Daniels A H, Arthur M, Esmende S M, et al. Incidence and cost of treating axis fractures in the United States from 2000 to 2010[J]. Spine, 2014, 39(18) : 1498-1505.

[16] Guan J, Bissen E F. Treatment of odontoid fractures in the aging population[J]. Neurosurg Clin N Am, 2017, 28(1):115-123.

[17] Debernardi A, D'Aliberti G, Talamonti G, et al. Traumatic (type II) odontoid fracture with transverse atlantal ligament injury: a controversial event[J]. World Neurosurg, 2013, 79(5-6):779-783.

[18] Anderson L D, D'Alonzo R T. Fractures of the odontoid process of the axis[J]. J Bone Joint Surg Am, 1974, 56(8) : 1663-1674.

[19] Joaquim A F, Patel A A. Surgical treatment of type Ⅱ odontoid fractures: anterior odontoid screw fixation or posterior cervical instrumented fusion?[J]. Neurosurg Focus, 2015, 38(4):E11.

[20] Grauer J N, Shafi B, Hilibrand A S, et al. Proposal of a modified, treatment-oriented classification of odontoid fractures[J]. Spine J, 2005, 5(2):123-129.

[21] Hhbek R J, Nakaji P. Nonoperative management of edontoid fractures: is halo vest immobilization warranted?[J]. World Neuresurg, 2017, 98:839-840.

[22] Steltzlen C, Lazennec J Y, Catonné Y, et al. Unstable odontoid fracture: surgical strategy in a 22-case series, and literature review[J]. Orthopaedics & Traumatology Surgery & Research, 2013, 99(5):615-623.

[23] Molinari W J 3rd, Mofinari R W, Khera O A, et al. Fanctional outcomes, morbidity, mortality, and fracture healing in 58 consecutive patients with geriatric edontoid fracture treated with cervical collar or posterior fusion[J]. Global Spine J, 2013, 3(1):21-32.

[24] Frangen T M, Ziikens C, Muhr G, et al. Odontoid fractures in the elderly: dorsal C1/C2 fusion is superior to halo-vest immobilization[J]. J Trauma, 2007, 63(1):83-89.

[25] Song K J, Lee K B, Kim K N. Treatment of odontoid fractures with single anterior screw fixation[J]. Journal of Clinical Neuroscience, 2007, 14(9):824-830.

[26] Schroeder G D, Kepler C K, Kurd M F, et al. A systematic review of the treatment of geriatric type Ⅱ odontoid fractures[J]. Neurosurgery, 2015, 77 Suppl 4:S6-S14.

[27] Terreaux L, Loubersac T, Hamel O, et al. Odontoid balloon kyphoplasty associated with screw fixation for type Ⅱ fracture in 2 elderly patients[J]. J Neurosurg Spine, 2015, 22(3) : 246-252.

[28] Tian W, Weng C, Liu B, et al. Posterior fixation and fusion of unstable Hangman's fracture by using intraoperative threedimensional fluoroscopy-based navigation[J]. Eur Spine J, 2012, 21(5) : 863-871.

[29] Pisapia J M, Nayak N R, Salinas R D, et al. Navigated odontoid screw placement using the O-arm: technical note and case series[J]. J Neurosurg Spine, 2017, 26(1) : 10-18.

[30] Chachan S, Bin Abd Razak H R, Loo W L, et al. Cervical pedicle screw instrumentation is more reliable with O-arm-based 3D navigation: analysis of cervical pedicle screw placement accuracy with O-arm-based 3D navigation[J]. European Spine Journal, 2018, 27(11):2729-2736.

[31] Overley S C, Cho S K, Mehta A L, et al. Navigation and robotics in spinal surgery: where are we now?[J]. Navigation and Robotics, 2017, 80(3s):s586-s599.

[32] Ishikawa Y, Kanemura T, Yoshida G, et al. Intraoperative, full-rotation, three-dimensional image (O-arm)–based navigation system for cervical pedicle screw insertion[J]. Journal of Neurosurgery, 2011, 15(5):472-478.

[33] Shimokawa N, Takami T. Surgical safety of cervical pedicle screw placement with computer navigation system[J]. Neurosurg Rev, 2017, 40(2):251-258.

[34] Gan G, KaliyaPerumal A K, Yu C S, et al. Spinal navigation for cervical pedicle screws: surgical pearls and pitfalls[J]. Global Spine Journal, 2020.

[35] Zeidman S M, Ducker T B. Posterior cervical laminoforaminotomy for radiculopathy: review of 172 cases[J]. Neurosurgery, 1993, 33:356-362.

[36] Clark J G, Abdullah K G, Steinmetz M P, et al. Minimally invasive versus open cervical foraminotomy: a systematic review[J]. Global Spine J, 2011, 1:9-14.

[37] Hussain I, Schmidt F A, Kirnaz S, et al. MIS approaches in the cervical spine[J]. J Spine Surg, 2019, 5(Suppl 1):S74-S83.

[38] Ruetten S, Komp M, Merk H, et al. Full-endoscopic cervical posterior foraminotomy for the operation of lateral disc herniations using 5.9-mm endoscopes: a prospective, randomized, controlled study[J]. Spine (Phila Pa 1976), 2008, 33:940-948.

[39] Winder M J, Thomas K C. Minimally invasive versus open approach for cervical laminoforaminotomy[J]. Can J Neurol Sci, 2011, 38:262-267.

[40] Fessler R G, Khoo L T. Minimally invasive cervical microendoscopic foraminotomy: An initial clinical experience[J]. Neurosurgery, 2002, 51:S37-S45.

[41] Zhang C, Wu J, Xu C, et al. Minimally invasive full-endoscopic posterior cervical foraminotomy assisted by O-arm-based navigation[J]. Pain Physician, 2018, 21(3):E215-E223.

[42] Del Curto D, Kim J S, Lee S H. Minimally invasive posterior cervical microforaminotomy in the lower cervical spine and CT junction assisted by O-arm-based navigation[J]. Comput Aided Surg, 2013,18:76-83.

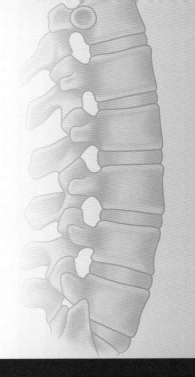

# 第五章

# 导航辅助胸、腰椎手术

# 第一节　导航辅助开放或经皮椎弓根螺钉固定

由于胸腰椎解剖特点存在一定的变异率，以及病变的复杂性，传统 C 臂机透视下后路椎弓根螺钉的置入仍存在一定的误置率，并带来潜在的神经血管损伤风险。近年来，随着影像技术与导航设备的发展，影像导航辅助下椎弓根螺钉的置入手术主要在两个方面取得了实质性的进展（即术前影像到术中影像，2D 影像到 3D 影像）。从最早的"基于 X 射线的 2D 影像导航技术（术前和术中）"发展到后来的"术前 3D 影像导航技术"，再到现在的"术中 3D 影像导航技术"，每一次技术的发展都给"影像导航辅助下椎弓根螺钉置入"手术带来新的进步，给患者带来更多的福音。

与"术前影像导航辅助手术"相比，"术中影像导航辅助手术"能够避免因为患者术中体位与术前行影像检查时的体位差异所带来的误差，同时减少了行"术前影像导航辅助手术"时导入术前影像及匹配、校准等步骤，大大缩短了手术时间，也显著提高了椎弓根螺钉置入的准确性和安全性，避免了不必要的手术相关并发症的发生。

虽然"2D 影像导航辅助下椎弓根螺钉置入"较"传统的开放性手术"已明显提高了螺钉置入的准确性，但是"3D 影像导航辅助下椎弓根螺钉置入"比"2D 影像导航辅助下椎弓根螺钉置入"仍然具有明显的优势。Fraser J 等认为，与"2D 影像导航辅助下椎弓根螺钉置入"相比，"3D 影像导航辅助下椎弓根螺钉置入"不仅能够通过运用三维重建技术，术前个体化地计划穿刺方向、螺钉直径和长度，提高椎弓根螺钉置入的准确性和固定强度，从而减少椎弓根突破所造成的相关并发症；同时还能使导航辅助下的脊柱外科手术更加直观化、立体化，从而减少了透视对医患双方的损害，并可减缓年轻外科医师学习脊柱外科手术的学习曲线。

## 一、光学导航辅助椎弓根螺钉固定

以"SIREMOBILE® ISO-C 3D C 臂机＋计算机辅助手术系统"的经皮／开放椎弓根螺钉置入骨折复位术为例，具体介绍手术操作流程。

### （一）导航系统准备

（1）首先确定导航过程中需要使用到的设备和工具都已准备就绪。

（2）打开计算机辅助手术系统，登入界面选择程序（术者可以根据自己的习惯与喜好添加或自定义手术程序，程序允许术者保存偏好设置，如跟踪方法和注册方法等）。

（3）按照计算机辅助手术系统说明书提示，连接线路及相关设备，如 C 臂机、光学器件追踪设备（图 5-1）等。

（4）安装脊柱参考架。有 3 种方法安装脊柱参考架：经皮参考针、开放脊柱夹具及经皮脊柱夹具（图 5-2），可根据具体情况及术者手术习惯爱好，选择在手术中最容易操作的方法和参考架。

（5）安装摄像机。注意：需清除摄像机镜头和脊柱参考架之间的障碍物，使摄像机镜头瞄准脊柱参考架，调整摄像头与脊柱参考架之间的距离，直到距离示踪器靠近标尺中间位置。

（6）校验导航工具。将导航工具的尖端放到参照架的槽底部，尽可能保持针尖和凹槽之间的垂直（图 5-3），点击摄像按钮并握住导航工具不动，持续 2 秒，当导航工具被校验完毕，系统会给出确定语音提示，校验完毕。可根据需要重复上述操作，添加并校验多个导航工具。

（7）安装 ISO-C 3D 示踪器到 SIREMOBILE® ISO-C 3D C 臂机上（图 5-4），将 DICOM 网络连

接线的一端接到 ISO-C 3D 工作站，另一端连接到 CAS 导航系统侧面控制板的网络接口，启动示踪器。

（8）扫描患者手术部位 3D 图像，导入图像信息序列到 CAS 导航系统。

（9）设计手术方案。生成一个手术方案帮助术者在螺钉置入之前识别，即将置入的螺钉入路的位置和角度（图 5-5），也可以根据需要设计多个手术方案。

（10）注册。校验图像的准确性（图 5-6），使通过 C 臂机扫描导入 CAS 导航系统，重建 3D 影像模型与患者完全匹配。

（11）导航。开始手术。

**（二）术中操作**

患者取俯卧位，常规消毒铺单，其他手术准备同一般脊柱手术，脊柱参考架可根据需要固定于标识明确的骨性结构上，如髂嵴或棘突。经皮或开放方式，选取大致手术节段区域后正中或旁开 1.5 cm 逐层切开皮肤、皮下筋膜、肌肉，使用导航工具按照计算机导航界面动态影像导航指示，调整进针点与方向，使其与先前设计的手术方案进钉路径一致（图 5-7），而后按照常规椎弓根螺钉置入步骤逐步完成椎弓根螺钉的置入。

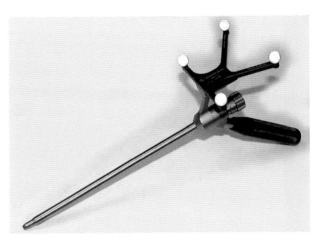

图 5-1　光学器件追踪设备＋导航工具

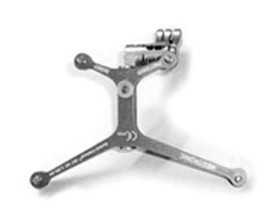

图 5-2　脊柱参考架

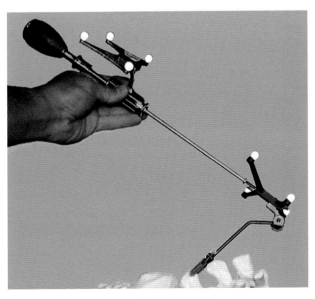

图 5-3　校验导航工具

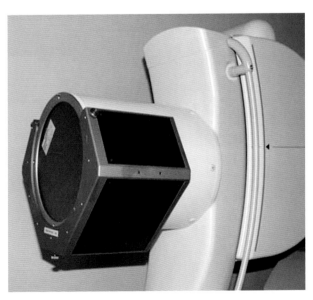

图 5-4　安装 ISO-C 3D 示踪器至 C 臂机

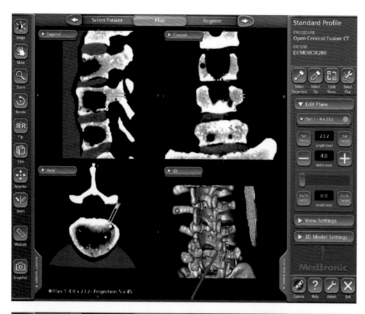

图 5-5　设计手术方案

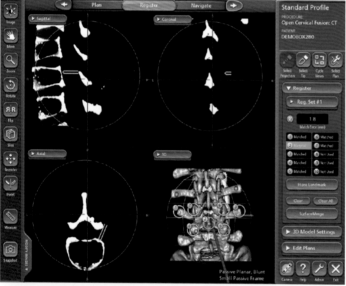

图 5-6　注册、校验图像准确性

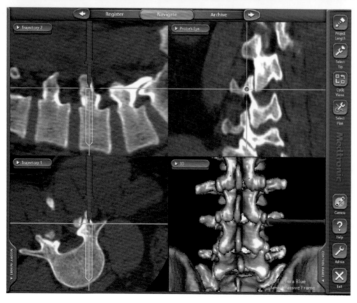

图 5-7　实时导航置入螺钉

## 二、电磁导航辅助椎弓根螺钉固定

以基于术前 CT 的 "Joimax Intracs® 电磁导航系统" 的经皮椎弓根螺钉置入骨折复位术为例，具体介绍一下手术操作流程。

患者俯卧于可透视手术床，C 臂机透视确认手术椎体并标示体表标志，在手术区域的远端安装磁场发生器，确保手术范围位于磁场内（50 cm³）。常规消毒铺巾，在手术中心节段下位棘突距离皮肤 5~10 mm 安置定位器，将注册架安放于手术野上，确保侧位映射环（AP 定位器）大板对应 C 臂机接收器，小板对应发射器，AP 板上、下反顺紧邻定位器安置（图 5-8）。术中拍摄标准正侧位像，定位磁点均匀分布于手术区域，使透视视野内包括所有预固定椎体，且每个椎体不少于 4 个定位磁点。主机读取术前 CT 薄层扫描数据（DICOM 格式），进行三维和二维图像融合（图 5-9）。注册穿刺针后（图 5-10），根据三维导航图像，直视下使用穿刺针经皮穿刺定位合适进针点及角度（图 5-11），抽出穿刺针内芯，插入导丝，以穿刺点

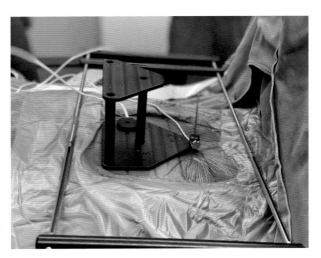

**图 5-8　安置定位器，放置注册架及 AP 板**

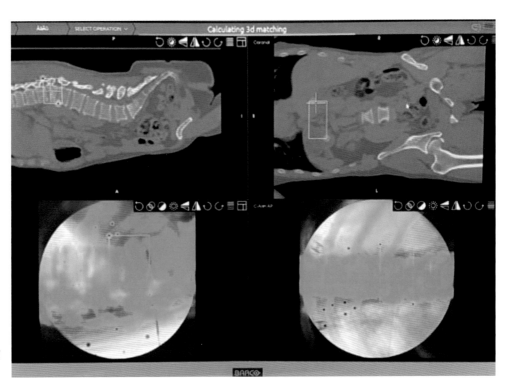

**图 5-9　术中透视与术前CT 图像数据融合**

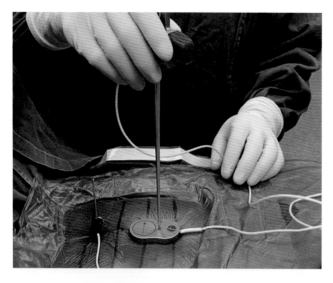

图 5-10　注册穿刺针

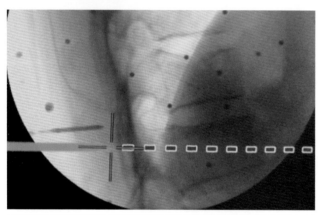

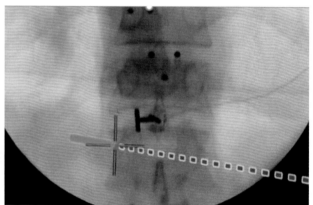

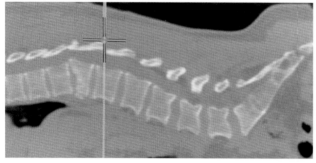

图 5-11　直视下经皮穿刺定位合适进针点及角度

为中心各取长约 1.5 cm 皮肤切口，抽出穿刺套管，并沿导丝逐级扩张通道，开口、攻丝，并选用合适长度和直径的椎弓根螺钉拧入椎弓根钉道内，进钉全程利用穿刺针导航内芯不断验证钉道准确性，拔出导丝，最后透视正侧位像证实螺钉位置良好，完成置钉。

基于术前 CT 的脊柱导航系统精准度不高，其中最重要的一个原因是术前 CT 扫描时患者处于仰卧位，而术中多俯卧位于腰桥之上。在两种体位

上，脊柱的弧度、各椎体的相对位置可发生显著改变。胸腰椎骨折的患者这种差别尤为突出，因为俯卧位和适当的过伸体位复位会使骨折和局部 Cobb 角得到一定程度的恢复。

为提高导航的精准度，可采取以下几种办法：

（1）将软件上的目标椎体定位为伤椎，再将磁导航定位器置于远端棘突，以充分放置 AP 板，平均分布磁力点或有所助益。

（2）在置入首枚螺钉时可选择远离中心椎的进

钉点，透视验证三维导航的精准度，如无偏差，依靠导航进行余下操作；若出现明显的漂移现象，可重新甚至多次注册校准磁点再行手术。

（3）应用脊柱导航辅助产品，在摆好患者体位后行正侧位透视，以此与术前 CT 做校正。

## 三、超声导航辅助椎弓根螺钉固定

超声作为传统显像技术，具有实时显像、无辐射、价格低廉等优点，但将它应用于骨科手术导航的报道较少。Yan 等通过超声成像对骨表面进行三维重建，将成像图与骨骼解剖标志点配准，并在此基础上行椎弓根螺钉置入术，结果显示该方法易出现配准误差，且无法对骨组织内部结构实时显像，因此易导致手术失败。Aly 等研发出一种可 360° 旋转的低频 B 超探头，用于钉道内探测椎弓根四壁及体外椎体。由于椎体周围伴有重要血管、神经及脏器，超声探头不仅需要能从钉道对椎弓根四壁进行探测，还应能对进钉方向成像。同时若要转化为临床应用，还需研发可旋转式三维扫描器，以构建三维实时成像系统。总而言之，将超声应用于骨科手术治疗尚处于理论研究与探索阶段，技术尚未成熟。

（林海滨　徐　峰）

# 第二节　导航辅助骨质疏松骨折椎体成形术

骨质疏松骨折导致中老年患者生活质量下降，活动量减少，从而进一步加重全身性骨质疏松。经皮椎体成形术（percutaneous vertebroplasty，PVP）能起到快速稳定骨折椎体、减轻疼痛的作用。而对于部分合并后凸畸形的患者，经皮椎体后凸成形术（percutaneous kyphoplasty，PKP）可以止痛的同时，有助于脊柱生理曲度的恢复。

## 一、手术指征

日常工作中，常规的胸腰段、下腰椎等部位的椎体成形或后凸成形术，大多可在二维 C 臂机影像引导下快速完成。故术中三维导航在椎体成形术和后凸成形术的适用范围包括以下几方面。

1. **多发椎体骨折（大于 3 个椎体）**　对于多节段椎体骨折的患者，由于二维导航 C 臂机投照角度各不相同，需要频繁更换角度使得术中辐射剂量大大增加，且明显增加操作时间，中老年患者局麻下无法耐受长时间俯卧位，常需要全麻进行。由于术前 CT 或术中 3D 扫描一次可采集 3~4 个及以上椎体的数据，配合术中实时导航可以大大缩短手术操作时间，使得多节段骨折可行单侧入路快速穿刺，进而简化手术过程。

2. **中上段胸椎**　因该部位椎弓根解剖学形态较细，并且透视常受到前方脏器干扰而影响清晰度，从而影响术者判断准确的进针点和方向。尽管通过改良穿刺方法，经椎弓根外侧肋横关节入路可以解决该问题，但出现骨水泥渗漏和神经损伤的风险仍然较高。

3. **高度丢失严重的骨质疏松压缩性骨折**　由于骨质疏松程度重，相同暴力情况下骨质压缩严重，椎体高度过度丢失，如腰椎压缩超过 75%，上胸椎压缩超过 50%，且往往椎体中央部分上、下终板之间空间极小，传统透视下可能因穿刺路径选择不佳而损伤终板和椎间盘，导致骨水泥突破终板向椎间隙渗漏的情况。虽然可能无临床症状，但也应尽可能予以避免。术中实时导航可以较好地为术者寻找最佳穿刺路径。

4. **严重的骨质疏松**　由于骨密度极低，常规影像透视无法获得清晰的图像，椎弓根等解剖学标志不明显，也是术中导航的良好适应证。

## 二、导航的优势

PVP 和 PKP 手术在操作过程中，如果出现较大偏差，就可能穿破椎弓根内侧壁进入椎管导致神经损伤，骨水泥亦可通过穿刺路径破口渗漏进入椎管，进而引起神经压迫和热灼伤。由于是常规手术系二维 C 臂机影像引导下的介入操作，且中老年患者常常合并退变性脊柱侧凸、椎体旋转等情况，加之骨质疏松导致解剖学标志透视不清，故完全依赖手感和透视来寻找良好的入点和穿刺路径较为困难，同时不足以保证手术安全性。此种情况尤其容易出现在上胸椎，因其解剖学特点，椎弓根较细，前方脏器影响透视清晰度，反复多次的穿刺一方面增加创伤，同时可能破坏入点骨性结构并最终导致穿刺失败，另一方面反复多次穿刺和路径改道，容易在原本疏松的骨质内部形成围绕工作通道的空隙，增加骨水泥渗漏的风险。

因此众多学者尝试的诸多方法，旨在提高手术穿刺的精准度。例如部分学者从术前双斜位片获得灵感，使用斜位透视管状视野的方法，使得 C 臂机投射方向平行于椎弓根，从而使其"牛眼"骨性标志显示更为清晰，穿刺过程中穿刺针须平行于 C

臂机投射方向，保证穿刺针尖端全程在椎弓根投影内部。该方法由于穿刺手柄的遮挡，有时仍会影响入点的确定，同时不利于单侧穿刺倾角的判断和调整。还有部分学者参考介入科手术方法，在 CT 引导下穿刺，该手术方法精确性要明显优于二维透视，但是由于需要反复多次 CT 扫描，实际的辐射剂量仍较大，并且 CT 无法实时监测骨水泥注射弥散情况，所显示图像信息相对滞后，不能及时发现并阻止骨水泥渗漏，不利于手术安全。故在此类特殊情况下，使用实时三维导航，可以明显降低患者及术者的辐射剂量，提高手术效率。在单节段情况下，可能会增加部分手术时间，但对于多节段，其优势尤为明显。

常用导航有"术中即时 3D 扫描红外光学引导计算机导航系统"，该系统借助"3D-C 臂机"或"O 臂机"在术中对术区行实时扫描后由计算机重建并配合光学引导，其精度较高，精确性为 $2.5 \pm 1.5$ mm，最高可达 0.3 mm，足以满足 PVP 和 PKP 手术的需要。但其需要另行一处 10 mm 左右皮肤切口来放置参考架，与 2 mm 的穿刺点相比较为突兀。术中若出现红外线遮挡，可能影响导航。另外参考和定位设备占用空间很大，可能妨碍术中操作，尤其是此类型的脊柱微创手术。

而近年来新兴的电磁导航，无"红外线遮挡"，传感器不占用手术空间，能实现多节段同步导航，同时兼容各种器械追踪。其磁场定位感应器较为小巧，可通过经皮穿刺的方法固定于棘突之上且稳定性良好，符合微创手术的理念。且电磁导航除了可使用术中实时 3D 扫描的数据以外，还可以兼容配合术前 CT 多平面重建数据结合术中实时二维透视，经由计算机进行计算匹配从而获得导航数据，精度不亚于 C 臂机扫描，故本文着重介绍"电磁导航"引导下的操作过程。

## 三、术前检查及评估

术前常规检查胸腰椎正侧位 X 射线片，初步定为压缩骨折的部位、后凸畸形的情况。同时行

胸腰椎 MRI 检查，进一步明确系单发或多发骨折，并经由 T2 脂肪抑制像鉴别新鲜与陈旧性骨折。对于部分患者如心脏起搏器、年代久远材质无法明确的内固定等特殊原因，不适合行磁共振检查，可由全身骨骼 ECT 作为替代方案，通过骨代谢活性来确定是否存在新鲜骨折或骨折不愈合。最后骨折部位的 CT 扫描和多平面重建可以判断是否存在骨折块后移及椎管狭窄的情况。对于骨折块后移导致椎管狭窄超过 30% 的患者，一般不适合行 PVP 或 PKP 手术。同时 CT 多平面重建在矢状位能够较好地判断不同部分椎体压缩的程度，结合轴位影像能够判断骨折线所处的位置，上终板是否受损，预评估术中骨水泥可能渗漏的部位，从而在规划穿刺路径时尽可能避让。矢状位 CT 重建，亦可清晰观察是否存在"空气裂隙征"，从而为诊断"Kummell 病"提供依据。骨密度检查对于骨质疏松症这一基础性疾病的诊断提供至关重要的证据，同时对于患者术后的规范化抗骨质疏松提供评估标准，但其数值不能直接决定患者是否有椎体成形手术指征。

## 四、Fiagon® 电磁导航（Joimax Intracs® em）手术操作步骤

（1）对于 1~2 个节段骨折且骨折部位相邻的患者，术前指导患者行俯卧位体位训练。时间达 1 小时者，可采取局麻下操作，其余患者采取气管内全麻下操作。

（2）患者取俯卧位于碳素手术床，透视确认骨折位置并做好标记，放置电磁导航磁场发生器于患者尾侧，呈垂直状态并连接主机（图 5-12），常规消毒铺巾。

（3）在患椎或相邻椎体棘突上经皮穿刺，固定纽扣型磁场感应器，放置电磁导航定位架于术区（图 5-13）。如有术中 3D-C 臂机，照常进行 3D 扫描，通过网络或 USB 将数据传输至 Fiagon 导航系统进行精准计算。无 3D-C 臂机配置，则可行二维 C 臂机正侧位透视，使得尽可能多的参考点进入透视视野，将图像导入导航主机内，并与预先导入的

术前 CT 多平面重建数据（DICOM 格式）进行计算机匹配计算和修正，计算结果满意后获得术中 3D 脊柱重建模型及相应的断层图像（图 5-14）。匹配结束后仅需要留下纽扣型磁场感应定位器。

（4）使用注册工具注册 PVP：较多学者认为 PVP 与 PKP 疗效无显著性差异，但 PVP 操作更为简便，花费也较少，适用范围更为广泛，故本章节以 PVP 为代表。若后段操作选择 PKP，其操作过程与日常无异，因此不再赘述。穿刺针及工作套筒见图 5-15。

（5）在电磁导航引导下，选择单侧入路，一般

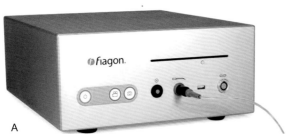
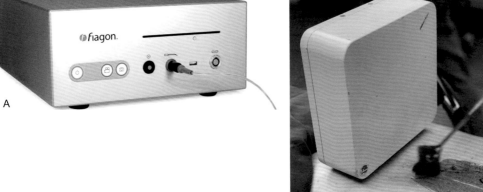

图 5-12　A. 电磁导航主机；B. 电磁导航磁场发生器于患者尾侧，呈垂直状态放置并连接主机

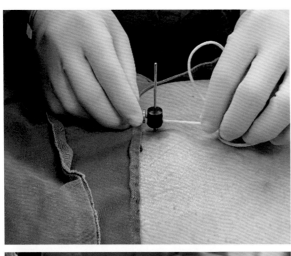
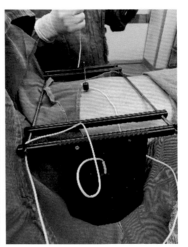
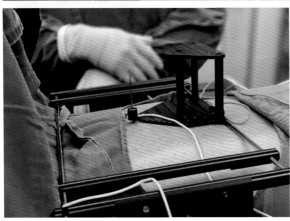

图 5-13　放置电磁导航定位架于术区

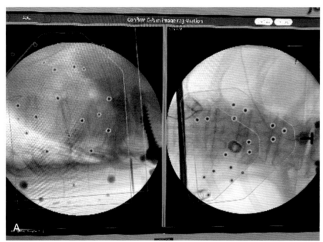

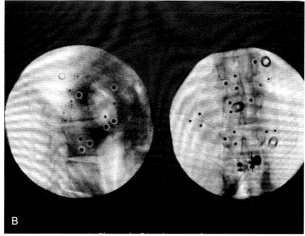

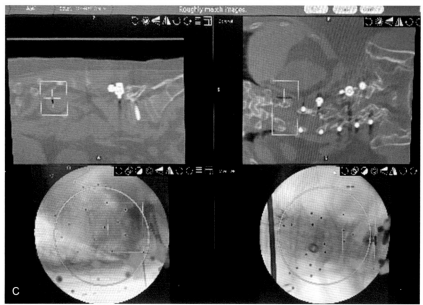

图 5-14 A、B. C 臂机正侧位透视，使得尽可能多的参考点进入透视视野，将图像导入导航主机内；C. 与预先导入的术前 CT 多平面重建数据（DICOM 格式）进行计算机匹配计算和修正，计算结果满意后获得术中 3D 脊柱重建模型及相应的断层图像

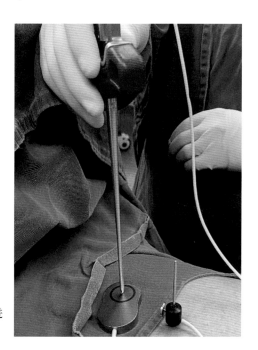

图 5-15 穿刺针及工作套筒等工具进行导航注册

选择从侧方压缩较重的一侧进针（图 5-16），同时观察冠状位、矢状位、轴位图像，获取术前预设计的理想穿刺路径，逐步进针并确认工作通道的实时位置和深度，使得穿刺针针尖到达椎体中后 1/3 处。拔除穿刺针放入导丝，退出工作套管，顺着导丝置入椎体成形工作通道。

（6）搅拌骨水泥，待骨水泥凝固至拉丝期，使用专用推杆抽取骨水泥，在椎体空腔处填充合适数量的骨水泥，并连续透视实时确认骨水泥弥散情况和椎体形态（图 5-17）。

（7）局麻患者可于骨水泥注射结束后再次确认患者原有术前腰背部疼痛有无缓解，检查患者双下肢活动情况。其间置入内芯且不时转动工作通道，避免其与椎体内骨水泥团块粘连，造成退出困难。待骨水泥完全凝固硬化后，拔除工作通道，纱布覆盖稍加压包扎皮肤切口。

## 五、电磁导航手术操作要点及存在的问题

电磁导航与常规光导航的区别在于，其使用的

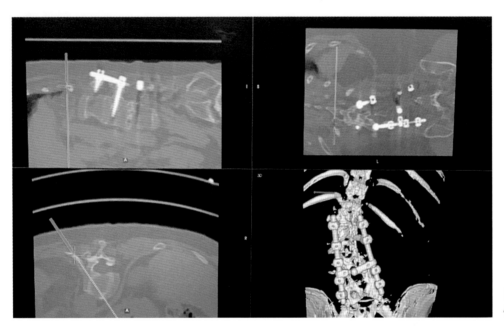

图 5-16　在导航下选择单侧入路进行穿刺操作

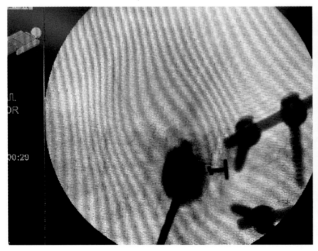
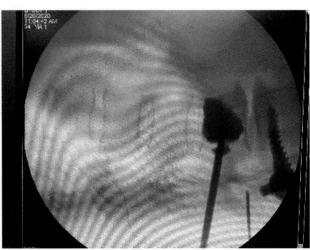

图 5-17　C 臂机透视确认骨水泥弥散情况和椎体形态

CT 数据系术前扫描获取。部分患者压缩骨折经术前体位复位，患者身高可能得以部分恢复，这将使术中计算机匹配重建产生较大偏差，故建议使用磁导航引导手术。不具备术中 3D-C 臂机实时扫描的单位，术前 CT 尽可能采用与手术体位一致的俯卧位（胸部、髂部垫软枕），以获得腰椎过伸状态下的数据，使得该术前 CT 扫描尽可能接近术中患者体位。若入院时已完成急诊 CT 扫描，但入院后磁共振发现椎体高度已明显恢复，应在术前再次予以复查俯卧位 CT 以获取最佳原始数据，这将成为影响术中导航准确性的重要环节。同时 C 臂机、器械推车或大型手术器械等金属可能干扰磁场，应尽可能远离。

使用电磁导航时，笔者团队有以下体会：

（1）磁场发生器的放置位置很重要，须参考操作手册要求，垂直放于地面。

（2）磁场定位感应器的牢固固定：术中导航主机匹配校准后，该感应器不能随意移动。

（3）严格按照手术的规范化操作步骤进行，并遵从电磁导航操作手册，减少人为误差，提升导航准确性。

（4）术中因为患者体位等原因，可能存在匹配不良、影响定位穿刺的情况，可实时切换二维和三维导航模式进行互补参考定位，此时术者的二维穿刺经验亦是很好的补充。

（5）导航仪的使用本身存在学习曲线，且操作过程中可能不断发现新的问题和缺陷，这是每一项新技术的特点和发展升级的必经过程，术者首先需要具备丰富的经验并经过严格的培训。不严谨的学习曲线和盲目操作将极其容易导致操作失败，甚至出现严重的并发症。

（林海滨　徐　峰）

# 第三节 导航辅助微创经椎间孔腰椎椎间融合术

近十年来，我国众多医院都已逐步开展微创经椎间孔腰椎椎间融合术（minimally invasive transforaminal lumbar interbody fusion，MI-TLIF），其优良疗效和微创优势已被众多脊柱外科医生认可。近年来，国内外医生针对 MI-TLIF 技术进行了诸多改良，可在多种工具辅助下完成手术，包括椎间盘镜（microendoscopic discectomy，MED）辅助 MI-TLIF、显微镜通道辅助 MI-TLIF、全脊柱内镜辅助 MI-TLIF 等。随着计算机辅助导航技术的出现，国内外众多学者开始了计算机导航辅助 MI-TLIF 的尝试，并取得了良好的效果。本节内容主要就计算机导航辅助 MI-TLIF 技术进行阐述。

## 一、MI-TLIF 发展简史及基本操作技术

### （一）MI-TLIF 发展简史

经椎间孔腰椎椎间融合术（transforaminal lumbar interbody fusion，TLIF）是由 Harms 和 Jeszenszky 于 1998 年在后路腰椎椎间融合术（posterior lumbar interbody fusion，PLIF）基础上发展而来。微创经皮置入椎弓根螺钉，筋膜下安置连接棒的概念于 2001 年提出以后；2002 年，Foley 等开始应用管状通道技术实施 MI-TLIF，结合经皮椎弓根螺钉固定术，取得了良好的效果。与开放性手术相比，其具有诸多优势，如棘突旁肌肉组织在筋膜内被分离开、骨性附着点被完全保留下来，尤其是对于后方韧带复合体的完整保留，对脊柱稳定性的影响明显降低，同时减少了术中出血和组织创伤，加快了患者康复。

### （二）MI-TLIF 的基本方法

#### 1.适应证与禁忌证

（1）适应证：腰椎退变性疾病，节段不稳，腰

椎滑脱 I ～ II 度；关节突关节发育不良；侧隐窝或椎间孔狭窄导致的神经症状；腰椎间盘突出症或腰椎间盘置换术后翻修；过度的关节或椎弓根峡部切除术后不稳；其他医源性腰椎失稳；既往手术导致下腰痛，伴和不伴神经压迫；假关节形成需行融合。

（2）禁忌证：腰椎矢状面或冠状面畸形；退行性后凸或脊柱侧凸；椎板切除术后致后凸畸形；多节段疾病（≥ 3 节段）；高骑骨盆；严重的骨质疏松症（T ≤ −3.0）；双侧硬脊膜周围纤维化；病理性肥胖。

#### 2.手术方法

（1）麻醉和体位：全身麻醉后患者取俯卧位，腹部垫空，避免腹压增加导致静脉压升高，术中出血增加，调整手术床确保腰椎正侧位均可透视。C 臂机透视定位，确定手术节段，并在体表划脊柱中心线，椎弓根投影连线，标记手术区域，注意移行椎和腰椎曲度，避免定位错误。

（2）安置通道系统：在准备手术减压侧椎弓根连线区域稍偏内（约距离中线 3 cm 处），做一长约 2.5 cm 纵行皮肤切口，切开胸腰筋膜，确认多裂肌与最长肌肌间隙位置，手指钝性分离肌间隙，可触及关节突关节背侧，插入定位导针，透视确认针尖位于关节突关节上。沿导针放置逐级扩张套管，逐渐扩张肌间隙，最后在扩张套管外放置工作套管（可撑开或固定通道工作套管），通道和椎间隙方向一致，稍向内倾斜，关节突关节在其正中心位置，确认通道位置后利用自由臂将通道锁定在手术床上。取出逐级扩张通道后撑开工作通道，放置侧方挡板。

（3）椎管减压：清除小关节、椎板表面的软组织，采用骨刀、椎板咬骨钳、磨钻或超声骨刀切除下关节突，向内咬除椎板骨质，显露黄韧带和硬膜

囊，然后用神经剥离子探查上关节突内侧缘，咬除增生的上关节突内侧缘，保护走行神经根，再次应用上述工具切除部分上关节突。椎管静脉丛止血。从外侧显露、切除椎间盘，神经拉钩将硬膜囊和走行神经根牵向内侧保护，铰刀和刮匙处理软骨终板，试模选择合适大小的融合器（cage），处理完毕后彻底冲洗。将减压出的碎骨块或同种异体骨置入椎间隙，并将骨粒推向对侧，置入融合器。置入完毕后再次冲洗，探查神经根及硬膜囊有无压迫，必要时应用"穹顶技术"进行对侧减压。如果存在双侧根性症状，则需进行双侧通道下减压。

（4）经皮置钉：参照术前定位位置在 C 臂机或 G 臂机透视下置入穿刺针，透视位置满意后置入导丝，攻丝后置入双侧椎弓根螺钉，安装连接棒。彻底冲洗切口后在减压侧放置 1 枚负压引流管。按照解剖层次缝合切口。

（5）术后处理：术后第 2 天鼓励患者在腰围保护下下床活动，6 周内佩戴腰围，3 个月内避免腰背部区域扭转或弯曲活动。

## 二、导航辅助 MI-TLIF

### （一）导航辅助 MI-TLIF 的发展

目前国内外开展导航辅助 MI-TLIF 较少，2016 年一项随机对照研究纳入 40 例患者，分为导航组和传统组，导航组切口更小，出血少，卧床时间和住院时间短，说明导航技术使传统 TLIF 手术更微创。2017 年，海军军医大学附属长征医院周跃教授团队报道，利用导航辅助内镜下 MI-TLIF 治疗 17 例腰椎退变性滑脱患者，随访 1 年，所有患者的 VAS、JOA 和 ODI 评分均显著提升；12 个月随访，所有患者均达到良好的骨性融合，说明该术式安全、可行、有效。刘亚军等进行了一项随机对照研究，27 例分为导航组和传统组，结果提示导航组切口更小，出血少，JOA 和 ODI 评分改善更好。齐鹏等将 45 例患者分为 MI-TLIF 组、iCT-MI-TLIF 组和 COTLIF 组，导航组的手术时间相较于

微创组有所增加，导航组的出血量和引流量较少，但差异无统计学意义；3 组腰腿痛评分均显著减少，术后 3 天和 6 周腰痛评分导航微创组和微创组均优于开放组；3 组功能在随访 2 年时均显著改善，术后 6 周功能评分，导航微创组和微创组均优于开放组，融合率无显著差异。除了对疗效的关注以外，医生对自身和患者的放射线暴露也是一个焦点问题，对于胸腰椎手术的导航尸体研究提示，应用 CT 数据导航可显著减少术者的放射线暴露，但是会增加患者的放射线暴露，其中胸椎会显著增加患者甲状腺、乳房的暴露剂量，腰椎手术可增加患者生殖腺、肠管的暴露剂量。所以，术中可给患者相应部位更好的防护，尤其是年轻患者。笔者分析，O 臂机 CT 导航可增加患者射线暴露发生终身肿瘤的风险，最高为乳腺癌（仅增加 0.055%）无临床意义，说明导航技术的安全性是良好的。对于导航辅助 MI-TLIF 的射线暴露，2018 年有一篇文献报道，87 例患者，27 例行导航辅助 MI-TLIF，60 例行 MI-TLIF，导航组放射线暴露及置钉准确率均高于非导航组，尤其是脊柱畸形患者。综上，导航辅助 MI-TLIF 相较于传统 MI-TLIF 技术，具有手术更加微创、短期效果更好且放射线暴露量较低等优点，是值得推广的一项新技术。

### （二）导航辅助 MI-TLIF 的基本方法及技巧

1. **导航辅助 MI-TLIF 的基本方法**　计算机导航辅助系统可以提高 MI-TLIF 手术的精准性，但是依据其基本原理，导航辅助 MI-TLIF 的操作步骤不同于常规的 TLIF 操作步骤。

（1）体位摆放及导航系统准备：患者采取常规俯卧位，将参考架利用 3.5 mm 克氏针固定于髂嵴上（亦可固定于棘突上，但建议减少棘突夹应用，因其创伤相对较大），保证参考架稳定性（图 5-18A）。

（2）利用 O 臂机或三维 C 臂机进行扫描，传输影像学数据至导航工作站（图 5-18B~F）。

（3）导航辅助椎弓根螺钉钉道建立，因置入融合器后，椎间隙高度会发生改变，所以先利用导航定位，建立椎弓根螺钉钉道后将导丝插入钉道内，

保证置钉的准确性。一般选择专用穿刺针或套管示踪器选择进针点，利用虚拟延长线决定进针轨迹，轨迹确定好后可利用虚拟延长线确定螺钉的直径和长度，达到最佳生物力学固定的目的（图5-19）。

（4）导航辅助确定减压侧手术切口位置。利用套管示踪器定位关节突关节位置，确定后将克氏针自示踪器内的空心套管内置入关节突关节，结合椎弓根螺钉进针点切开皮肤，钝性分离关节突关节表面肌肉等软组织，放置逐级套管，建立工作通道。工作通道建立后，利用尖端示踪器确认截骨位置，确保一次截骨成功，并保留椎弓根螺钉进针点和椎弓峡部的稳定性（图5-20）。

（5）导航辅助确定椎间隙处理的深度和广度，辅助选定融合器高度（图5-21），完成截骨后切除黄韧带和神经根管背侧骨质进行背侧减压，背侧减压完毕后牵开硬膜囊和神经根，尖端示踪器再次确认椎间隙位置和椎间处理的方向，切开纤维环，进行椎间处理和腹侧减压，椎间处理完毕后利用尖端示踪器的虚拟延长线辅助确定融合器的型号，试模后冲洗，植骨并置入融合器，探查确认硬膜囊及神经无压迫，彻底止血后，用明胶海绵覆盖硬膜囊。

（6）沿导航确定的通道攻丝并置入椎弓根螺钉，逐层缝合，用无菌敷料覆盖创面。

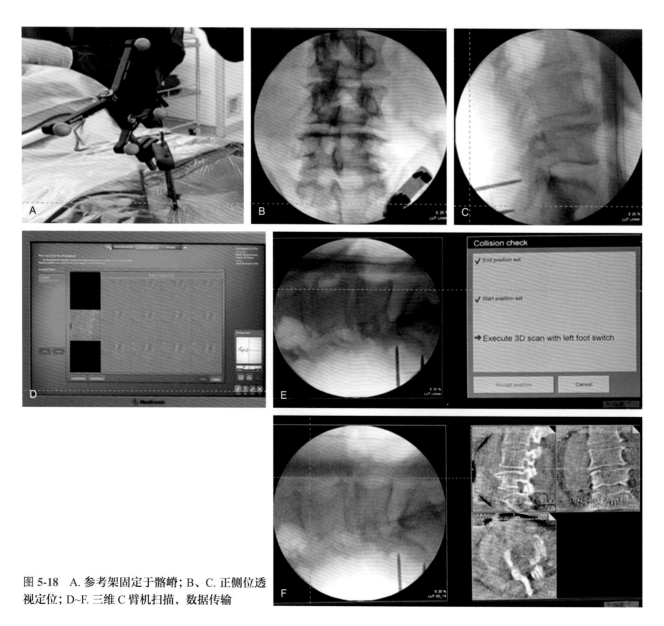

图 5-18　A. 参考架固定于髂嵴；B、C. 正侧位透视定位；D~F. 三维 C 臂机扫描，数据传输

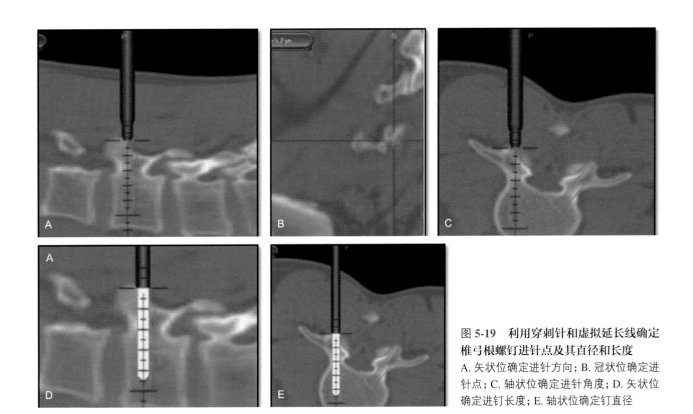

图 5-19 利用穿刺针和虚拟延长线确定椎弓根螺钉进针点及其直径和长度
A. 矢状位确定进针方向；B. 冠状位确定进针点；C. 轴状位确定进针角度；D. 矢状位确定进钉长度；E. 轴状位确定钉直径

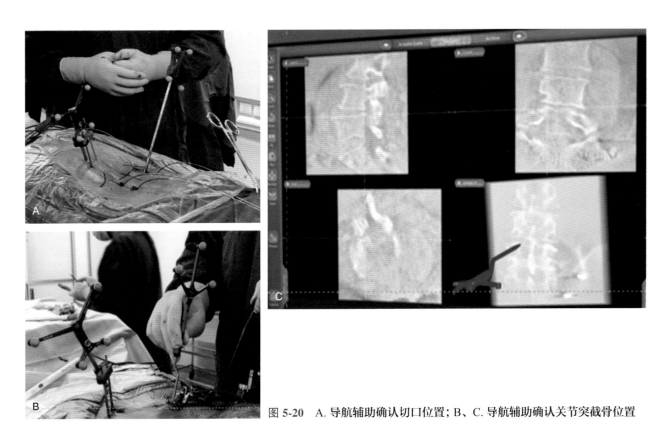

图 5-20 A. 导航辅助确认切口位置；B、C. 导航辅助确认关节突截骨位置

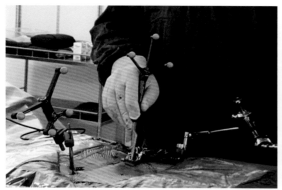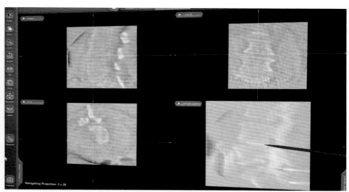

图 5-21　导航辅助确认融合器尺寸和型号

**2.导航辅助 MI-TLIF 的操作技巧**　导航辅助 MI-TLIF 技术使传统 MI-TLIF 手术更加精细化和精准化,初次开展导航技术的单位建议先在假骨模型或尸体上进行操作验证其安全性,熟悉各个操作步骤的基础上再针对患者进行手术治疗。导航系统建立时需考虑参考架放置在合适位置,首先确保其稳定性,对于光导航来说还需确保其不易被遮挡;其次,参考架尽量靠近手术野,保证其精准性;最后,参考架位置不应影响后续手术操作。采集影像学数据时应尽量包含标志性的定位椎体(S1、T12、具有侧方骨赘或前方骨赘的椎体等),比如需处理 L4/L5 间隙时,扫描范围应包含 S1,方便在术中确认定位位置。术中操作时不应碰触参考架,避免其位置变化造成图像漂移致导航失准,若碰触后怀疑其位置变化,需进行定位试验,若发现偏差较大,需重获取影像学数据再进行操作,不可盲目继续手术。首次开展导航辅助手术时,术中无可视操作的第一步如置入椎弓根螺钉时,在刚定位而未将穿刺针完全穿刺入椎弓根时进行透视验证,保证其安全性的基础上,再进行后续操作。利用虚拟延长线可进行诸多操作,如椎弓根螺钉和融合器型号的选择。在进行截骨及椎间融合操作之前,需利用导航辅助建立椎弓根螺钉钉道,可提高置钉的精准性。

## 三、总结与展望

导航技术的引入可将微创技术更加精准化,最大限度地减少手术创伤,减少正常组织破坏,促进患者更快、更好的康复。但导航辅助 MI-TLIF 技术有一定的学习曲线,需在熟练掌握 MI-TLIF 技术的基础上,再进行导航手术。初期在节段定位、截骨位置确认环节需结合透视进行验证,避免图像漂移造成导航失准。初期开展导航手术的时间可能较长,但在进行 5 例导航辅助 MI-TLIF 后,其手术时间相对于传统 MI-TLIF 将减少,尤其是对于双节段手术,其手术切口、出血量等也相应减少,在保障手术安全的同时,减少了手术创伤。在手术流程上,可先进行椎弓根螺钉置钉,建立好钉道后将导丝插入钉道维持位置,再进行截骨。减压融合手术可减少因截骨造成导航失准的风险,保证了椎弓根螺钉置入的精准度。导航和机器人辅助手术可最大化地体现微创手术的优势,而导航设备软硬件技术的进步将精简手术步骤和环节,不断提高精准度,将微创脊柱外科推向更加精准化和智能化的新高度,未来应用前景广阔。

(钱济先)

# 第四节　导航辅助骨皮质螺钉固定术

## 一、骨皮质螺钉固定术历史发展

腰椎融合手术一直是解决各类腰椎疾患的手术方式，有着稳定的手术效果。腰椎后路融合手术是其中发展最早，也是目前应用最广泛的手术入路方式，其直视操作的优势，可以使神经减压做到充分而安全，手术疗效可靠，受到广大脊柱外科医生的认可。

在腰椎后路融合手术操作中，椎弓根螺钉内固定技术是非常重要的一个环节。坚实稳固的螺钉固定是维持生理曲度和保证融合的关键，而螺钉松动或拔出则是目前内固定失败的主要因素之一，此并发症常发生于老年骨质疏松患者。随着社会人口老龄化的加剧，老年骨质疏松在腰椎患者中的比重也急剧增加。据统计，2006 年全国 50 岁以上人群约有 6 944 万人患有骨质疏松症，超过 2 亿人存在低骨量风险，而这个数字还在进一步增加。随之而来的，需要接受手术治疗的腰椎疾病患者中骨质疏松老年患者的比例将越来越大。骨质疏松患者骨密度低下，其骨小梁结构不足以维持腰椎固定螺钉的把持力，容易发生螺钉松动。这是造成腰椎内固定术后并发症的常见原因。

为了使骨质疏松患者在腰椎手术中获得坚强的固定，学者们开始尝试创新钉道的方法。2009 年，Santoni 团队首次提出一种由内向外、自下而上的特殊钉道——骨皮质钉道（cortical bone trajectory，CBT），旨在最大限度地利用椎弓根复合体的骨皮质部分，以更好地保证螺钉与骨皮质相互嵌合（图5-22），最大限度地提高螺纹与骨皮质表面的接触，增加固定强度，提高把持螺钉的强度，减少螺钉松动的可能。从理论上，这种创新的钉道能够更好地利用骨皮质，把持力强，较好地解决了骨质疏松患者椎弓根螺钉（PS）把持力不够等难题。在实验验证中，Santoni 团队在 5 具新鲜尸体腰椎标本上，对同一椎体的双侧椎弓根分别使用 CBT 螺钉和传统螺钉，比较传统椎弓根螺钉和 CBT 螺钉的生物力学稳定性，结果显示 CBT 螺钉的轴向拔出力较传统高 30%。后续的诸多相关研究，包括三维有限元及尸体研究均得到了类似结论。

这样的研究结果令学界振奋，推动了更多针对钉道本身有效性的论证研究。为明确 CBT 螺钉和 PS 两种螺钉之间固定强度的差异究竟是钉道因素，还是螺钉类型因素，有学者进行猪腰椎标本生物力学实验，结果发现两种螺钉置入 CBT 后拔出力均增大；但同种钉道置入两种类型螺钉，CBT 螺钉拔出力未见明显增加，因此可以认为 CBT 螺钉固定强度主要受钉道因素影响。Wray 等对新鲜冰冻人体腰椎（L1~L5）样本进行测量，分为 PS 置入传统 PS 钉道、PS 置入 CBT、CBT 螺钉置入 CBT 三组，记录各组与钉道相关的骨质量、拔出力和扭矩，发现无论是正常质量骨还是低质量骨，两种不同类型螺钉置入 CBT 后其钉道周围骨质量均明显增加，证实与 PS 钉道相比，CBT 有明显优势。

随着对于 CBT 技术的研究逐渐深入，脊柱外科医生对 CBT 骨皮质螺钉固定技术使用日渐纯熟，同时也发现 CBT 技术的优势并不局限于增加骨质疏松患者螺钉把持力。根据 Matsukawa 等在 2013 年的研究，该技术的置钉点在上关节突中线尾侧 1 mm，平齐横突下缘（图 5-23）。钉道长度36~39 mm，外展角 8°~9°，头倾角 25°~26°。骨皮质轨迹螺钉由于远离神经的方向（即从内侧到外侧，从尾部到头部入路），减少了神经损伤的可能。术后脊神经根炎发生率较低，螺钉由更靠中间的起始点插入，可减少软组织解剖和剥离，以减少肌肉

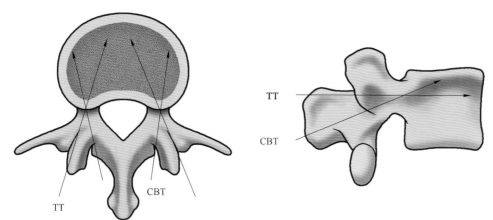

图 5-22　骨皮质钉道与传统钉道在冠状位与矢状位的对比。TT：传统钉道；CBT：骨皮质钉道

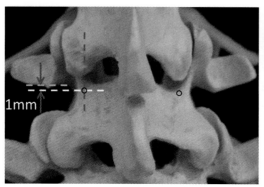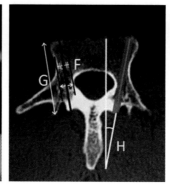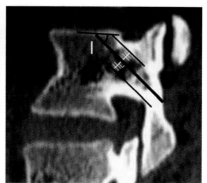

图 5-23　CBT 进钉点、进钉外展角度与头倾角图示

破坏，并降低起源于每根腰椎神经背支的内侧支神经损伤的风险。如此一来，不需要广泛暴露减压的手术或节段，就可通过 CBT 螺钉技术代替传统 PS 技术来控制手术带来的创伤。

目前 CBT 技术除对合并骨质疏松症的患者发挥着作用，还广泛应用于微创手术、邻近节段退变性疾病及补救置钉等情况。微创手术的理念逐渐深入人心，传统椎弓根螺钉的置钉要求暴露至上关节突的外侧，而这并非手术减压所必须，只是单纯的置钉需求而已，CBT 技术则可以解决这一问题，该技术把进钉点从上关节突的外侧移向关节突关节的内下方，减少了肌肉的剥离损伤，更重要的是可以不暴露关节突关节，极大地减少了术中损伤关节突关节的可能。回顾研究表明，使用 CBT 技术关节突关节损伤率为 11.8%，远低于既往传统椎弓根螺钉技术所报道的 25%~100%。相应的，手术邻近节段的稳定性因此得到了更好的保护，术后邻近节段退变（ASD）的发生率也由传统螺钉的 11% 降

为 3.2%。

另一个广泛使用的领域正是邻近节段退变性疾病，随着脊柱外科的蓬勃发展，腰椎术后患者广泛积累，ASD 的患者近年来不断增多，而传统翻修手术往往需要完全暴露原有的内固定系统进行延长，这样的手术创伤极大，尤其对于既往已经进行长节段手术的情况，这令诸多高龄患者对翻修手术望而却步。CBT 技术恰可以解决这一问题，因为这一技术可以在不影响原有传统椎弓根螺钉的情况下，在同一椎体再次置入 CBT 螺钉。如此一来只需要暴露既往手术的端椎以及邻近节段即可，大大减少了手术创伤（本节中的病例 2 即为此种情况），也使得很多 ASD 患者的手术治疗愿望变为可能。

另外对于传统椎弓根螺钉置钉失败的情况，可以利用 CBT 螺钉固定作为补救措施。尸体标本进行生物力学实验表明，传统椎弓根螺钉置钉失败后，再置入 CBT 螺钉，可保持原螺钉 60% 的抗拔出力。而在腰椎屈伸、侧弯、轴向旋转的动作中，

CBT 螺钉作为补救措施能提供与原螺钉相似的强度和稳定性。

不难发现 CBT 独特的钉道特点使这项技术拥有诸多先天优势，许多学者以此开始了对传统椎弓根螺钉系统的挑战。根据 2017 年的荟萃分析研究，对腰椎后路融合术中 CBT 螺钉固定与传统 PS 固定的效果进行对比。研究纳入国内外高质量的 RCT 和队列研究，比较两种手术方式的治疗效果，评价指标包括 Oswestry 残障指数（Oswestry disability index，ODI）、日本骨科协会（Japanese Orthopaedic Association，JOA）评分、视觉模拟评分（visual analogue score，VAS）、术中出血量、手术时间、融合情况等。结果发现，CBT 组与 PS 组在 ODI、JOA、VAS、手术时间、融合情况这几项指标均无统计学差异。而在术中出血量这一项，CBT 组明显少于 PS 组，即可认为 CBT 螺钉在达到与 PS 同样手术疗效的情况下，可以降低术中出血量。

这得益于 CBT 螺钉的进钉点更靠近中线，其剥离范围较椎弓根螺钉明显减小。同样的，更少的剥离范围意味着更少的显露时间，随着置钉技术的逐渐精进，手术时间的减少也可以预见。根据现有研究，相较于传统椎弓根螺钉，采用 CBT 螺钉技术手术的患者，其失血量少（20%）、切口长度短（32%）。虽然 CBT 螺钉技术具有诸多优势，但仍需要指出的是，该项技术的进钉点内移后靠近了椎板减压区域，应用于需要广泛椎管内减压的患者时存在一定的局限性。

## 二、中国人腰椎骨皮质钉道的解剖学研究

相较于经典的椎弓根螺钉，仅 10 年历史的 CBT 螺钉无疑是新兴技术。CBT 螺钉的置钉技术对于大部分脊柱外科医生仍是难点，因为其进钉点、置钉方向均与常规椎弓根螺钉不同。常规的椎弓根螺钉钉道顺应了椎体的解剖结构，相对较容易理解和掌握，而 CBT 螺钉的钉道则与之相悖，钉道并不沿椎弓根前进，而是由内向外、自下而上，寻求最大限度与骨皮质结合固定，这就要求手术医生具有很强的空间想象能力，对椎弓根复合体的解剖结构极为熟悉。基于这样的要求，对中国人 CBT 钉道相关解剖学参数的研究也得到国内外学者的关注。根据 Matsukawa 等 2013 年的研究，该技术的置钉点在上关节突中线尾侧 1 mm，平齐横突下缘，钉道长度 36~39 mm，外侧角 8°~9°，头侧角 25°~26°。

复旦大学附属华山医院脊柱外科团队通过对 80 名正常成人的腰椎三维 CT 影像进行测量，为 CBT 固定技术提供了中国人数据（图 5-24）。首先，仍将冠状面上理想的进钉点设定为测量节段上关节突垂直中线与同侧横突下 1 mm 水平线的交点，将进钉点同时标记于冠状面、横断面与矢状面相应层面影像；进一步测量分析合适的外偏角和头倾角，以及螺钉长度与直径。测量结果见表 5-1 和表 5-2。

置钉角度方面，L1~L5 外偏最大值的差异有统计学意义，随腰椎节段下移椎弓根冠状面横径由 L1 的（7.88±1.39）mm 递增至 L5 的（14.95±1.08）mm，

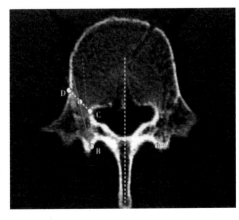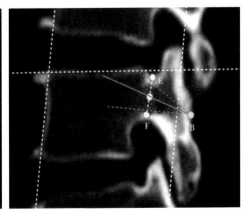

图 5-24　横断面上测量 CBT 螺钉的外偏角安全范围，矢状面上测量 CBT 螺钉的头倾角安全范围

表 5-1　横断面各节段解剖学参数测量结果

| 节段 | 螺钉长度（mm） | 螺钉直径（mm） | 理想外偏角（°） | 内侧角度（°） | 外侧角度（°） |
|---|---|---|---|---|---|
| L1 | 35.87 ± 2.81 | 6.04 ± 1.23 | 8.46 ± 2.11 | 1.54 ± 3.60 | 23.95 ± 2.26 |
| L2 | 36.59 ± 2.18 | 6.17 ± 1.24 | 9.37 ± 2.84 | 2.11 ± 2.04 | 25.17 ± 2.46 |
| L3 | 37.23 ± 2.64 | 7.15 ± 1.22 | 9.62 ± 2.16 | 2.70 ± 2.16 | 27.02 ± 2.24 |
| L4 | 37.41 ± 1.90 | 8.02 ± 1.41 | 9.53 ± 1.98 | 3.67 ± 2.59 | 27.93 ± 2.77 |
| L5 | 36.97 ± 2.03 | 10.97 ± 2.02 | 9.04 ± 1.97 | 2.31 ± 2.76 | 29.46 ± 2.75 |
| $F$ | 5.500 | 51.081 | 2.982 | 3.461 | 13.644 |
| $P$ | 0.022 | 0.000 | 0.088 | 0.067 | 0.000 |

表 5-2　矢状面各节段解剖学参数测量结果

| 节段 | 螺钉长度（mm） | 螺钉直径（mm） | 理想外偏角（°） | 内侧角度（°） | 外侧角度（°） |
|---|---|---|---|---|---|
| L1 | 37.19 ± 2.26 | 11.01 ± 1.73 | 26.49 ± 4.97 | 36.02 ± 3.29 | 18.48 ± 3.44 |
| L2 | 38.26 ± 2.42 | 10.29 ± 1.66 | 25.94 ± 4.56 | 36.35 ± 3.88 | 18.32 ± 4.55 |
| L3 | 39.02 ± 2.42 | 9.62 ± 1.81 | 26.42 ± 4.42 | 37.03 ± 3.87 | 19.65 ± 4.08 |
| L4 | 39.29 ± 2.48 | 9.61 ± 1.43 | 26.29 ± 3.48 | 36.78 ± 4.24 | 19.49 ± 4.09 |
| L5 | 38.39 ± 1.61 | 8.68 ± 1.42 | 26.89 ± 3.69 | 36.73 ± 3.69 | 18.82 ± 4.25 |
| $F$ | 6.126 | 25.337 | 5.330 | 2.721 | 1.844 |
| $P$ | 0.105 | 0.000 | 0.467 | 0.103 | 0.178 |

使下位节段外偏置钉有更大的空间。选择椎弓根螺钉进钉角度时，应以椎体上终板平面及棘突长轴作为参考，避免因摄片或手术体位变动造成的误差。

根据该研究，正常成人腰椎骨皮质钉道螺钉常用长度规格为 35~40 mm，各节段螺钉直径安全上限为 5.5 mm（L1）、5.5~6.0 mm（L2）、6.5~7.0 mm（L3）、7.5 mm（L4）、8.0 mm（L5）。腰椎节段平均理想外偏角为 9.20° ± 2.11°，理想头倾角为 26.41° ± 4.22°。

## 三、导航辅助 CBT 螺钉技术价值及操作

同前文所述，CBT 螺钉的置钉技术，因为其进钉点及置钉方向均与常规椎弓根螺钉不同，且不沿椎弓根的方向前进，成为脊柱外科医生的学习难点。即便有了良好的解剖学理论基础，CBT 螺钉固定技术仍较难上手。一项关于 CBT 螺钉学习曲线的研究对脊柱外科医生的最初 100 枚 CBT 螺钉的不良事件进行统计，包括椎弓根内壁或外壁穿破、置钉相关脑脊液漏、伤口感染等，发现后 50% 患者的不良事件较前 50% 明显减少，具有统计学差异（图 5-25）。

CBT 螺钉相对特殊的进钉方向，要求手术医生具有更强的空间想象能力。传统椎弓根螺钉只需要沿着椎弓根方向进钉，空间方位容易把握，而 CBT 螺钉的置钉则与椎弓根成一定角度，并不沿解剖学标志点，需要手术医生构建方位。另外每个患者的椎弓根情况都有所不同，即便有中国人研究数据作为基础，也无法完全套用在每个患者身上。这些问题给 CBT 置钉带来了难度，而这样的问题，

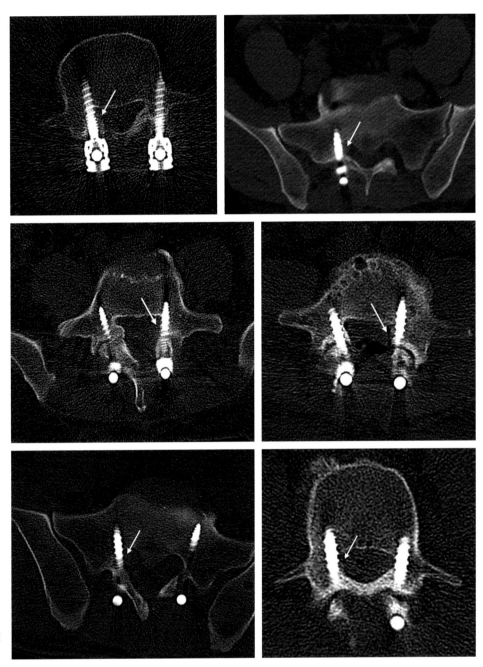

**图 5-25　图示 CBT 螺钉穿破椎弓根内壁或外壁的情况**

恰恰是导航系统可以轻松解决的。难以想象的空间方位，通过导航系统的辅助，可以轻松地展现在手术医生的面前。

在导航系统的帮助下，手术医生可在冠状面、矢状面及横断面上看到当前的置钉轨道，并根据图像及时调整置钉方向（图 5-26）。美国学者对应用 O 臂机辅助 CBT 螺钉的置钉成功率进行了统计，在对 134 位患者的 618 次置钉统计中，置钉精准率为 98.3%，置钉误差在 1 mm 以内的比例为 99.2%，

所有患者未出现手术相关神经损伤。得益于导航辅助的应用，这样的结果令人满意。

手术操作：手术于全麻下进行，手术床为 Jackson 多用途透视脊柱床，导航仪放在手术台头端，工作站放在手术者对侧。操作技师连接 O 臂机和导航系统，将患者的信息输入系统。采用 O 臂机术中影像系统和 StealthStation 手术导航系统，前者包括影像工作站、射线发射器；后者包括计算机工作站、导航系统、红外线定位系统（包括参

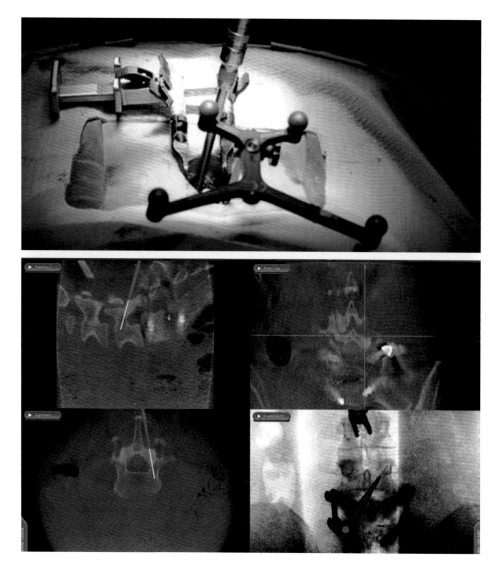

图 5-26　参考架的固定: CBT 螺钉置钉术中导航图像

考架、导航跟踪器、无线式导航引导棒及适配器等）。手术开始前利用 O 臂机二维透视模式进行定位。患者取俯卧位，常规行后正中入路显露腰椎后路结构，将导航参考架置于固定椎体的上或下一节段的棘突上，以确保棘突与参考架相对位置固定，校对并确保红外线定位发射信号与参考架接收装置处于最佳状态。O 臂机三维扫描后将影像传入导航系统（Spine 导航系统），无线导航引导棒在参考架注册成功后，将导航引导棒在各个明确的棘突位点进行精准度校正，确定精准度后可进行直观的实时导航。导航仪提供多种置钉轨道，术者根据导航指引下选择理想的入钉轨道。在导航指引下选择螺钉的直径、长度和钉道，并在实时导航下置钉。置入

螺钉后，再次行术区 O 臂机扫描正侧位二维和三维图像，评估内植物的位置、方向和深度等。

## 四、典型病例解析

【病例 1】

1.病史　患者，女性，78 岁。主诉：双下肢麻痛伴间歇性跛行半年。查体：脊柱生理弧度存在，无侧弯等畸形改变，棘突无明显压痛和叩击痛，脊柱各向活动度可。双下肢感觉无明显异常，肌张力无增减。双下肢近端肌力 V 级，双足拇背伸肌力 IV 级，踝关节背伸及跖屈肌力 IV 级。双侧膝反射

（++），踝反射（++）。双下肢直腿抬高试验及加强试验（-）。系统回顾：患者心脏病病史十余年，目前为心脏起搏器和冠脉支架植入状态。

2. 诊断　腰椎管狭窄症；骨质疏松症；心脏起搏器植入术后；冠状动脉支架植入术后。

3. 手术　导航辅助腰椎后路减压融合内固定术（MIDLIF）。

4. 病例分析　患者为老年女性，以间歇性跛行为主要症状就诊，症状重而体征较轻，其症状及体征提示腰椎管狭窄症。门诊腰椎 CT 平扫提示 L3~L4 存在椎管狭窄可能 X 射线检查可见椎多节段退变，动力位片提示 L3~L4 存在不稳定（图5-27）。但患者心脏起搏器植入状态，无法完善 MR 工检查。通过 CT 椎管造影明确 L3~L4 椎管狭窄（图5-28），

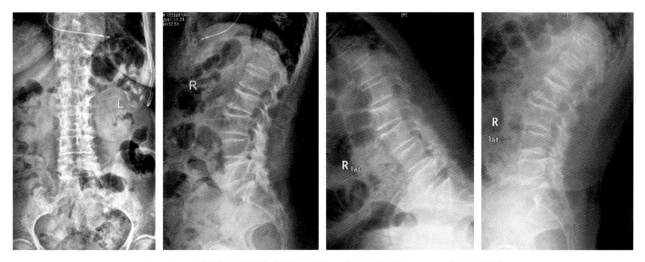

图 5-27　X 射线可见腰椎多节段退变，动力位片提示 L3~L4 存在不稳定

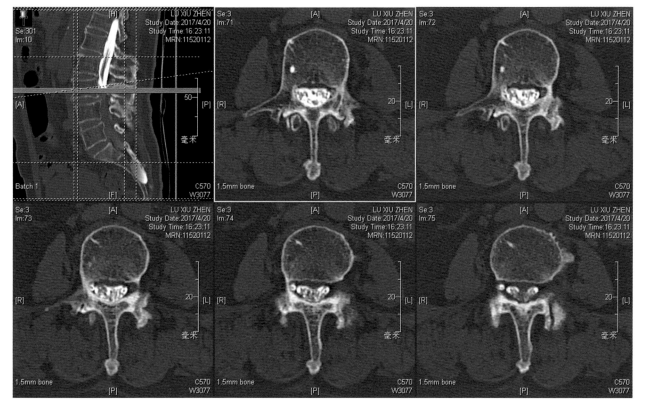

图 5-28　CT 椎管造影显示 L3~L4 椎管狭窄明显，矢状位可见椎体栅栏样改变，提示骨密度低下

判断为责任节段，至此诊断明确。患者及家属要求积极治疗，治疗方案指向腰椎后路减压融合内固定术。然而患者为高龄女性，存在心脏病病史，导致平素活动能力降低，CT 亦显示椎体栅栏样改变，提示可能存在骨质疏松情况，予以完善骨密度检查（T 值 −3.1，Z 值 −0.9），提示骨质疏松症。考虑常规椎弓根螺钉固定可能存在螺钉松动风险，拟采用骨皮质螺钉固定术，提高抗拔出力，同时以导航辅助置钉确保手术安全（图 5-29、图 5-30）。

【病例 2】

1. **病史** 患者，男性，60 岁。主诉：腰椎融合术后 8 年，右下肢间歇性跛行 1 年。查体：腰部活动轻度受限。腰背部见陈旧性手术瘢痕。双下肢肌

张力正常。右下肢屈髋、足背伸及姆趾背伸肌力 Ⅴ级。余下肢肌力 Ⅴ 级。右大腿外侧感觉轻度减退。双侧膝反射（++），双侧踝反射（+）。手术史：患者 2009 年诊断为腰椎管狭窄症，行腰椎后路减压融合内固定术治疗，术后恢复可。

2. **诊断** 腰椎管狭窄症（邻椎病）；腰椎融合术后。

3. **手术** 腰椎后路翻修 + 减压融合内固定术。

4. **病例分析** 患者为老年男性，主诉为间歇性跛行，症状体征符合腰椎管狭窄症。腰椎 L2~L5 减压融合术后，结合影像学资料，X 射线见原内固定在位，腰椎 L2~L5 已融合，内固定无松动（图 5-31）。MRI 提示 L1~L2 椎管狭窄，可诊断腰椎术后邻近节段退行性疾病（图 5-32）。本次症状

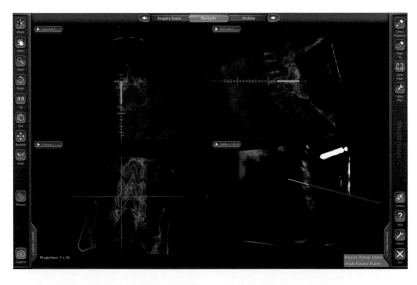

图 5-29   导航下在横断面、矢状面、冠状面预见 L4 钉道位置，确保置钉安全

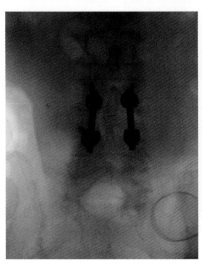
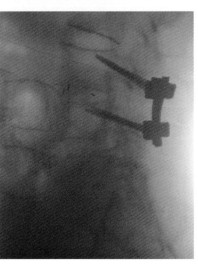

图 5-30   术后透视片，骨皮质螺钉及融合器在位位置良好

责任节段在 L1~L2，考虑行 L1~L2 减压融合内固定手术。患者 L2~L5 手术采用传统椎弓根螺钉固定，如对 L1~L2 仍采用传统椎弓根螺钉技术，则需完全暴露 L1~L5 椎弓根水平；对 L1 进行椎弓根置钉，L1~L2 节段减压融合，并去除原有钛棒，

换用更长的钛棒固定 L1~L5。这种传统翻修模式创伤较大，故采用骨皮质螺钉固定术（图 5-33），仅暴露责任节段 L1~L2 完成减压融合固定，减少手术创伤，同时以导航辅助置钉确保手术安全（图 5-34）。

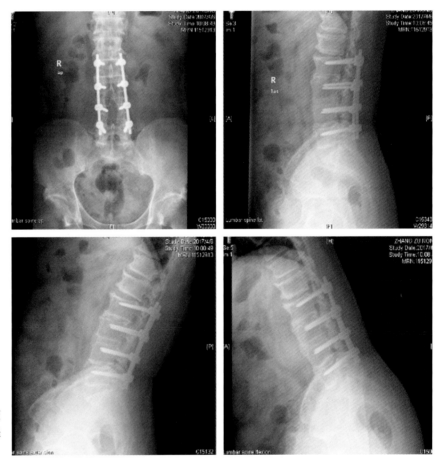

图 5-31 X 射线可见腰椎术后改变（L2~L5），L1 反向滑移，动力位片提示 L1~L2 存在不稳定

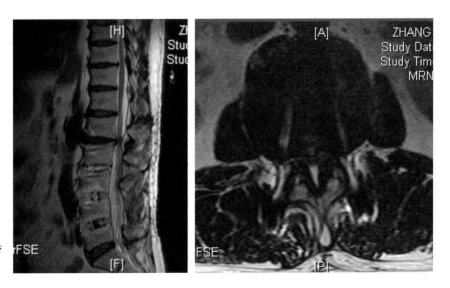

图 5-32 MR 提示 L1/L2 存在腰椎管狭窄

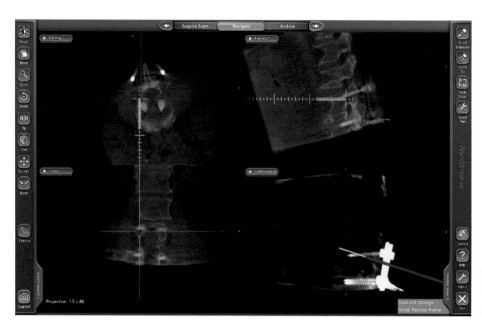

图 5-33　导航下预见 L2 钉道位置，以及与原椎弓根螺钉的相对位置，确保置钉成功

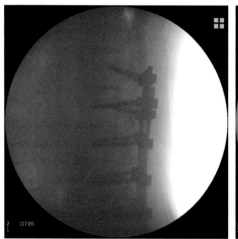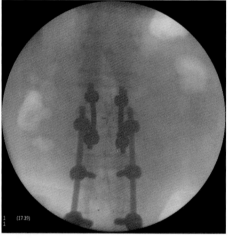

图 5-34　术后透视片，骨皮质螺钉及融合器在位位置良好

（马晓生）

# 第五节　导航辅助腰椎侧方入路椎间融合术

腰椎经侧方入路椎间融合术（lateral lumbar interbody fusion，LLIF）包含多种入路方式：直接侧方椎间融合术（direct lateral interbody fusion，DLIF）、极外侧椎间融合术（extreme lateral interbody fusion，XLIF/ELIF）、斜外侧入路椎间融合术（oblique lumbar interbody fusion，OLIF）、改良侧方入路椎间融合术（crenel lateral interbody fusion，CLIF）。其中 OLIF 术式是由前路椎间融合术和极外侧椎间融合术演变而来的微创术式，经腹膜后、腰大肌及腹主动脉和（或）髂总动静脉之间的自然间隙直达腰椎间隙，完成神经减压和植骨融合。完成植骨融合后根据对患者的评估，可不辅助内固定，或可经原手术切口行侧方内固定术，或可辅助后路经皮单侧或双侧椎弓根螺钉内固定。其在临床的大量应用始于 2012 年，因其手术微创、椎间高度恢复好、融合确切、腰椎曲度恢复好等优点，获得了广泛的认可。近年来，国内外医生，尤其是国内临床医生针对 OLIF 技术进行了诸多的改良，可在多种工具辅助下完成手术，如显微镜辅助 OLIF 和脊柱内镜辅助 OLIF 技术，可实现对硬膜囊腹侧中央和对侧侧隐窝直视下的直接减压，扩展了 OLIF 的适应证，提高了临床疗效。随着计算机辅助导航技术的出现，国内外众多学者开始了计算机导航辅助 OLIF 的尝试，并取得了良好的效果。本节主要就计算机导航辅助 OLIF 技术进行阐述。

## 一、OLIF 技术发展简史及基本操作技术

### （一）OLIF 技术发展简史

1997 年，Mayer 等首次介绍在腹膜后经腰大肌前缘与腹部血管鞘之间建立通道，并由此通道对 25 例腰椎疾病患者完成椎间融合治疗。2012 年，法国学者 Silvestre 等回顾性分析 179 例 OLIF 患者的临床资料，再次系统报道该项技术，发现 OLIF 操作简单，可安全地应用于 L2~L5 节段手术中，并可选择性地应用在 L1/L2 节段手术中，一次进行三节段手术需要使用斜切口的"移动软组织窗"技术，具有出血少、手术时间短、腹壁疝发生率低等优点。并命名为斜外侧入路椎间融合术（OLIF）。随后，Davis 等于 2014 年对 OLIF 技术进行了详尽的尸体解剖学研究，他们认为通道置入的范围和大小是有一定限制的，L2/L3 为 18.60~25.50 mm，L3/L4 为 19.25~27.05 mm，L4/L5 为 15.00~24.45 mm，L5/S1 狭长地带横面为 14.75 mm，中线距髂血管距离 23.85 mm，L5/S1 穿刺角度和位置要求更高，避免损伤髂血管，该研究进一步促进了 OLIF 技术的发展。OLIF 在以往前路与后路手术之间开辟新的解剖路径，既可避免前路手术的大血管损伤风险，又可降低后路手术造成的肌源性腰背痛、椎管内硬膜囊和神经根损伤及瘢痕组织增生等，且较劈开腰大肌的 XLIF，可减少腰骶丛、生殖股神经及腰大肌的损伤风险，理论上具有明显优势。

### （二）OLIF 的基本方法

1. 适应证与禁忌证

（1）适应证：腰椎退变性疾病合并不稳；腰椎间盘突出症术后复发；腰椎椎体滑脱；退变性脊柱侧凸；椎板切除术后失稳；颈椎病；腰椎间盘置换术后翻修；腰椎后纵韧带骨化症；椎体病变：肿瘤、结核等；胸腰段陈旧骨折减压等。

（2）禁忌证：明显的终板破坏不平整；严重的腰椎滑脱；腰椎骨折 / 脱位；明显的椎体破坏或结

构缺损无法置入内植物；进展性椎体骨髓炎；继发于转移性病的椎体破坏；重度椎体不稳。

**2. 手术方法**

（1）麻醉和体位：全身麻醉后患者取右侧卧位，调整手术床确保腰椎正侧位均可透视。C 臂机透视定位，确定手术节段，并在体表标注目标椎间隙、肋骨下缘和髂嵴的位置，注意移行椎和腰椎曲度，避免定位错误。

（2）安置通道系统：在目标椎间盘中点向前方 6~8 cm 处做一长约 4 cm 的横行皮肤切口，分离皮下脂肪至腹壁肌肉层，切开腹外斜肌筋膜后，依次钝性分离腹外斜肌、腹内斜肌和腹横肌的肌纤维，进入腹膜后间隙。使用深拉钩帮助暴露术野，用手指钝性分离腹膜组织及椎体前方腰大肌前部的腹膜后脂肪，在该过程中注意辨别和保护输尿管和血管结构。用直形深拉钩分别向腹侧牵开腹部脏器、血管鞘、输尿管和腹膜等组织，紧贴椎间盘表面向背侧牵开腰大肌，暴露目标椎间盘并将探针插入其中，操作过程中注意避开和保护视野中的交感链神经。用 C 臂或 G 臂 X 射线机进行正侧位透视，确定手术节段正确，且探针在侧位位于椎体前 1/3~1/2。嵌入套管并固定牢固，使用逐级扩张套件序贯撑开软组织。用扩张套件上的刻度标记测量皮肤至椎间隙的深度，选择合适的工作通道尺寸。将工作通道安装到外侧牵开器的基底部，通道和椎间隙方向一致，稍向内倾斜，确认通道位置后利用自由臂将通道锁定在手术床上，取出逐级扩张通道后撑开工作通道。在头端的牵开挡板上置入稳定钉进行固定，尾侧椎体尽量不固定，因可能会损伤节段血管，建立操作通道并将照明系统装到牵开挡板上。

（3）椎间处理减压：切除目标节段椎间盘，刮除软骨终板，切开对侧纤维环，序贯使用内植物试模撑开椎间隙，融合器大小应到达椎体双侧骺环位置，确定融合器大小后，选择合适的填塞人工骨或自体髂骨的融合器型号并置入。在试模和融合器置入的操作过程中，注意先斜行进入，然后旋转将其垂直置入椎间隙内（垂直手法）。C 臂机透视提示

融合器位置良好后，小心拆除牵开器系统，再次检查邻近血管、神经等软组织情况，用生理盐水冲洗术区，逐层缝合，关闭切口。根据患者情况决定是否更换俯卧位进行经皮置钉。

（4）术后处理：术后第 2 天鼓励患者在腰围保护下下床活动，6 周内佩戴腰围，3 个月内避免腰背部局域扭转或弯曲活动。

**3. OLIF 术中内固定应用**　侧方入路手术使用内固定技术时，通常采用后路经皮椎弓根螺钉固定，该技术已在第一节中说明，此处不再赘述。但使用后路经皮椎弓根螺钉固定技术常需要在术中变换患者体位，增加了手术的复杂性。因此侧方入路手术也可以通过原手术切口使用椎体侧方钉板或钉棒内固定系统。OLIF 技术由于其手术操作窗位于椎体前方，除可使用椎体侧方钉板或钉棒内固定系统外，也可选择使用椎体前方钉板内固定系统。但由于椎体前方存在主动脉、下腔静脉、腹膜及腹腔脏器等组织结构，钉棒内固定系统不适用于椎体前方置入。侧方入路手术完整保留了腰椎后方结构及周围肌肉群，对腰椎稳定性的影响较小，同时侧方入路手术可使用更大尺寸的椎间融合器，能够为手术节段提供较好的稳定性，因此对于部分患者可单纯使用 Stand-alone 技术，即无需使用内固定。

**4. 手术难点**　腰椎的两侧及前方走行有神经、血管、肌肉等重要组织结构。两侧腰方肌附着于腰椎横突前方，而两侧腰大肌位于腰方肌前内侧，其附着于椎体与横突之间。髂腹下神经和髂腹股沟神经于腰大肌外侧穿行，斜向下行至髂嵴；生殖股神经和股外侧皮神经穿过腰大肌到达髂窝；内脏神经、腰椎交感神经干和腰神经节走行于腰大肌内侧缘与腰骶椎交界处。主动脉沿脊柱左前外侧向下走行，在 L4/L5 椎间盘水平分叉为两侧的髂总动脉，其于 L5 椎体外侧斜向下走行。腰部分支自主动脉发出，也可能从髂总动脉或骶中央动脉发出，发出后向下、水平甚至向上走行并穿过椎间孔。左右髂总静脉于 L5 水平汇合形成下腔静脉，向上走行于腰椎前方。汇合处常位于 L5 中线略偏右侧，但有时可于 L4 椎体水平汇合。腰静脉位于相应椎体的

中部，由前、后腹壁引流血管形成，汇入下腔静脉、髂总静脉、髂内静脉或骶正中静脉。

## 二、导航辅助 OLIF

### （一）导航辅助 OLIF 的发展

关于导航辅助 OLIF 手术，国内外报道较少。2017 年，DiGiorgio 等对 49 例患者应用术中 CT 结合导航辅助下 OLIF 技术治疗腰椎管狭窄症，该组患者 85.7% 为翻修手术，术后发生腰大肌血肿 1 例、大腿感觉改变 3 例、肠梗阻 3 例，术后效果良好。对于 OLIF 的放射线剂量，Zhang 等报道，导航辅助 OLIF 和 C 臂机相比，导航技术可消除术者的放射线暴露并减少患者的放射线暴露剂量，在手术时间、失血量、住院时间和围手术期并发症等方面无差异。国内学者针对导航辅助 OLIF 技术进行了诸多尝试。

### （二）导航辅助 OLIF 的基本方法及技巧

1. **导航辅助 OLIF 的基本方法**　计算机导航辅助系统可以提高 OLIF 手术的精准性，但是依据其基本原理，导航辅助 OLIF 的操作步骤不同于常规的 OLIF 操作步骤。

（1）体位摆放及导航系统准备，患者采取常规侧卧位，将参考架利用 3.5 mm 克氏针固定于髂嵴上。若采用单一体位进行 OLIF 手术和经皮椎弓根螺钉置钉，需将参考架置于腋中线和髂嵴交界处，保证两个手术均可完成，保证参考架稳定性（图 5-35）。

（2）利用 O 臂机或三维 C 臂机进行扫描，传输影像学数据至导航工作站，因某些品牌的导航设备无法识别侧卧位数据，尤其是采用三维 C 臂机扫描时，需要将 C 臂机扫描时的侧卧位调整为俯卧位或者仰卧位，才可完成数据扫描和传输。

（3）导航辅助椎弓根螺钉钉道建立，因置入融合器后，椎间隙高度会发生改变，所以先利用导航定位，建立椎弓根螺钉钉道后将导丝插入钉道内，保证置钉的准确性。一般选择专用穿刺针或者套管示踪器选择进针点，利用虚拟延长线决定进针轨迹，轨迹确定好后可利用虚拟延长线确定螺钉的直径和长度，以达到最佳生物力学固定的目的，穿刺

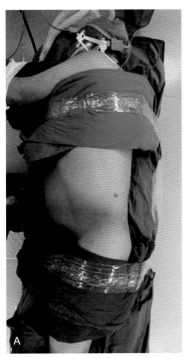
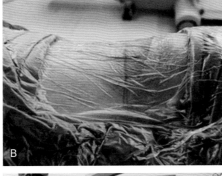
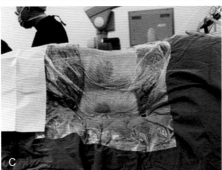
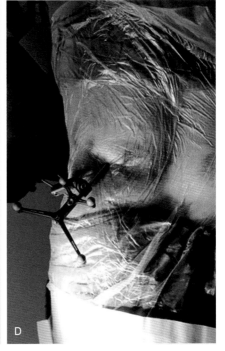

图 5-35　A. 顶面观：患者取右侧卧位，宽胶带固定；B. 前面观；C. 后面观；D. 后面观：腋中线和髂嵴交点放置参考架

针建立好钉道后置入导丝，沿导丝置入椎弓根螺钉（图 5-36）。

（4）导航辅助确定减压侧手术切口位置。利用套管示踪器定位目标椎间隙位置，确定切口的角度和位置是否合适，确定后按上述步骤暴露椎间隙，显露完毕后，套管示踪器辅助确定椎间隙位置，随后利用定位针自示踪器内的空心套管内钉入椎间隙，手指钝性分离椎间隙表面的软组织，放置逐级套管，建立工作通道（图 5-37）。

（5）导航辅助确定椎间隙处理深度和广度，辅助选定融合器高度，椎间处理完毕后利用尖端示踪器明确对侧纤维环是否已打破，利用尖端示踪器的虚拟延长线辅助确定融合器的型号，试模后冲洗，植骨并置入融合器，彻底止血后，明胶海绵覆盖椎间隙（图 5-38）。

（6）沿椎弓根螺钉钉尾叶片置入连接棒，顶丝固定连接棒，透视确定融合器和椎弓根螺钉位置良好，逐层缝合，用无菌敷料覆盖创面（图 5-39）。

2. 导航辅助 OLIF 的操作要点和技巧

（1）应用计算机导航辅助脊柱外科手术的医生需有传统手术经验，术中应具有相关解剖知识，在导航系统出现硬件或软件故障无法继续使用时，有能力转为实施传统手术。

（2）手术过程中操作应尽量轻柔，以避免发生漂移现象。手术医生应具备判断导航图像有无漂移的能力。当怀疑存在图像漂移时，选择明显解剖标志点进行验证，以明确导航是否准确，避免发生意外情况。

（3）注意术中血管位置，避免损伤主要血管。发生血管损伤时，绝大多数主要血管损伤都可以通过术中修复。若出血难以遏止，可扩大切口进行血管修复，必要时需要血管外科医师协助缝合。

（4）侧方入路手术需后路经皮椎弓根螺钉固定时，患者体位发生改变，需要重新建立导航图像。

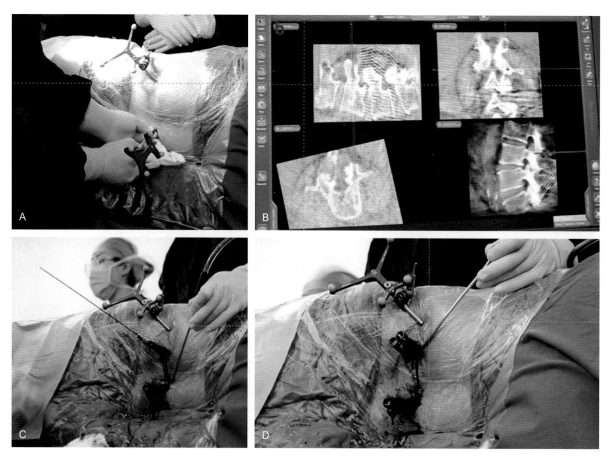

图 5-36　A~D. 利用穿刺针和虚拟延长线确定椎弓根螺钉置针点，以及其直径和长度，并置入椎弓根螺钉

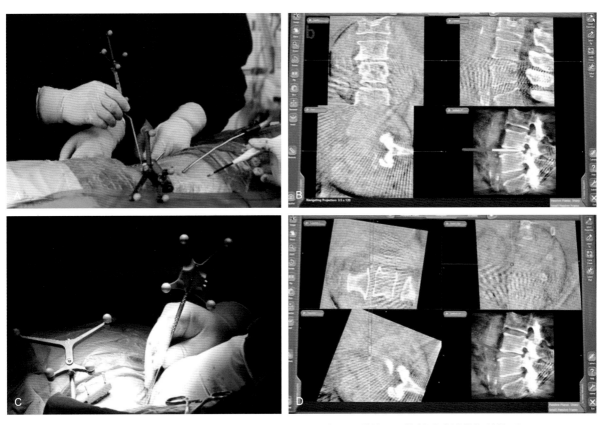

图 5-37 A、B.导航辅助确认切口位置；C、D.安放通道前，导航辅助确认椎间隙位置

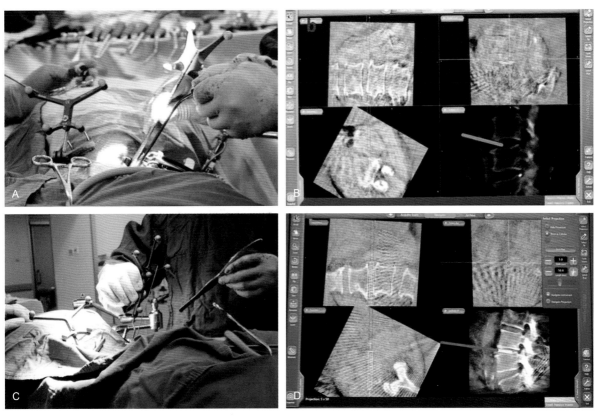

图 5-38 A、B.导航辅助再次确认通道位置；C、D.导航辅助确认融合器尺寸和型号

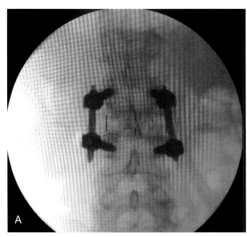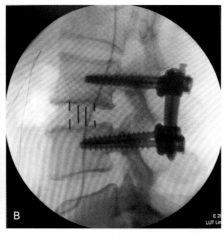

图 5-39　术后正侧位透视融合器及椎弓根螺钉位置良好

（5）建立导航系统时，需考虑参考架放置在合适位置。扫描时尽量包含可作为标记的椎体（如S1 椎体）。手术椎体尽量放置在中央的位置，保证导航系统的最佳适用性。

（6）进行多节段手术，尤其是三节段以上手术，可选择斜行或纵行切口。一般先处理中间的椎间隙，再处理两侧的椎间隙，方便软组织剥离和显露，避免发生并发症。

（7）利用单一体位进行经皮椎弓根螺钉置钉和 OLIF 手术时，需将参考架放置于腋中线和髂嵴交界处。参考架定位球朝向患者头侧，保证在椎弓根螺钉置钉和 OLIF 操作时导航均可使用。在置钉过程中，可在患者背侧铺无菌操作台，避免术区污染，且可方便操作。置钉后先不进行穿棒，待置入融合器后再置入连接棒，避免连接棒影响椎间隙撑开。

**3. 导航下 OLIF 手术的优势**　导航辅助 OLIF 技术可让 OLIF 的操作更加精细化和可视化，尤其是在选定通道位置和椎间处理位置，可保证处于椎间隙 2~3 区，并且可在术中明确椎间处理范围和减压范围。明确对侧纤维环是否松解，可帮助选择椎间融合器的高度和长度，尤其是高度选择更加精确。

借助计算机辅助导航技术，在术前明确患者腰椎腹侧肌肉、血管及周围毗邻关系对提高手术安全性至关重要。通过建立导航图像，并在手术操作过程中予以引导，可有效降低术中损伤主要血管、神经、腹膜，以及输尿管等重要组织结构的风险。计算机辅助导航技术扫描所形成的三维解剖结构，可帮助术者选择尺寸更适宜的椎间融合器及最理想的椎间融合器置入位置，并可在椎间融合器置入后提示其是否处于最佳位置，以及是否造成对侧或后方的组织压迫。

对于侧方入路手术的内固定技术，导航在后路经皮椎弓根螺钉固定过程中的作用及优势已在第一节中详细说明。对于椎体侧方钉板或钉棒内固定系统和椎体前方钉板内固定系统的置入，导航技术可为螺钉型号、方向、角度的选择提供重要参考，同时在置入过程中可引导术者及时调整螺钉的方向及角度，显著增加内固定置入过程的准确性及安全性，降低损伤周围组织的风险。

## 三、总结与展望

导航辅助 OLIF 技术具有较好的优势，操作简单，一次扫描可进行多节段手术，术中全程可不进行透视，并可精准地选择切口位置和椎间隙处理位置，最大限度地减少手术创伤，加速患者康复。但导航辅助 OLIF 技术也有一定的学习曲线，一定要在熟练掌握 OLIF 技术的基础上，再进行导航手术。初期开展时在节段定位、通道位置定位环节需结合透视进行验证，避免图像漂移造成导航失准，给患者带来损失。建议初次开展时先在假骨模型或尸体上进行操作以验证其安全性，熟悉各操作步骤的基础上再针对患者进行手术治疗。未来随着影像学技术和人工智能技术的进步，导航和机器人辅助手术操作将更加人性化、精准化和简便化，最大限度发挥术者作为指挥者的角色，同时减少操作者的操作失误，将会开创微创手术新的未来。

## 四、典型病例

【病例 1】

1. **病史**　患者，男性，58 岁。主因"腰部疼痛 1 年"入院。双下肢肌力 V 级，双侧股神经牵拉试验（-），双侧直腿抬高试验（-），双侧 Babinski 征（-），双侧膝腱反射正常存在。影像学检查提示腰椎管狭窄（图 5-40~ 图 5-42）。

2. **诊断**　腰椎管狭窄症。

3. **治疗方法**　导航下斜外侧腰椎椎间融合术 + 椎体侧方钉板内固定术。术中导航图像显示试模的尺寸及位置良好（图 5-43），置入椎间融合器后的导航图像显示其尺寸适宜，三维空间位置良好，未对周围组织造成压迫（图 5-44）。经由原手术切口在导航引导下置入椎体侧方钉板内固定系统，内固

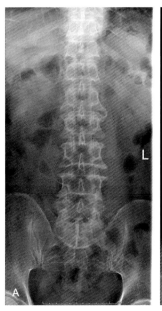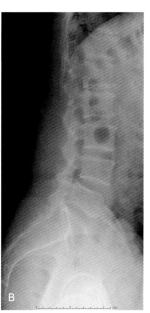

图 5-40　腰椎 X 射线片。A. 正位片；B. 侧位片

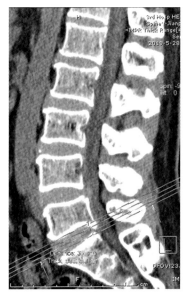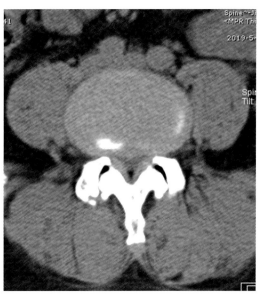

图 5-41　腰椎间盘 CT 显示 L4/L5 椎间盘突出，腰椎管狭窄

定位置良好（图 5-45）。

4. 预后与随访　术后 X 射线检查显示椎间隙高度恢复（图 5-46）。患者术后 1 天后佩戴腰部支具下地行走，腰部疼痛缓解。术后 3 个月随访，患者腰部疼痛消失，恢复正常生活与工作，腰椎 X 射线片显示椎间融合器和钉板内固定系统位置良好（图 5-47）。

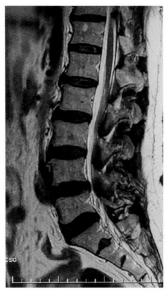

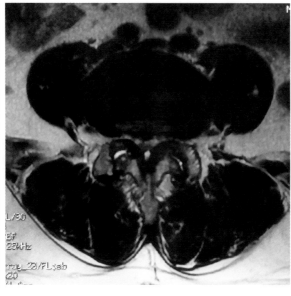

图 5-42　腰椎 MRI 显示 L4/L5 椎间盘突出压迫硬膜囊，腰椎管狭窄

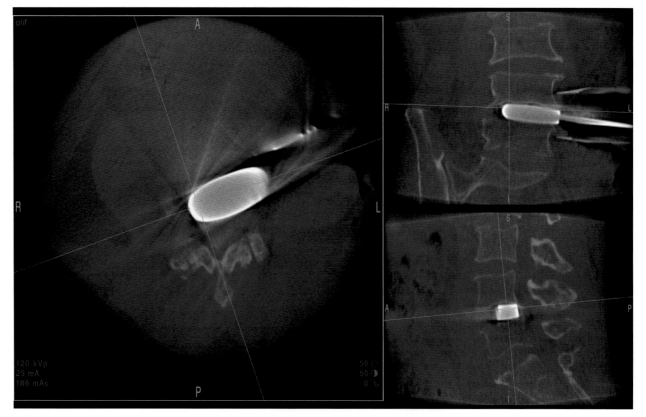

图 5-43　术中导航图像显示试模的尺寸及位置良好

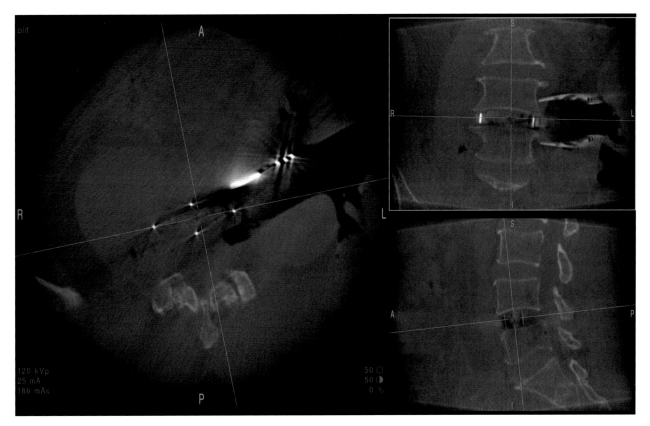

图 5-44　术中导航图像显示椎间融合器的尺寸及位置良好

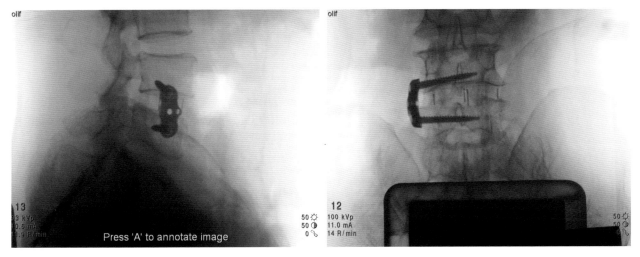

图 5-45　导航下置入椎体侧方钉板内固定系统

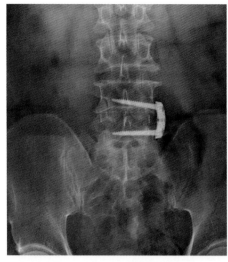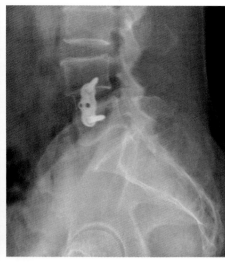

图 5-46　患者术后 X 射线显示椎间隙高度恢复，椎间融合器及内固定位置良好

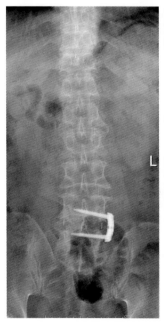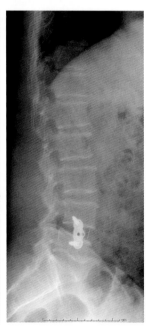

图 5-47　患者术后 X 射线显示椎间隙高度恢复，椎间融合器及内固定位置良好，无椎间融合器沉降、移位及内固定的移位、断裂等情况发生

（钱济先　丁文元　李朝晖）

# 第六节　导航辅助腰椎内镜手术

腰椎经皮内镜技术是近年来治疗腰椎退变性疾病的主要微创手段，以其麻醉方式灵活、创伤小、术后恢复快等优势，在我国脊柱外科领域得到了广泛开展。腰椎内镜技术以其入路可分为经椎板间的后入路和经椎间孔的侧入路两类。经椎板间入路与传统后路技术入路相同，仅需突破黄韧带即可将手术通道及工具放入椎管内，因此操作难度较小，易于掌握。经椎间孔入路需要经后外侧穿刺后经椎间孔将手术通道放置于椎管内，该过程往往伴随着部分关节突骨质切除和椎间孔扩大。对于部分椎间盘脱出或游离型病例，根据靶点技术要求，需要将手术通道放置在固定位置才能做到良好的减压，因此经椎间孔的侧入路技术对椎间孔成形提出了更高的要求。该技术的学习曲线难点也集中于此。

数字化导航技术在微创腰椎内镜技术中可有效提高医生对局部解剖结构的立体认知，精准定位椎间孔成形的区域和骨质切除范围，可有效降低手术难度并提高手术成功率。本节将分别介绍临床应用的光学导航技术和电磁导航技术在辅助腰椎内镜技术中的应用。

## 一、光学导航辅助经皮椎间孔镜下腰椎间盘髓核摘除术

### 【典型病例 1】

1. **病史**　患者，男性，41 岁。主诉：腰痛伴右下肢疼痛不适 1 年，加重 3 周。右下肢疼痛以右大腿前方、后外侧及右侧小腿外侧为重，行走困难。

查体：腰骶部压痛，右下肢大腿外侧、小腿外侧及外踝感觉减退，姆背伸肌力减弱。右下肢直腿抬高试验 40° 阳性，股神经牵拉试验阳性。右侧膝跳反射减弱，踝反射正常。术前腰椎 X 射线片（图 5-48）、CT（图 5-49）及 MRI（图 5-50、图 5-51）

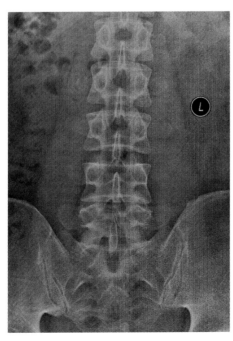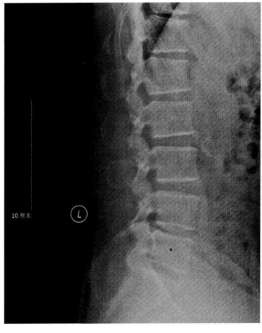

图 5-48　病例 1 患者术前腰椎 X 射线正侧位片

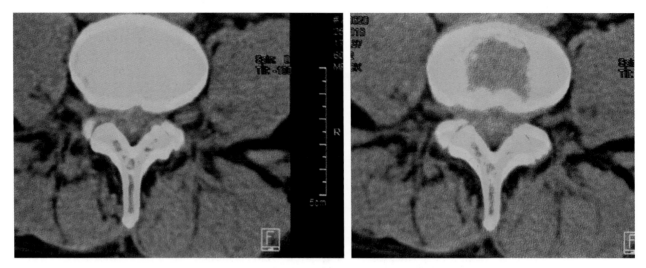

图 5-49 术前腰椎 CT 显示 L4/L5 椎间盘突出

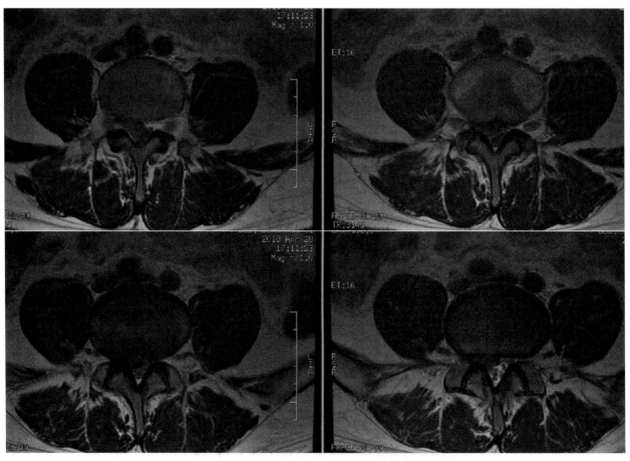

图 5-50 术前腰椎 MRI 显示 L4/L5 椎间盘突出，相应椎管狭窄，横断面影像

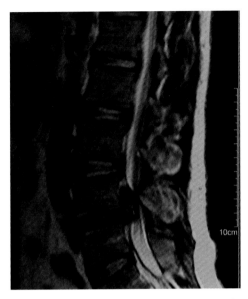

图 5-51 术前腰椎 MRI 显示 L4/L5 椎间盘突出矢状位影像

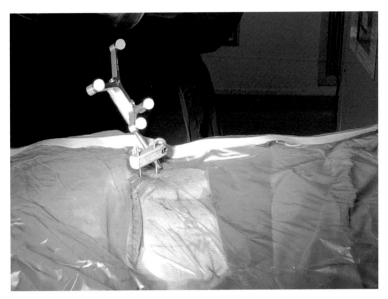

图 5-52 常规消毒铺单后，于手术对侧髂棘处行局部麻醉，而后放置光学导航参考架

显示 L4/L5 间隙椎间盘突出。

2. 术前诊断　L4/L5 椎间盘突出症（近端脱出型）。

3. **手术准备及导航注册**　患者局麻，取俯卧位，侧入路。导航设备为 StealthStation（Medtronic，Minneapolis，MN）。常规消毒铺单后于手术对侧髂嵴处行局部麻醉后放置光学导航参考架（图 5-52）。术中 O 臂机常规扫描手术节段（图 5-53）后数据传输到导航影像系统内，经快速器械注册后即可开始导航手术。

4. **导航辅助下的经皮穿刺及椎间孔扩大成形**　导航工具注册完毕后即可进行全程导航辅助的经皮椎间孔镜手术。在目前光学导航未配备经皮内镜专用工具的情况下，主要以现有导航工具进行手术切口确认、经皮穿刺轨迹规划、椎间孔成形确认引导及内镜手术区域导航等方式进行。

首先，本病例因突出髓核朝向头端并达上位椎体椎弓根下缘水平即位于上位出行根腋部，因此穿刺成形靶点为椎管内上位椎体下缘位置，以导航工具确认手术切口位置，以及以关节突为靶点的最佳穿刺角度（图 5-54），而后即可开始进行经皮穿刺和手术入路的逐级扩张。

在环锯成形前以导航工具进一步确定成形位置和方向后即可进行椎间孔成形术（图 5-55、图

5-56）。完成椎间孔成形术后按操作进行手术通道的建立，并再次以导航工具进行位置的确认（图 5-57~ 图 5-59）。术中常规摘除突出及游离髓核组织，减压相应神经根。手术持续 65 分钟，术后无相关并发症发生。术后 1 天患者术前症状消失，复查腰椎 MRI 显示 L4/L5 间隙术后改变，突出的髓核摘除彻底（图 5-60）。

5. **手术体会**　对于经皮椎间孔镜技术，椎间孔成形及手术通道的放置是手术成功的关键，同时也是手术难点，尤其是针对部分特殊类型的突出病例。因此，在常规二维透视的条件下，往往需要花费大量时间和反复的 X 射线透视，才能将穿刺器械和环锯放置于较理想的位置，不仅延长了手术时间，而且增加了患者和医护人员的射线暴露。导航引导的经皮椎间孔镜手术可实时观察椎间孔区的三维立体结构，可直接引导穿刺并直观地确认术前计划的椎间孔成形位置，极大地缩短了手术时间和难度。

## 二、电磁导航辅助经皮椎间孔镜下腰椎间盘髓核摘除术

如前文所述，电磁导航相对于光学导航而言，其追踪导航工具的原理在于器械尖端的磁标志点，

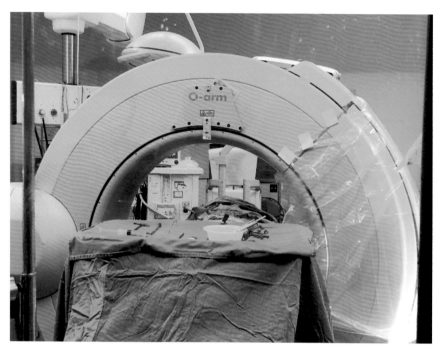

图 5-53　术中 O 臂机常规扫描手术节段

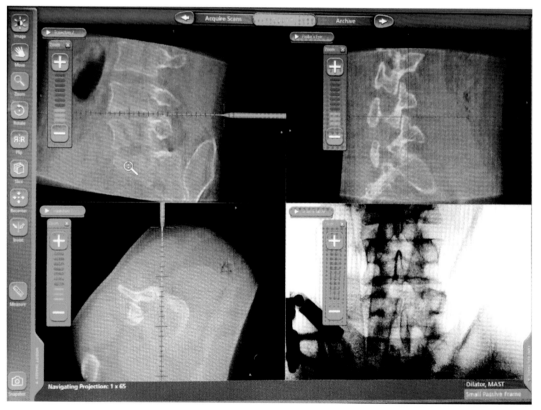

图 5-54　使用导航工具确认手术切口位置，以及以关节突为靶点的最佳穿刺角度

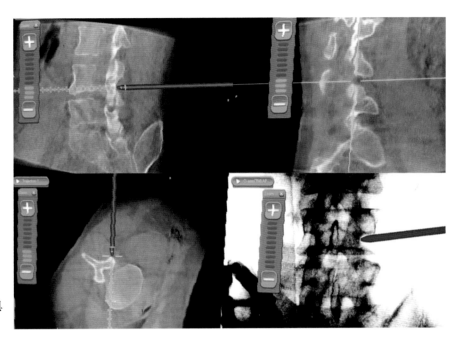

图 5-55　在环锯成形前用导航工具进一步确定成形位置和方向

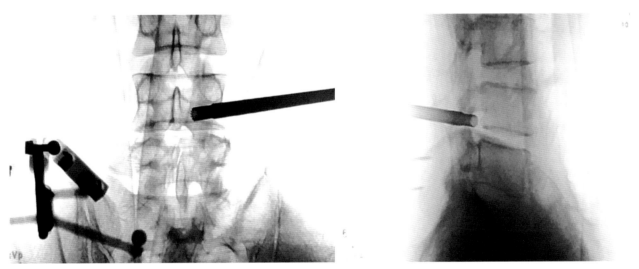

图 5-56　椎间孔成形术中环锯放置正侧位透视影像

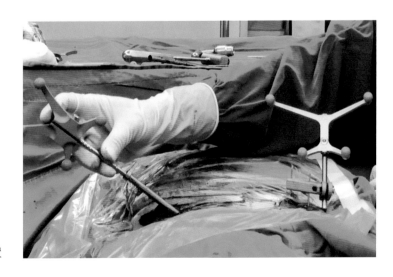

图 5-57　手术通道建立后再次使用导航确定位置

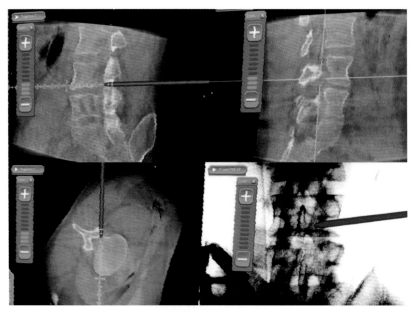

图 5-58　导航图像上显示置管位置良好

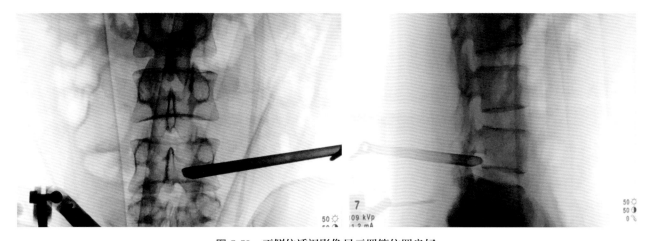

图 5-59　正侧位透视影像显示置管位置良好

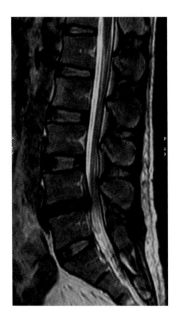

图 5-60　术后腰椎矢状位 MRI 显示突出椎间盘被摘除

因此其导航的位置就代表了器械的尖端，而导航器械体部及尾部的形变并不影响导航结果，这一点正好适合经皮椎间孔镜尤其是弹性穿刺针的特性，可较好地实现穿刺过程的实时导航。现有的电磁导航针对经皮椎间孔镜技术不同步骤开发了一整套器械和软件，可进行全程导航引导和监控。

【典型病例 2】

1. **病史**　患者，男性，27 岁。主诉：腰痛伴左下肢疼痛不适 8 个月，加重 2 周。左下肢疼痛以左大腿后外侧、左小腿后侧及足底为重，正规保守治疗无效。

查体：腰骶部轻压痛，左大腿后外侧、小腿后外侧感觉减退，双侧踇背伸肌力减退、膝腱反射正常，右侧踝反射正常，左侧踝反射减弱。左下肢直腿抬高试验阳性（50°），股神经牵拉试验阴性。术前腰椎 X 射线片、CT、MRI 检查结果见图 5-61~图 5-63。

2. **手术准备及导航注册**　患者局麻，取俯卧位，侧入路，手术区尾侧放置磁场发生器（图 5-64）。导航设备为 SEESSYS（Fiagon）。常规消毒铺单后于手术节段下位椎体棘突处行局部麻醉后放置电磁导航示踪器（图 5-64）。以手术节段为中心行术中 O 臂机常规扫描手术节段（无术中 O 臂机情况下可采取术前腰椎节段 CT 扫描数据）。以手术节段为中心，放置电磁导航映射器框架（图 5-65），经与术中 X 射线正侧位图像数据分析，符

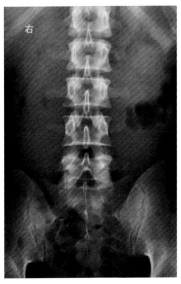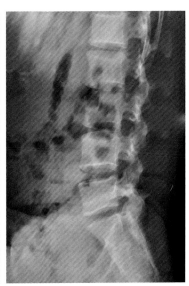

**图 5-61　病例 2 患者术前腰椎 X 射线正侧位片**

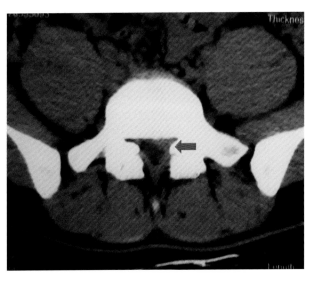

**图 5-62　患者术前腰椎 CT 显示 L5/S1 椎间盘向左后突出**

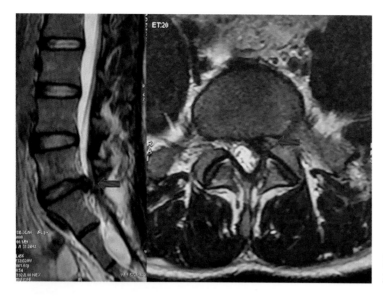

图 5-63　患者术前腰椎 MRI 显示 L5/S1 椎间盘向左后突出

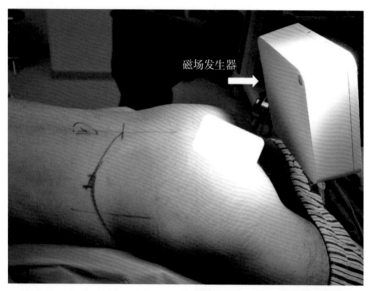

图 5-64　术中电磁导航发生器放置位置

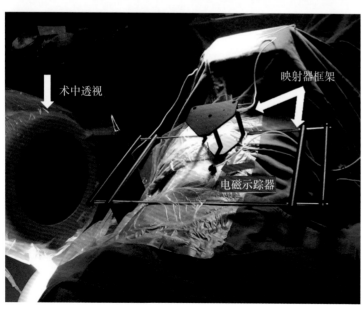

图 5-65　手术节段为中心，放置电磁导航映射器框架

合数据点数量要求后（17个标志点），导航系统将二维透视图像与CT扫描数据匹配后显示绿色（图5-66），即可开始器械注册及后续导航操作。导航操作可设置二维导航或三维导航。

3. **导航辅助下的经皮穿刺及椎间孔扩大成形** 导航工具注册为分步骤注册，即包括穿刺针、环锯、手术通道及内镜分别注册方式，注册后即可显示不同器械与脊柱解剖结构的位置关系。完毕后可进行全程导航辅助的经皮椎间孔镜手术。根据医生习惯可显示二维或三维导航图像，可完成导航辅助下的穿刺针经椎间孔穿刺（图5-67、图5-68）、关节突可视化成形（导航影像与内镜影像结合方式，图5-69和图5-70），以及内镜下的导航视野（导航影像与内镜影像结合方式，图5-71）。

本病例为常见L5/S1椎间盘突出，因S1椎弓根往往过短，同时L5横突宽大及侧方的髂嵴遮挡，因此该阶段椎间孔一般都较小，造成穿刺困难，尤其是初学者可能造成手术失败。因椎间孔成形需

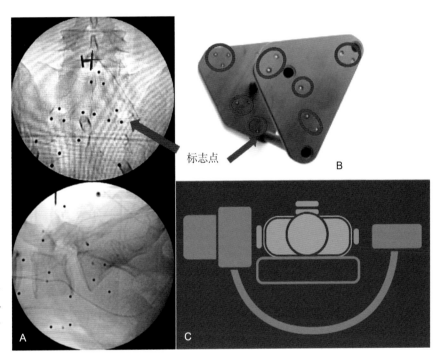

图 5-66 A、B. 术中X射线正侧位图像数据分析符合数据点数量要求（17个标志点）；C. 导航系统将二维透视图像与CT扫描数据匹配后显示绿色

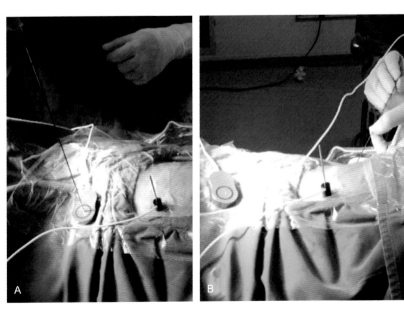

图 5-67 A. 穿刺针在电磁导航下注册；B. 开始穿刺操作

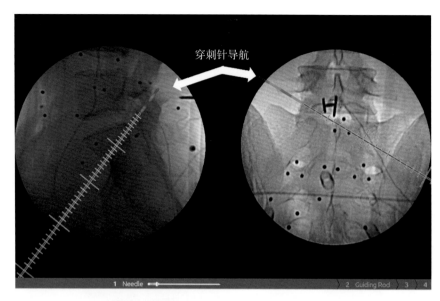

图 5-68 在导航监视器下显示穿刺针

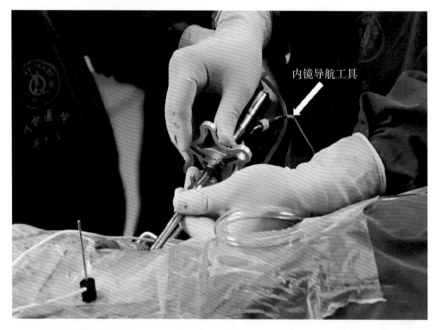

图 5-69 使用带导航功能环锯进行操作

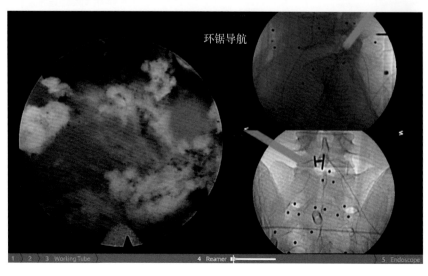

图 5-70 在内镜显示器和导航监视器下显示环锯

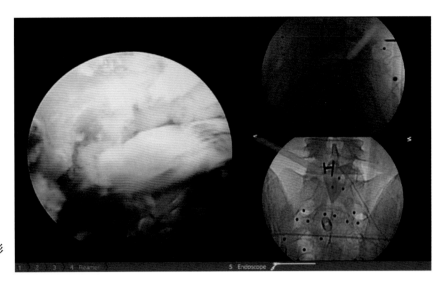

图 5-71　内镜下的导航视野，导航影像与内镜影像结合

要，该部位需要关节突成形的范围更广，以导航工具确认关节突成形位置和方向，同时能实时监测成形的过程，能进一步提高这一手术的成功率。术中常规摘除突出及游离髓核组织，减压相应神经根。手术持续 70 分钟，术后无相关并发症发生。术后 1 天患者症状消失出院。

4. **手术体会**　针对 L5/S1 椎间孔成形，对手术技巧和经验要求高于 L4/L5，成形部位、方向的准确性是手术成功的关键，尤其是针对部分特殊类型的突出病例。既往可视化成形仅能通过内镜观察到关节突骨质成形的过程，对于成形位置和方向仍需反复透视确定。而可视化成形结合实时电磁导航环锯示踪，可将大体影像与镜下影像完美结合，进一步提高成形的效率。同时该导航技术即可与术中 CT 数据匹配，又可与术前 CT 扫描影像匹配，针对目前无术中 CT 设备的单位，仅需具备术中透视设备即可开展，进一步扩大了这一技术的应用范围。

（张　超）

参 考 文 献

［ 1 ］ Merloz P, Troccaz J, Vouaillat H, et al. Fluoroscopy-based navigation system in spine surgery[J]. Proc Inst Mech Eng H, 2007, 221(7):813-820.

［ 2 ］ Amiot L P, Lang K, Putzier M, et al. Comparative results between conventional and computer-assisted pedicle screw installation in the thoracic, lumbar, and sacral spine[J]. Spine, 2000, 25(5):606-614.

［ 3 ］ Chen H J. Clinical experiences in neuronavigation[J]. Stereotactic and Functional Neurosurgery, 2001, 76(3-4):145-147.

［ 4 ］ Gebhard F, Weidner A, Liener U C, et al. Navigation at the spine[J]. Injury, 2004, 35(1):35-45.

［ 5 ］ Holly L T, Foley K T. Intraoperative spinal navigation[J]. Spine, 2003, 28(15 Suppl):S54-S61.

［ 6 ］ Fraser J, Gebhard H, Irie D, et al. Iso-C/3-dimensional neuronavigation versus conventional fluoroscopy for minimally invasive pedicle screw placement in lumbar fusion[J]. Minim Invasive Neurosurg, 2010, 53(4):184-190.

［ 7 ］ Yan C X, Goulet B, Pelletier J, et al. Towards accurate, robust and practical ultrasound-CT registration of vertebrae for image guided spine surgery[J]. Int J Comput Assist Radiol Surg, 2011, 6(4):523-537.

［ 8 ］ Aly A H, Ginsberg H J, Cobbold R S. On ultrasound imaging for guided screw insertion in spinal fusion surgery[J]. Ultrasound Med Biol, 2011, 37(4):651-664.

［ 9 ］ 韩骁, 田伟, 刘波, 等 . 术中即时三维导航在后凸成形术中的应用 [J]. 中华创伤骨科杂志 , 2010(2):109-112.

［10］ Hicks J M, Singla A, Shen F H, et al. Complications of pedicle screw fixation in scoliosis surgery: a systematic review[J]. Spine (Phila Pa 1976), 2010, 35(11):E465-E470.

［11］ Luther N, Iorgulescu J B, Geannette C, et al. Comparison of navigated versus non-navigated pedicle screw placement in 260 patients and 1434 screws: screw accuracy, screw size, and the complexity of surgery[J]. J Spinal Disord Tech, 2013.

［12］ Uehara M, Takahashi J, Hirabayashi H, et al. Perforation rates of cervical pedicle screw insertion by disease and vertebral level[J]. Open Orthop J, 2010, 4:142-146.

［13］ 田伟 . 使用计算机导航技术辅助脊柱骨折和不稳定的固定手术 [J]. 中华创伤骨科杂志 , 2004, 6(11):1218-1219.

［14］ Hyun S J, Kim Y J, Cheh G, et al. Free hand pedicle screw placement in the thoracic spine without any radiographic guidance : technical note, a cadaveric study[J]. J Korean Neurosurg Soc, 2012, 51(1):66-70.

［15］ Sembrano J N, Yson S C, Polly D W, et al. Comparison of nonnavigated and 3-dimensional image-based computer navigated balloon kyphoplasty[J]. Orthopedics, 2015, 38(1):17-23.

［16］ 田伟, 刘亚军, 刘波, 等 . 计算机导航在脊柱外科手术应用实验和临床研究 [J]. 中华骨科杂志 , 2006, 26(10):671-675.

［17］ Zang L, DU P, Hai Y, et al. Device related complications of the Coflex interspinous process implant for the lumbar spine[J]. Chin Med J (Engl), 2013, 126(13):2517-2522.

［18］ Joglekar S B, Mehbod A A. Surgeon's view of pedicle screw implantation for the monitoring neurophysiologist[J]. J Clin Neurophysiol, 2012, 29(6):482-488.

［19］ Boucher hhl. A method of spinal fixation[J]. J Bone Joint Surg(Br), 1959, 4:248-249.

［20］ 朱荔, 白玉树, 李明 . 脊柱外科手术导航的应用现状及研究进展 [J]. 脊柱外科杂志 , 2014.

［21］ 张启维, 张耀南, 孙常太, 等 . 计算机导航下椎弓根置钉与徒手置钉的对比 [J]. 中国组织工程研究 , 2013, 9:1579-1585.

［22］ 陈晓明, 肖增明, 宗少晖, 等 . 计算机导航引导下脊柱后路椎弓根螺钉置入内固定 : 准确性及安全性 [J]. 中国组织工程研究 , 2015, 13:2119-2124.

［23］ Costa F, Porazzi E, Restelli U. Economic study:a costeffectiveness analysis of an intraoperative compared with a preoperative image-guided system in lumbar pedicle screw fixation in patients with degenerative spondylolisthesis[J]. Spine J, 2014, 14(8):1790-1796.

［24］ 齐鹏, 肖嵩华, 张西峰, 等 . 术中三维 CT 导航下微创治疗单节段腰椎退行性疾病的疗效评价 [J]. 中国矫形外科杂志 , 2015, 3:220-228.

［25］ 李书纲, 郑浩峻, 林信海, 等 . 脊柱外科计算机辅助导航技术系统及其国内外发展现状 [J]. 中国骨与关节外科 , 2008, 3:234-240.

［26］ Van d K E B, Van Walsum T, Verlaan J J, et al. Three-dimensional rotational X-Ray navigation for needle guidance in percutaneous vertebroplasty: an accuracy study[J]. Spine, 2006, 31(12):1359-1364.

［27］ Boszczyk B M, Bierschneider M, Hauck S, et al. Transcostovertebral kyphoplasty of the mid and high thoracic spine[J]. European Spine Journal, 2005, 14(10):992-999.

［28］ Wang Y, Hu Y, Liu H, et al. Navigation makes transforaminal lumbar interbody fusion less invasive[J]. Orthopedics, 2016, 39(5):e857-e862.

［29］ Zhang Y, Xu C, Zhou Y, et al. Minimally invasive computer navigation-assisted endoscopic transforaminal interbody fusion with bilateral decompression via a unilateral approach: initial clinical experience at one-year follow-up[J]. World Neurosurg, 2017, 106: 291-299.

［30］ 刘亚军, 田伟, 靳培浩, 等 . 导航微创与传统切开经椎间孔入路椎间植骨融合术治疗成人腰椎滑脱症的对照研究 [J]. 中华创伤骨科杂志 , 2014, 16(3):194-198.

［31］ 齐鹏, 毛克亚, 肖嵩华, 等 . 术中三维 CT 导航辅助下微创经椎间孔腰椎椎体间融合术的可行性研究 [J]. 中国骨与关节杂志 ,

2015, 4(11):900-906.

[32] Bandela J R, Jacob R P, Arreola M, et al. Use of CT-based intraoperative spinal navigation: management of radiation exposure to operator, staff, and patients[J]. World Neurosurg, 2013, 79(2):390-394.

[33] Dusad T, Kundnani V, Dutta S, et al. Comparative prospective study reporting intraoperative parameters, pedicle screw perforation, and radiation exposure in navigation-guided versus non-navigated fluoroscopy-assisted minimal invasive transforaminal lumbar interbody fusion[J]. Asian Spine J, 2018, 12(2):309-316.

[34] Santoni B G, Hynes R A, MeGilvray K C, et a1. Cortical hone trajectory for lumbar pedicle screws[J]. Spine J, 2008, 9(5):366-373.

[35] Matsukawa K, Yato Y, Nemoto O, et a1. Morphometric measurement of cortical bone trajectory for lumbar pedicle screw insertion using computed tomography[J]. J Spinal Disord Tech, 2013, 26(6):E248-E253.

[36] Ueno M, Sakai R, Tanaka K, et al. Should we use cortical bone screws for cortical bone trajectory[J]. J Neurosurg spine, 2015, 22(4):416-421.

[37] Wray S, Mimran R, Vadapalli S, et al. Pedicle screw placement in the lumbar spine: effect of trajectory and screw design on acute biomechanica purchase[J]. J Neurosurg Spine, 2015, 22(5):503-510.

[38] Sakaura H, Miwa T, Yamashita T, et al. Posterior lumbar interbody fusion with cortical bone trajectory screw fixation versus posterior lumbar interbody fusion using traditional pedicle screw fixation for degenerative lumbar spondylolisthesis: a comparative study[J]. J Neurosurg Spine, 2016, 25(5):591-595.

[39] Matsukawa K, Kato T, Yato Y, et al. Incidence and risk factors of adjacent cranial facet joint violation following pedicle screw insertion using cortical bone trajectory technique[J]. Spine (Phila Pa 1976), 2016, 41 (14):E851-E856.

[40] Chen Z, Zhao J, Xu H, et al. Technical factors related to the incidence of adjacent superior segment facet joint violation after transpedicular instrumentation in the lumbar spine[J]. Eur Spine J, 2008, 17(11):1476-1480.

[41] Analiz Rodriguez A, Neal M T, Liu A, et al. Novel placement of cortical bone trajectory screws in previously instrumented pedicles for adjacentsegment lumbar disease using CT imageguided navigation: technical note[J]. Neurosurg Focus, 2014;36(3):E9.

[42] Calvert G C, Lawrence B D, Abtahi A M, et al. Cortical screws used to rescue failed lumbar pedicle screw construct: a biomechanical analysis[J]. J Neurosurg Spine, 2015, 22(2):166-172.

[43] 高海 , 李惠民 , 陈银河 , 等 . 皮质骨螺钉固定与椎弓根螺钉固定在腰椎后路融合术中应用效果比较的 Meta 分析 [J]. 中国脊柱脊髓杂志 , 2017(27):984.

[44] 陈文杰 , 王洪立 , 姜建元 , 等 . 成人腰椎皮质骨钉道的解剖学研究 [J]. 中华骨科杂志 , 2015, 35(12):1213-1221.

[45] Laratta J L, Shillingford J N, Pugely A J, et al. Accuracy of cortical bone trajectory screw placement in midline lumbar fusion (MIDLF) with intraoperative cone beam navigation[J]. J Spine Surg, 2019, 5(4):443-450.

[46] Rodriguez A, Neal M T, Liu A, et al. Novel placement of cortical bone trajectory screws in previously instrumented pedicles for adjacent-segment lumbar disease using CT image-guided navigation[J]. Neurosurgical Focus, 2014, 36(3):E9.

[47] Dabbous B, Brown D, Tsitlakidis A, et al. Clinical outcomes during the learning curve of MIDline Lumbar Fusion (MIDLF?)using the cortical bone trajectory[J]. Acta Neurochirurgica, 2016, 158(7):1413-1420.

[48] Dayani F, Chen Y R, Johnson E, et al. Minimally invasive lumbar pedicle screw fixation using cortical bone trajectory - Screw accuracy, complications, and learning curve in 100 screw placements[J]. J Clin Neurosci, 2019, 61:106-111.

[49] Kaye I D, Prasad S K, Vaccaro A R, et al. The cortical bone trajectory for pedicle screw insertion[J]. JBJS Rev, 2017, 5(8):e13.

[50] Merloz P, Troccaz J, Vouaillat H, et al. Fluoroscopy-based navigation system in spine surgery[J]. Proc Inst Mech Eng H, 2007, 221(7):813-820.

[51] Amiot L P, Lang K, Putzier M, et al. Comparative results between conventional and computer-assisted pedicle screw installation in the thoracic, lumbar, and sacral spine[J]. Spine, 2000, 25(5):606-614.

[52] Chen H J. Clinical experiences in neuronavigation. Stereotactic and Functional[J]. Neurosurgery, 2001, 76(3-4):145-147.

[53] Gebhard F, Weidner A, Liener U C, et al. Navigation at the spine[J]. Injury, 2004, 35(1):35-45.

[54] Holly L T, Foley K T. Intraoperative spinal navigation[J]. Spine, 2003, 28(15 Suppl):S54-S61.

[55] Fraser J, Gebhard H, Irie D, et al. Iso-C/3-dimensional neuronavigation versus conventional fluoroscopy for minimally invasive pedicle screw placement in lumbar fusion[J]. Minim Invasive Neurosurg, 2010, 53(4):184-190.

[56] Yan C X, Goulet B, Pelletier J, et al. Towards accurate, robust and practical ultrasound-CT registration of vertebrae for image guided spine surgery[J]. Int J Comput Assist Radiol Surg, 2011, 6(4):523-537.

[57] Aly A H, Ginsberg H J, Cobbold R S. On ultrasound imaging for guided screw insertion in spinal fusion surgery[J]. Ultrasound Med Biol, 2011, 37(4):651-664.

[58] 韩骁 , 田伟 , 刘波 , 等 . 术中即时三维导航在后凸成形术中的应用 [J]. 中华创伤骨科杂志 , 2010(2):109-112.

[59] Hicks J M, Singla A, Shen F H, et al. Complications of pedicle screw fixation in scoliosis surgery: a systematic review[J]. Spine (Phila Pa 1976), 2010, 35(11):E465-E470.

[60] Luther N, Iorgulescu J B, Geannette C, et al. Comparison of navigated versus non-navigated pedicle screw placement in 260 patients and 1434 screws: screw accuracy, screw size, and the complexity of surgery[J]. J Spinal Disord Tech, 2013.

[61] Uehara M, Takahashi J, Hirabayashi H, et al. Perforation rates of cervical pedicle screw insertion by disease and vertebral level[J]. Open Orthop J, 2010, 4:142-146.

[62] 田伟 . 使用计算机导航技术辅助脊柱骨折和不稳定的固定手术 [J]. 中华创伤骨科杂志 , 2004, 6(11):1218-1219.

[63] Hyun S J, Kim Y J, Cheh G, et al. Free hand pedicle screw placement in the thoracic spine without any radiographic guidance : technical note, a cadaveric study[J]. J Korean Neurosurg Soc, 2012, 51(1):66-70.

[64] Sembrano J N, Yson S C, Polly D W, et al. Comparison of nonnavigated and 3-dimensional image-based computer navigated balloon kyphoplasty[J]. Orthopedics, 2015, 38(1):17-23.

[65] 田伟, 刘亚军, 刘波, 等. 计算机导航在脊柱外科手术应用实验和临床研究 [J]. 中华骨科杂志, 2006, 26(10):671-675.

[66] Zang L, DU P, Hai Y, et al. Device related complications of the Coflex interspinous process implant for the lumbar spine[J]. Chin Med J (Engl), 2013, 126(13):2517-2522.

[67] Joglekar S B, Mehbod A A. Surgeon's view of pedicle screw implantation for the monitoring neurophysiologist[J]. J Clin Neurophysiol, 2012, 29(6):482-488.

[68] Boucher H H L. A method of spinal fixation[J]. J Bone Joint Surg(Br), 1959, 4:248-249.

[69] 朱荔, 白玉树, 李明. 脊柱外科手术导航的应用现状及研究进展 [J]. 脊柱外科杂志, 2014.

[70] 张啟维, 张耀南, 孙常太, 等. 计算机导航下椎弓根置钉与徒手置钉的对比 [J]. 中国组织工程研究, 2013, 9:1579-1585.

[71] 陈晓明, 肖增明, 宗少晖, 等. 计算机导航引导下脊柱后路椎弓根螺钉置入内固定 : 准确性及安全性 [J]. 中国组织工程研究, 2015, 13:2119-2124.

[72] Costa F, Porazzi E, Restelli U, et al. Economic study: a cost-effectiveness analysis of an intraoperative compared with a preoperative image-guided system in lumbar pedicle screw fixation in patients with degenerative spondylolisthesis[J]. Spine, 2014, 14(8):1790-1796.

[73] 齐鹏, 肖嵩华, 张西峰, 等. 术中三维 CT 导航下微创治疗单节段腰椎退行性疾病的疗效评价 [J]. 中国矫形外科杂志, 2015, 3:220-228.

[74] 李书纲, 郑浩峻, 林信海, 等. 脊柱外科计算机辅助导航技术系统及其国内外发展现状 [J]. 中国骨与关节外科, 2008, 3:234-240.

[75] Van d K E B, Van Walsum T, Verlaan J J, et al. Three-dimensional rotational X-Ray navigation for needle guidance in percutaneous vertebroplasty: an accuracy study[J]. Spine, 2006, 31(12):1359-1364.

[76] Boszczyk B M, Bierschneider M, Hauck S, et al. Transcostovertebral kyphoplasty of the mid and high thoracic spine[J]. European Spine Journal, 2005, 14(10):992-999.

[77] Wang Y, Hu Y, Liu H, et al. Navigation makes transforaminal lumbar interbody fusion less invasive[J]. Orthopedics, 2016, 39(5):e857-e862.

[78] Zhang Y, Xu C, Zhou Y, et al. Minimally invasive computer navigation-assisted endoscopic transforaminal interbody fusion with bilateral decompression via a unilateral approach: initial clinical experience at one-year follow-up[J]. World Neurosurg, 2017, 106: 291-299.

[79] 刘亚军, 田伟, 靳培浩, 等. 导航微创与传统切开经椎间孔入路椎间植骨融合术治疗成人腰椎滑脱症的对照研究 [J]. 中华创伤骨科杂志, 2014, 16(3):194-198.

[80] 齐鹏, 毛克亚, 肖嵩华, 等. 术中三维 CT 导航辅助下微创经椎间孔腰椎椎体间融合术的可行性研究 [J]. 中国骨与关节杂志, 2015, 4(11):900-906.

[81] Bandela J R, Jacob R P, Arreola M, et al. Use of CT-based intraoperative spinal navigation: management of radiation exposure to operator, staff, and patients[J]. World Neurosurg, 2013, 79(2):390-394.

[82] Dusad T, Kundnani V, Dutta S, et al. Comparative prospective study reporting intraoperative parameters, pedicle screw perforation, and radiation exposure in navigation-guided versus non-navigated fluoroscopy-assisted minimal invasive transforaminal lumbar interbody fusion[J]. Asian Spine J, 2018, 12(2):309-316.

[83] Santoni B G, Hynes R A, MeGilvray K C, et al. Cortical bone trajectory for lumbar pedicle screws[J]. Spine J, 2008, 9(5):366-373.

[84] Matsukawa K, Yato Y, Nemoto O, et al. Morphometric measurement of cortical bone trajectory for lumbar pedicle screw insertion using computed tomography[J]. J Spinal Disord Tech, 2013, 26(6):E248-E253.

[85] Ueno M, Sakai R, Tanaka K, et al. Should we use cortical bone screws for cortical bone trajectory[J]. J Neurosurg spine, 2015, 22(4):416-421.

[86] Wray S, Mimran R, Vadapalli S, et al. Pedicle screw placement in the lumbar spine: effect of trajectory and screw design on acute biomechanica purchase[J]. J Neurosurg Spine, 2015, 22(5):503-510.

[87] Sakaura H, Miwa T, Yamashita T, et al. Posterior lumbar interbody fusion with cortical bone trajectory screw fixation versus posterior lumbar interbody fusion using traditional pedicle screw fixation for degenerative lumbar spondylolisthesis: a comparative study[J]. J Neurosurg Spine, 2016, 25(5):591-595.

[88] Matsukawa K, Kato T, Yato Y, et al. Incidence and risk factors of adjacent cranial facet joint violation following pedicle screw insertion using cortical bone trajectory technique[J]. Spine (Phila Pa 1976), 2016, 41 (14):E851-E856.

[89] Chen Z, Zhao J, Xu H, et al. Technical factors related to the incidence of adjacent superior segment facet joint violation after transpedicular instrumentation in the lumbar spine[J]. Eur Spine J, 2008, 17(11):1476-1480.

[90] Analiz Rodriguez A, Neal M T, Liu A, et al. Novel placement of cortical bone trajectory screws in previously instrumented pedicles for adjacentsegment lumbar disease using CT imageguided navigation: technical note[J]. Neurosurg Focus, 2014, 36(3):E9.

[91] Calvert G C, Lawrence B D, Abtahi A M, et al. Cortical screws used to rescue failed lumbar pedicle screw construct: a biomechanical analysis[J]. J Neurosurg Spine, 2015, 22(2):166-172.

[92] 高海, 李惠民, 陈银河, 等. 皮质骨螺钉固定与椎弓根螺钉固定在腰椎后路融合术中应用效果比较的 Meta 分析 [J]. 中国脊柱脊髓杂志, 2017, (27):984.

[93] 陈文杰, 王洪立, 姜建元, 等. 成人腰椎皮质骨钉道的解剖学研究 [J]. 中华骨科杂志, 2015, 35(12):1213-1221.

[94] Laratta J L, Shillingford J N, Pugely A J, et al. Accuracy of cortical bone trajectory screw placement in midline lumbar fusion (MIDLF)with intraoperative cone beam navigation[J]. J Spine Surg, 2019, 5(4):443-450.

[95] Rodriguez A, Neal M T, Liu A, et al. Novel placement of cortical bone trajectory screws in previously instrumented pedicles for adjacent-segment lumbar disease using CT image-guided navigation[J]. Neurosurgical Focus, 2014, 36(3):E9.

[96] Dabbous B, Brown D, Tsitlakidis A, et al. Clinical outcomes during the learning curve of MIDline Lumbar Fusion (MIDLF?)using the cortical bone trajectory[J]. Acta Neurochirurgica, 2016, 158(7):1413-1420.

[97] Dayani F, Chen Y R, Johnson E, et al. Minimally invasive lumbar pedicle screw fixation using cortical bone trajectory - Screw accuracy, complications, and learning curve in 100 screw placements[J]. J Clin Neurosci, 2019, 61:106-111.

[98] Kaye I D, Prasad S K, Vaccaro A R, et al. The Cortical Bone Trajectory for Pedicle Screw Insertion[J]. JBJS Rev, 2017, 5(8):e13.

[99] Mayer H M. A new microsurgical technique for minimally invasive anterior lumbar interbody fusion[J]. Spine (Phila Pa 1976), 1997, 22(6):691-699, discussion 700.

[100] Silvestre C, Mac-Thiong J M, Hilmi R, et al. Complications and morbidities of mini-open anterior retroperitoneal lumbar interbody fusion: oblique lumbar interbody fusion in 179 patients[J]. Asian Spine J, 2012, 6(2):89-97.

[101] Davis T T, Hynes R A, Fung D A, et al. Retroperitoneal oblique corridor to the L2-S1 intervertebral discs in the lateral position: an anatomic study[J]. J Neurosurg Spine, 2014, 21(5):785-793.

[102] DiGiorgio A M, Edwards C S, Virk M S, et al. Stereotactic navigation for the prepsoas oblique lateral lumbar interbody fusion: technical note and case series[J]. Neurosurg Focus, 2017, 43(2):E14.

[103] Zhang Y H, White I, Potts E, et al. Comparison perioperative factors during minimally invasive pre-psoas lateral interbody fusion of the lumbar spine using either navigation or conventional fluoroscopy[J]. Global Spine J, 2017, 7(7):657-663.

[104] Ao S X, Wu J L, Zheng W J, et al. A novel targeted foraminoplasty device improves the efficacy and safety of foraminoplasty in percutaneous endoscopic lumbar discectomy: preliminary clinical application of 70 cases[J]. World Neurosurg, 2018,115:e263-e271.

[105] Ao S X, Wu J L, Tang Y, et al. Percutaneous endoscopic lumbar discectomy assisted by O-Arm-Based navigation improves the learning curve[J]. Biomed Res Int, 2019, 2019:6509409.

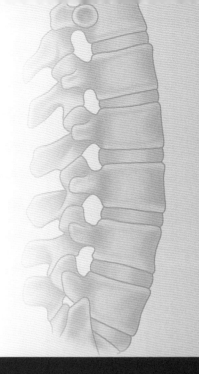

# 第六章

# 导航辅助骶髂关节固定手术

## 一、导航辅助骶髂关节固定的发展现状

椎弓根螺钉固定技术是目前胸腰椎后路手术最为常用的固定方式。但对于严重胸腰椎退行性侧凸、骨盆倾斜、严重骨质疏松、严重腰椎滑脱、腰骶部肿瘤切除等复杂疾病，单纯行胸腰椎-S1椎弓根螺钉固定并不能提供足够的固定强度，术后内固定失败、假关节形成等并发症并不少见。为进一步增加腰骶部的稳定性，固定的范围常需要扩大至骨盆，如髂骨螺钉或骶髂关节固定。髂骨螺钉（iliac screw，IS）技术可即刻为腰骶部提供坚强的固定（图6-1），但是髂骨螺钉入钉点在髂后上棘，显露过程需要向侧方剥离大量软组织，可增加手术切口感染的风险。髂骨螺钉与上位的腰椎椎弓根螺钉不在同一轴线，常需另外使用连接器与钛棒连接，增加了内固定相关并发症的发生率。此外，髂骨螺钉切迹高，可引起局部疼痛不适，必要时需要取出螺钉。

随着脊柱外科技术和内固定器械的进步与发展，脊柱联合骶髂关节固定技术日臻成熟。该技术能为腰骶部提供更为可靠的稳定性，为长节段的截骨矫形手术提供坚强的内固定"基座"。经S2骶髂关节（S2-alar-iliac，S2AI）螺钉固定技术是在Galveston技术和IS固定技术基础上改良发展的骶髂关节固定技术（图6-1）。S2AI技术钉道由骶骨穿过骶髂关节至髂骨内，螺钉全程可穿透3层骨皮质，通过模块化内固定装置将"腰-骶-髂"连为一体，能够提供更好的钉道把持力。

S2AI螺钉的适应证：①累及骶椎的长节段融合手术（≥5节段），尤其适用于畸形矫正手术。②严重的腰椎滑脱，包括退行性和峡部裂性腰椎滑脱。③患者有L5/S1远端固定失败的相关危险因素，或者存在假关节形成的高风险。④累及腰骶部的脊柱肿瘤。⑤下腰椎三柱截骨术或椎体切除术。⑥L5/S1假关节形成的翻修手术。⑦S1螺钉松动或拔出。⑧S1椎弓根骨折或S1椎弓根螺钉置入困难。⑨多节段融合后S1~S2骨折。

由于骨盆解剖结构不规则，生物力学关系复杂，缺乏清晰的骨性标志，使得S2AI固定技术要求较高。计算机导航技术（computer assisted navigation technique）于1995年首次应用于脊柱外科。此后，随着影像学技术、数字化影像学处理技术、计算机重建等多元相关技术的发展，导航方式已经由术中C臂机X射线导航系统发展至O臂机三维CT导航系统（intraoperative CT with O-arm guided navigation）；导航介质由电磁波、超声波发展为红外线光电导航系统（图6-2）。其中红外被动跟踪导航技术定位精确且系统可靠，逐渐成为主流。O臂机三维CT导航系统术中可一次多平面扫描，扫描过程中O臂机不需要移动，减少了术中污染的可能性。O臂机

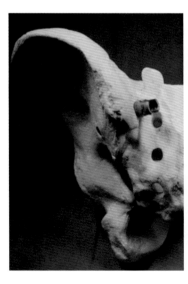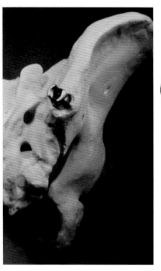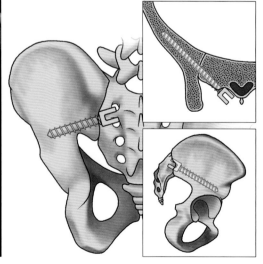

**图6-1　髂骨螺钉和S2AI螺钉**

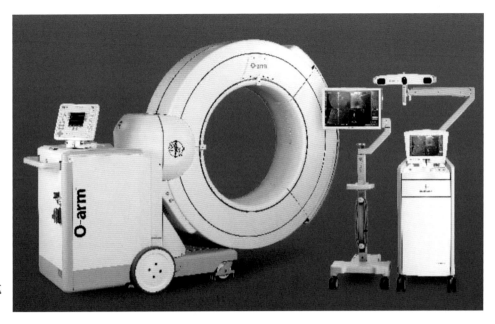

图 6-2　O 臂机三维 CT 导航系统

高分辨率成像，通过影像系统三维重建，实现了术中三维影像导航。此外，成像系统可根据操作手柄的位置同步影像重建，配合虚拟螺钉定位显示，使得手术操作更加直观，显著降低了手术操作难度。相关研究显示，导航技术应用于脊柱外科可降低术中辐射，提高脊柱手术准确性和安全性，促进了手术技术的精准化、微创化。目前，O 臂机三维 CT 导航系统辅助 S2AI 置钉骶髂关节固定已经应用于临床，显著提高了置钉的准确率，并且减少了手术并发症的发生。

## 二、O 臂机三维 CT 导航系统辅助 S2AI 置钉方法

1. **麻醉、消毒**　全身麻醉后患者取俯卧位。由于手术切口接近臀裂区，手术准备阶段需特别注意皮肤的有效消毒，术中时刻保持无菌术野，尽量避免臀裂区域手术无菌贴膜的脱落。

2. **切开、显露**　手术切口的尾端一般需要延伸至 S3 棘突水平，肥胖患者还需进一步向尾端延长。沿骶骨表面向两侧显露至骶孔周围时，应避免骶孔动脉分支损伤。该动脉是骶外侧动脉的分支，经过骶孔到达骶骨背侧，不慎损伤后出血凶猛，注意术中彻底止血。此外，骶神经后支由相对应的骶后孔穿出；或终于多裂肌；或形成臀中皮神经，支配臀部内侧皮肤。骶孔周围反复双极电凝止血容易引起骶神经后支损伤，但一般不会引起严重的临床症状。

3. **导航准备**　将示踪器安装在上位棘突上，O 臂机三维 CT 扫描责任节段，进行三维影像重建，并将其传输至 StealthStation 导航基站。器械手柄安装反射球，并进行注册。设置虚拟钉的直径和长度。

4. **置钉**　入钉点位于 S1 骶孔与 S2 骶孔连线中点水平线和骶外侧嵴内侧 2 mm 处；或 S1 骶孔外缘 2~4 mm 垂线和下缘 4~8 mm 水平线的交点。选择入钉点时需尽量与 S1 椎弓根螺钉位置保持同轴，便于上棒。入钉点使用高速磨钻开口，穿透骶骨表层骨皮质，深度约 5 mm。入钉角度：向尾端倾斜 25°~40°，与水平方向成角 35°~45°（图 6-3）。根据导航图像虚拟钉在骶骨、髂骨中的位置进行调整，选择最为合适的入钉角度制备钉道。开路进入 3~4 cm 深度到达骶髂关节骨皮质，此时可感到开路阻力明显增大。此时可在导航直视下用骨锤辅助突破双层骨皮质，突破后继续进入 4~6 cm 到达指定位置。正位片上钉道应贴近坐骨切迹上缘。此处骨质密度大，能够增加螺钉的把持力。探查钉道四壁及底部完整，导航直视下攻丝后置入 S2AI 螺钉。螺钉的长度选择 7~9 cm，直径 8~9 mm。

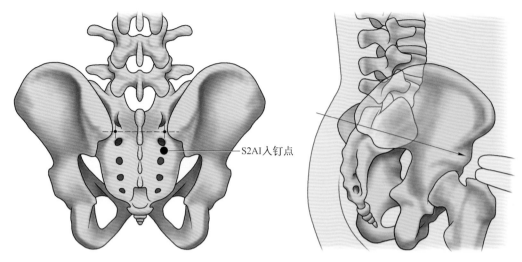

图 6-3    S2AI 螺钉的入钉点和方向

## 三、S2AI 固定技术的优势与不足

（1）S2AI 螺钉的入钉点更加贴近中线，显露过程减少了软组织向两侧剥离的范围，减少术中软组织损伤，也有助于保留完整肌肉筋膜层。与传统的髂骨螺钉、髂骶螺钉（iliac sacral screw, ISS）比较，减少了手术创伤及术中出血，也一定程度上降低了术后切口感染的发生率。

（2）S2AI 螺钉入钉点位于骶骨，螺钉的切迹位于组织深部，有完整肌肉筋膜层覆盖，因此不会引起局部皮肤凸起或局部疼痛并发症。

（3）S2AI 螺钉的位置与腰骶椎椎弓根螺钉同轴，上棒时不需要额外的连接器，固定强度高，符合生物学稳定理念。研究显示，这种同轴固定也能够减少内固定相关并发症的发生。

但是，采用 S2AI 技术的病例通常病情较为复杂，手术难度大，风险高，对于术者的手术技术要求高。骨盆解剖结构不规则，生物力学关系复杂，缺乏清晰的骨性标志，使得骨 S2AI 技术难以掌握，学习曲线长。此外，即使螺钉置入时尽量做到与上位螺钉同轴固定，但由于部分患者自身局部解剖结构严重畸形，上棒时仍会遇到困难，有时仍然需要连接器的辅助。

## 四、并发症

### （一）螺钉位置不佳

根据术后骨盆 CT 扫描的结果，可采用 Shillingford JN 的方法对 S2AI 螺钉准确性进行分级：①0 级，螺钉未突出髂骨皮质。②1 级（轻度），螺钉突破髂骨皮质 <3 mm。③2 级（中度），螺钉突破皮质 3~6 mm。④3 级（重度），螺钉突破皮质 >6 mm。螺钉突破方向分为 4 种情况：未突破，偏腹侧，偏背侧，偏下突破坐骨切迹。

S2AI 螺钉突破髂骨背侧骨皮质主要损伤臀肌，通常不会引起任何严重并发症。相关解剖学研究对 S2AI 螺钉置入的准确性进行了统计分析，背侧骨皮质损伤的发生率可能高达 15%，但腹侧骨皮质损伤的发生率要少得多。S2AI 螺钉突破髂骨腹侧骨皮质虽然很少发生，但可能损伤位于骨盆内的重要血管、神经和内脏组织而产生严重并发症。S2AI 螺钉置入过程中也可能偏向下方损伤坐骨切迹。这可能导致臀上动脉和臀上神经的损伤，两者都在梨状肌上方穿过坐骨切迹。而在梨状肌下方通过坐骨切迹的其他神经和血管（包括坐骨神经和阴部神经以及阴部内血管）的损伤相对罕见（图 6-4）。此类

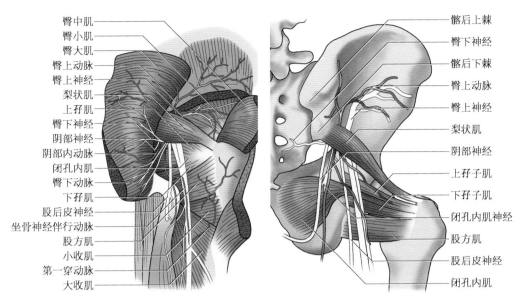

图 6-4　经过坐骨切迹的重要解剖结构

并发症仅发生在螺钉轨迹极度偏低的情况下，在导航技术的辅助下操作可以避免此类并发症的发生。

### （二）感染

由于 S2AI 骶髂关节固定技术一般用于长节段截骨、矫形手术，手术创伤相对较大，术后发生感染的风险并不容忽视。文献显示，术后感染的发生率约为 4%。对于翻修手术患者，由于局部组织瘢痕多，血供差，感染风险将会更高。建议采用术中局部应用抗生素（如万古霉素粉剂）的方法降低术后感染的发生。

### （三）螺钉周围骨吸收

研究显示，S2AI 骶髂关节固定术后 2 年，影像学上发现螺钉周围骨吸收发生率可高达 4%。但是，此类患者往往仅有单纯的影像学表现，并没有相应的临床症状，也并不需要特殊处理。影像学上骨吸收的出现可能与骶髂关节的微动有关。S2AI 螺钉位置不佳，螺钉轨迹偏离骶髂关节面，术后骶髂关节可残余微动，导致螺钉周围骨性吸收，严重时可导致螺钉松动，甚至假关节形成。

## 五、病例分享

【病例 1】

腰椎退行性侧凸，O 臂机三维 CT 导航辅助下骶髂关节固定手术翻修。

1. 病史　患者，女性，65 岁。腰部酸痛 10 年，加重伴双下肢疼痛麻木半年余。麻木以右下肢症状为重，大腿外侧小腿后侧麻木症状尤其明显。行走呈典型"间歇性跛行"症状。曾于当地医院就诊，诊断为"腰椎管狭窄症"，行理疗、针灸、止痛、营养神经等保守治疗效果欠佳。

查体：跛行步态，腰椎活动受限，L3~L5 棘突间隙、棘突旁压痛、叩击痛，双下肢痛温觉减退，震动觉未见异常。四肢肌张力正常，肌肉无明显萎缩。双下肢股四头肌、股二头肌、胫前肌、小腿三头肌肌力 4 级，双足姆趾背伸、跖屈肌力 4 级。双侧膝腱反射减弱，跟腱反射正常。双侧直腿抬高试验 70°（阴性），加强试验阴性。

腰椎 JOA 评分：9 分。满分 29 分；<10 分，差；10~15 分，中度；16~24 分，良好；25~29 分，优。

影像学检查：全脊柱正侧位片、CT 三维重建显示腰椎呈退变性侧凸畸形，L4 椎体 I 度滑脱。腰椎侧凸 Cobb 角：38.7°。冠状面、矢状面平衡无明显失代偿。矢状面平衡参数测量：SS=46.5°，PI=66.4°，PT=19.9°，LL=53.1°（图 6-5）。腰椎 MRI 显示腰椎退行性变，L1~L5 多节段椎间盘呈不同程度突出，L4 椎体 I 度滑脱，椎管狭窄（图 6-6）。

2. **诊断**　①腰椎退行性侧凸。②腰椎滑脱症。③腰椎椎管狭窄症。

Schwab 成人脊柱畸形分型（schwab adult spinal deformity classification）：冠状位曲线类型：L 型；矢状位修正参数：PI-LL ＋，PT 0，SVA ＋。Lenke

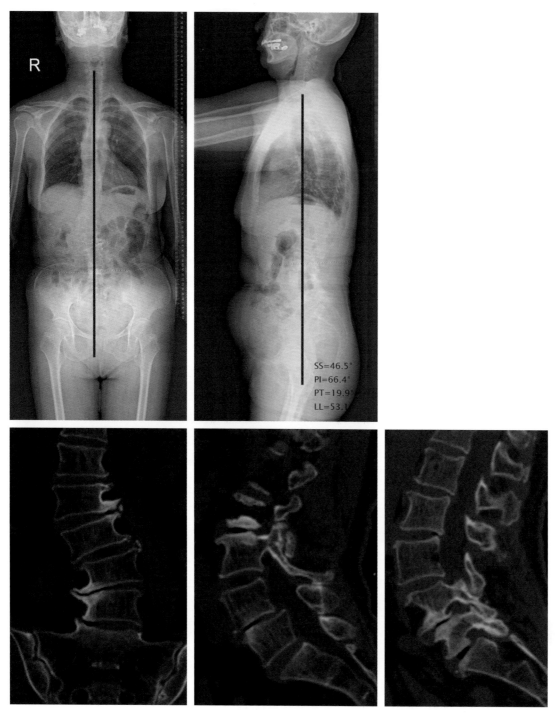

**图 6-5　术前全脊柱正侧位 X 射线片、CT 三维重建**

silva 分型：三级。

3. **治疗方法**　L1~L4 全椎板切除神经减压，L4/L5 椎间植骨融合，T12~L5 多节段二级截骨侧凸矫形，胸腰椎后路 T11~L5 椎弓根螺钉固定，后外侧植骨融合。

术后胸腰椎正侧位 X 射线片：胸腰椎术后改变，胸腰椎内固定良好，曲度满意（图 6-7）。术后患者腰部酸痛、双下肢疼痛症状明显改善，双下肢仍然残留轻度麻木不适，行走功能明显改善。

术后腰椎 JOA 评分：26 分。

4. **第二次入院**　术后 4 年随访，患者出现腰痛伴右下肢疼痛麻木，行走跛行。

查体：腰椎活动受限，L5/S1 棘突间隙、棘突旁压痛、叩击痛，伴右下肢放射痛，右下肢痛温觉减退。右下肢股四头肌、股二头肌、胫前肌、小腿三头肌肌力 4 级，右足踇趾背伸、跖屈肌力 4 级。

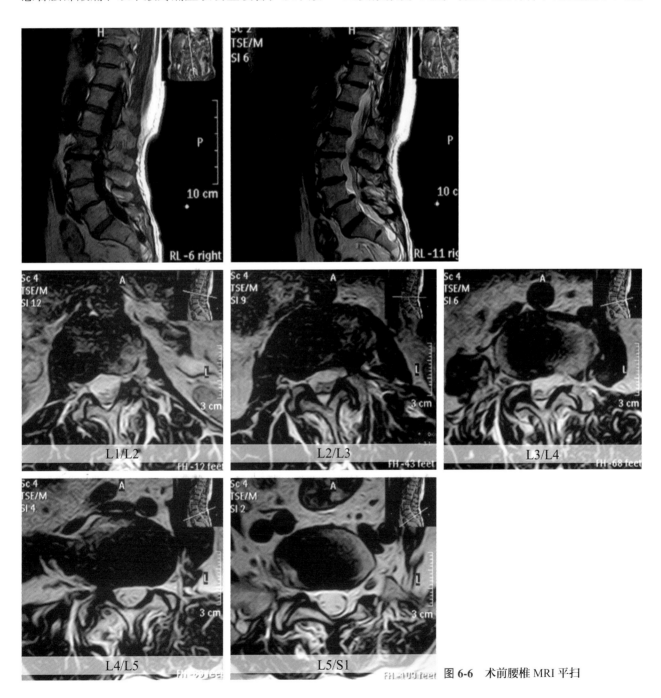

图 6-6　术前腰椎 MRI 平扫

右侧直腿抬高试验阳性，加强试验阳性。

腰椎 JOA 评分：12 分。

影像学检查：全脊柱正侧位片提示胸腰椎术后改变，胸腰椎内固定良好，曲度满意。L5 椎体 II 度滑脱（图 6-8）。矢状面平衡参数测量：LL=50.7°，SS=45.5°，PI=66.4°，PT=20.8°。腰椎 MRI 显示胸腰椎术后改变，内固定位置良好（图 6-9）。

治疗方法：L5/S1 节段行后路椎间融合，固定节段向尾端延长，S1 置入双侧椎弓根螺钉，O 臂机三维 CT 导航辅助下置入 S2AI 螺钉（图 6-10），

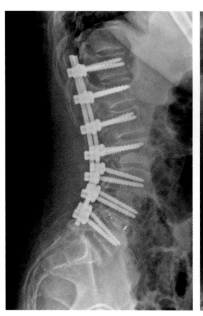
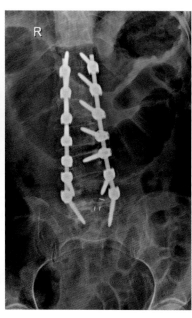

**图 6-7　术后胸腰椎正侧位 X 射线片**

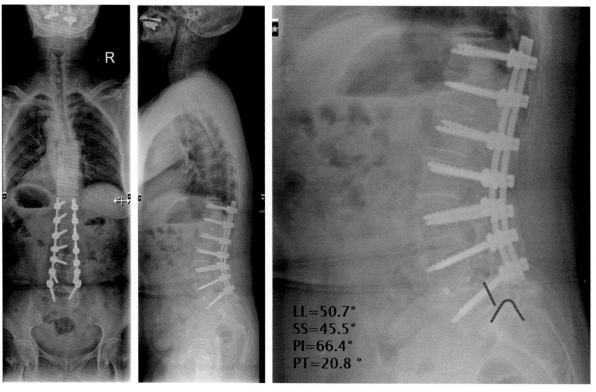

LL=50.7°
SS=45.5°
PI=66.4°
PT=20.8°

**图 6-8　术后 4 年全脊柱正侧位 X 射线片**

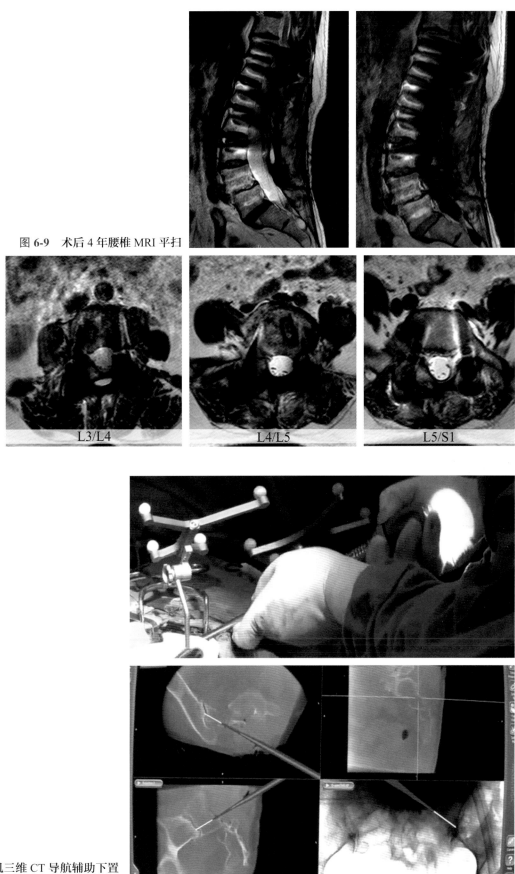

图 6-9　术后 4 年腰椎 MRI 平扫

图 6-10　术中 O 臂机三维 CT 导航辅助下置入 S2AI 螺钉

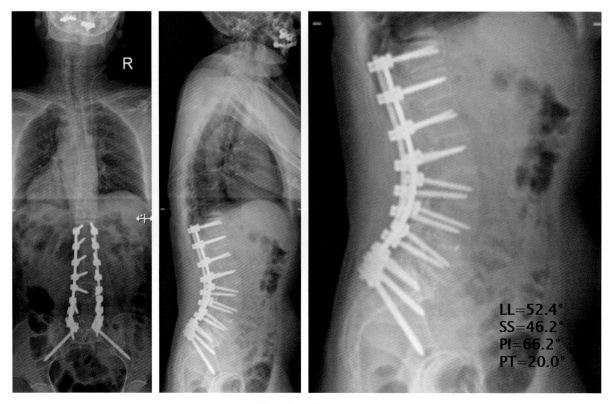

LL=52.4°
SS=46.2°
PI=66.2°
PT=20.0°

图 6-11　翻修术后全脊柱正侧位 X 射线片

拆除原 T11~L5 双侧钛棒，置入长钛棒，S2AI 螺钉通过连接器连接于钛棒。

术后全脊柱正侧位 X 射线片提示 L5 滑脱复位满意，腰椎曲度满意，腰椎内固定位置良好（图 6-11）。矢状面平衡参数测量：LL=52.4°，SS=46.2°，PI=66.2°，PT=20.0°。术后患者腰痛、右下肢疼痛症状明显改善但仍然残留轻度麻木不适，行走功能明显改善。

腰椎 JOA 评分：25 分。

5. 总结　O 臂机三维 CT 导航辅助下实时导航，能有效提高复杂病例 S2AI 螺钉置入的安全性，并减少相关并发症的发生。S2AI 螺钉骶髂关节固定技术适用于重度退行性侧凸、腰骶椎复杂畸形、腰骶节段翻修、骨盆倾斜、严重骨质疏松、严重腰椎滑脱、腰骶部肿瘤切除等疾病的外科手术治疗。S2AI 螺钉能够为长节段截骨矫形手术提供稳定可靠的固定强度。

（陈华江）

# 参 考 文 献

[ 1 ] Shabtai L, Andras L M, Portman M, et al. Sacral alar iliac (sai) screws fail 75% less frequently than iliac screws in neuromuscular scoliosis[J]. Journal of Pediatric Orthopedics, 2017, 37(8):e470-e475.

[ 2 ] 刘臻, 李劼, 赵志慧, 等. 重度神经肌源性脊柱侧凸伴骨盆倾斜三种内固定模式的比较研究 [J]. 中华骨科杂志, 2018, 38(4):193-203.

[ 3 ] 刘臻, 曾昌淳, 赵志慧, 等. 经第 2 骶椎骶髂螺钉与髂骨螺钉技术治疗成人退变性脊柱侧后凸的矫形疗效比较 [J]. 中华外科杂志, 2018, (2):139-146.

[ 4 ] Moshirfar A, Rand F F, Sponseller P D, et al. Pelvic fixation in spine surgery. Historical overview, indications, biomechanical relevance, and current techniques[J]. The Journal of Bone and Joint Surgery. American volume, 2005, 87 (Suppl 2):89-106.

[ 5 ] De la Garza Ramos R, Nakhla J, Sciubba DM, et al. Iliac screw versus S2 alar-iliac screw fixation in adults: a meta-analysis[J]. Journal of neurosurgery, Spine, 2018, 30(2):253-258.

[ 6 ] Fang T, Russo G S, Schroeder G D, et al. The accurate free-hand placement of S2 alar iliac (S2AI) screw[J]. Clinical spine surgery, 2018.

[ 7 ] Andrade N S, Okafor L, Neuman B J. Novel technique for sacral alar-iliac (S2AI) fixation[J]. Clinical spine surgery, 2018, 31(9):373-376.

[ 8 ] von Glinski A, Yilmaz E, Ishak B, et al. The modified iliac screw: an anatomic comparison and technical guide[J]. World neurosurgery, 2020.

[ 9 ] Amiot L P, Labelle H, DeGuise J A, et al. Computer-assisted pedicle screw fixation. A feasibility study[J]. Spine, 1995, 20(10):1208-1212.

[10] 中华医学会骨科学分会. 计算机导航辅助脊柱外科手术指南 [J]. 中华骨科杂志, 2016, 36(13):817-825.

[11] 冯贵游. 计算机导航辅助脊柱外科手术 [J]. 中华创伤骨科杂志, 2007, 9(9):802-804.

[12] 朱卫国, 朱泽章, 邱勇, 等. "O" 型臂三维 CT 导航辅助下 Wiltse 入路治疗 Lenke 5C 型特发性脊柱侧凸 [J]. 中华骨科杂志, 2017, (14):856-863.

[13] Park J H, Hyun S J, Kim K J, et al. Free hand insertion technique of S2 sacral alar-iliac screws for spino-pelvic fixation: technical note, acadaveric study[J]. Journal of Korean Neurosurgical Society, 2015, 58(6):578-581.

[14] Shillingford J N, Laratta J L, Tan L A, et al. The free-hand technique for S2-alar-iliac screw placement: a safe and effective method for sacropelvic fixation in adult spinal deformity[J]. The Journal of bone and joint surgery, American volume, 2018, 100(4):334-342.

[15] O'Brien J R, Yu W D, Bhatnagar R, et al. An anatomic study of the S2 iliac technique for lumbopelvic screw placement[J]. Spine, 2009, 34(12):E439-E442.

[16] Sponseller P D, Zimmerman R M, Ko P S, et al. Low profile pelvic fixation with the sacral alar iliac technique in the pediatric population improves results at two-year minimum follow-up[J]. Spine, 2010, 35(20):1887-1892.

[17] Stevens D B, Beard C. Segmental spinal instrumentation for neuromuscular spinal deformity[J]. Clinical orthopaedics and related research, 1989, (242):164-168.

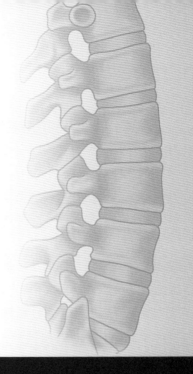

# 第七章

# 导航辅助脊柱矫形
# 手术

在过去的 20 年内，脊柱三维矫形理论、脊柱生物力学研究和脊柱内固定材料科学研究获得了长足发展，使得脊柱畸形矫形手术同时取得了巨大进步。越来越多的脊柱畸形患者获得了手术机会，其术后外形、神经功能、心肺功能等均可得到不同程度的改善，生活质量上也有了显著的提高。然而，与其他脊柱疾患不同的是，畸形的脊柱解剖结构更加复杂多变，侧后凸畸形和椎体旋转导致置钉难度明显升高，同时很多脊柱畸形还合并椎弓根发育不良、椎板缺如、椎管内异常、周围软组织病变等，使手术的复杂性、风险性也越来越高。导航辅助系统，尤其是 O 臂机导航系统，可短时间内获得极高质量的目标节段三维图像，使术者真正能够做到 3D 直视下精确置钉，传统脊柱手术中螺钉误置引起的椎弓根皮质穿破总风险约为 15%，而在使用 O 臂机术中影像导航辅助下，螺钉误置风险降低约为 6%。Kosmopoulos 和 Schizas 等进行的一项数据荟萃分析表明，在 1 302 例患者体内置入的近 15 000 枚螺钉中，使用 O 臂机术中影像导航技术辅助置入的螺钉位置平均精度为 95.1%，而没有使用导航辅助技术的平均精度为 90.3%。目前，导航辅助系统已越来越多地被认为是严重复杂脊柱畸形矫形手术中不可或缺的技术之一。

## 一、不同病因学脊柱畸形置钉难点

### （一）特发性脊柱侧凸

特发性脊柱侧凸是所有脊柱畸形中最多见的，原因不明，占所有脊柱侧凸类型的 65%~75%。特发性脊柱侧凸可发生在生长发育期的任何阶段，但多在 3 个生长高峰时出现，因此特发性脊柱侧凸按发病年龄可分为婴儿型特发性脊柱侧凸、幼年型特发性脊柱侧凸和青少年型特发性脊柱侧凸。一般而言，特发性脊柱侧凸的置钉风险比其他类型脊柱侧凸畸形相对较低，对脊柱畸形矫形手术相对熟悉的脊柱外科医师术中多无需应用导航辅助系统。然而，需要注意的是，部分特发性脊柱侧凸患者畸形

仍可严重僵硬，并伴有明显旋转和椎体楔形变，可显著增加置钉难度，升高手术风险（图 7-1）。因此，此类患者术中仍建议使用导航辅助置钉，降低神经并发症发生率。南京大学医学院附属鼓楼医院脊柱外科曾比较了 46 例应用导航辅助技术和 92 例应用徒手置钉的青少年特发性脊柱侧凸的置钉精确性，结果表明导航辅助技术组 II 级和 III 级置钉不良在细椎弓根中的发生率约为 5.8% 和 2.5%，在粗椎弓根中的发生率分别为 3.6% 和 2.6%；徒手置钉组 II 级和 III 级置钉不良在细椎弓根中的发生率约为 12.2% 和 9.4%，在粗椎弓根中的发生率分别为 8.4% 和 6.7%。因此，导航组置钉精确性明显升高，而导航辅助技术对于细椎弓根更有优势。Toshiaki 等对 61 例行矫形手术治疗的特发性脊柱侧凸患者进行回顾性研究，发现行术前 CT 扫描的三维导航组（术前 CT 导航组）共 11 枚（5.0%）II 级螺钉误置，无 III 级螺钉误置；术中 O 臂机导航组共 13 枚（3.1%）II 级螺钉误置，同样无 III 级螺钉误置，两组螺钉误置率无统计学差异。

### （二）退行性脊柱侧后凸

退行性脊柱侧后凸是因脊柱及周围结构退行性变所致的一种脊柱畸形，常伴有腰椎后凸或前凸丢失、腰椎退变与椎间隙狭窄、骨质疏松、冠状面和矢状面失平衡等。退行性脊柱侧后凸畸形置钉困难的原因除了冠状面和矢状面畸形之外，其他常见的风险因素是脊柱严重的多发椎体退行性增生，导致术中解剖结构不清，引起置钉困难和置钉不良。另外，退变性脊柱侧后凸畸形常需要行腰骶部复合固定，因腰骶部脊柱结构的特异性，牢固的腰骶部融合往往十分困难，常需要行骶髂固定（图 7-2）。在退行性脊柱侧后凸畸形矫形术中应用导航辅助技术可显著降低置钉难度，缩短手术时间，提高手术安全性。Silbermann 等探讨了 O 臂机导航系统在退行性脊柱侧凸矫形手术中的应用价值，结果显示采用 O 臂机导航系统可使置钉精确性达到 99%，而徒手置钉的精确性仅为 94.1%。Benjamin 等比较分析腰椎退行性侧凸患者 O 臂机导航组与徒手置钉组椎

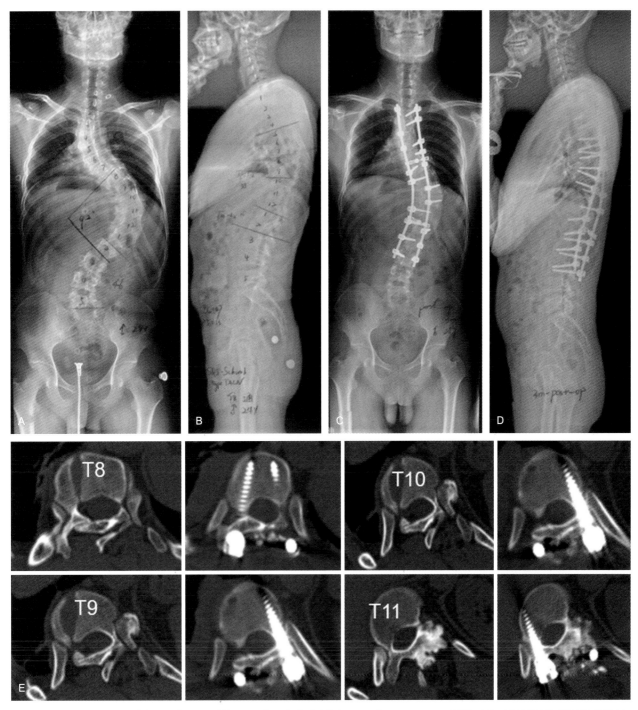

图 7-1　严重特发性脊柱侧凸示意图。男性，24 岁。主胸弯侧凸 Cobb 角 92°。A、B. 顶椎区椎弓根纤细伴明显椎体旋转；
C、D. 行后路矫形内固定术后矫正效果满意；E. 导航辅助下顶椎区螺钉置入位置良好

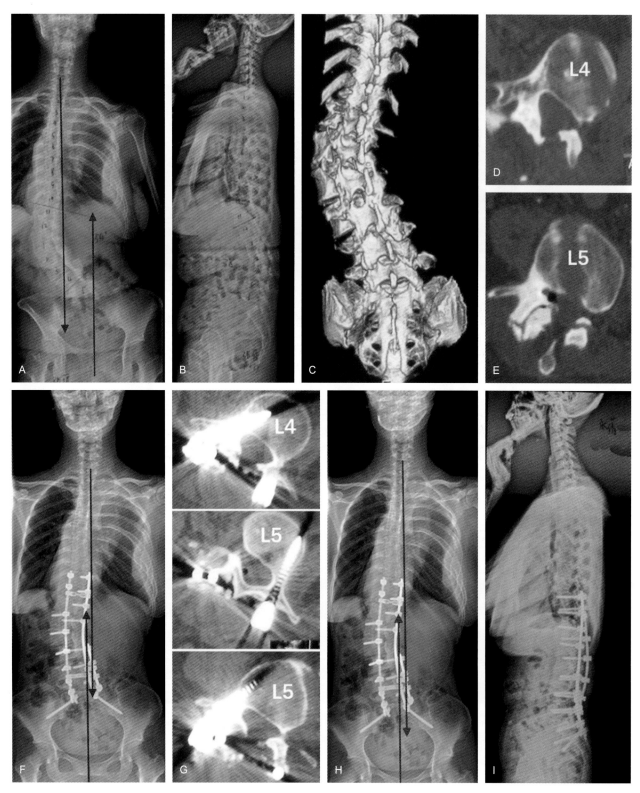

图 7-2　成人退行性脊柱侧后凸畸形病例。女性，63 岁。A、B. 退行性腰椎侧后凸畸形伴 C 形冠状面失平衡，躯干向凸侧倾斜；C~E. 局部点片及腰椎 CT 显示腰椎局部增生，椎弓根硬化；F、G. 行后路多节段 V 形截骨矫形内固定术，导航辅助下置入顶椎区椎弓根螺钉及双侧 S2 螺钉，术后矫形效果良好，螺钉位置准确；H、I. 术后 2 年随访，维持良好

弓根螺钉置入的准确性后发现，O臂机导航在退行性侧凸患者矫形术中能获得更好的置钉准确性。

### （三）先天性脊柱侧后凸

先天性脊柱侧后凸是继发于各种先天性脊椎发育异常的脊柱畸形，包括脊椎形成障碍、脊椎分节不良及两者混合型。先天性脊柱侧后凸畸形常见的半椎体、蝴蝶椎或分节不良椎等丧失了正常的椎体解剖结构，可导致术中定位困难，引起螺钉误置（图7-3）。另外，先天性脊柱侧后凸畸形常伴有椎体旋转半脱位、肋骨融合、并肋、胸廓发育不良等骨性异常，椎管内脂肪瘤、脊髓栓系、脊髓空洞及

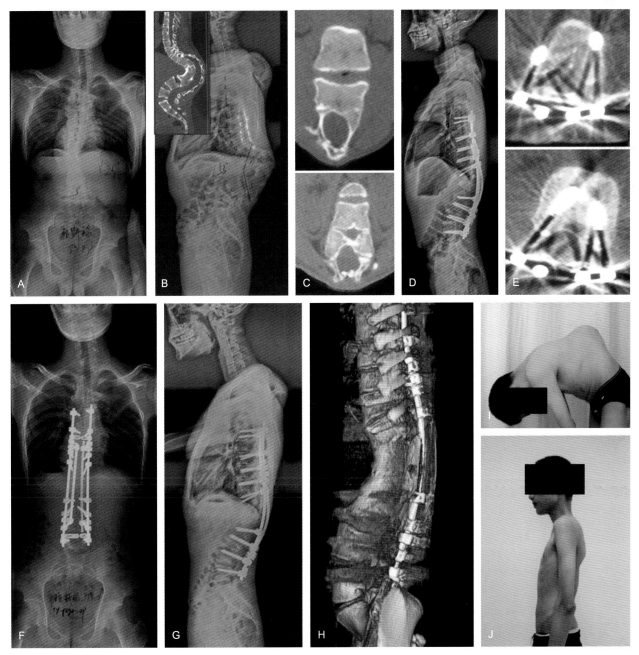

图7-3　先天性脊柱畸形示意图。男性，18岁。A、B. 多发腰椎前柱分节不良导致脊柱后凸畸形；C. 术前顶椎区CT横断面示多个椎体形态，置钉困难；D、E. 行脊柱后路L2经椎弓根椎体截骨术，术中顶椎区使用导航辅助置钉，矫形效果满意，螺钉置入位置准确；F~H. 术后1年随访见矫正维持良好，截骨区已形成骨性融合；I、J. 术前外观可见巨大背部隆起，术后外观改善良好

脊髓裂等椎管内异常，与特发性脊柱侧凸相比置钉风险极大，因此是导航辅助技术最常用的脊柱畸形病因学之一（图 7-4）。尤其对于低龄和颈胸段脊柱侧后凸畸形的患者，其椎弓根更加纤细，徒手置钉极其困难和高风险。Larson 等报道 14 例先天性脊柱侧凸患者，在 O 臂机导航下共置入 142 枚椎弓根螺钉，置钉优良率为 99.3%，术中仅 1 枚螺钉进行了位置调整。杨操等回顾性分析术中三维影像导航下后路椎弓根螺钉置入及半椎体切除术矫治先天性半椎体脊柱侧凸畸形的临床疗效后发现，18 例患者共置入椎弓根螺钉 127 枚，术后 CT 证实 124 枚椎弓根螺钉位置准确，置钉准确率 97.6%，其中

1 枚椎弓根螺钉穿破椎弓根内侧皮质，2 枚椎弓根螺钉穿破椎弓根外侧皮质。因此，笔者认为先天性脊柱侧凸椎弓根螺钉置入应用术中脊柱导航准确率高、安全性高、畸形矫正效果满意，值得在临床中广泛使用。

### （四）神经肌源性脊柱侧凸

常见的神经肌源性脊柱侧凸病因学包括 Chiari 畸形、脊髓空洞、脑瘫、脊肌萎缩症、多关节屈曲挛缩症、进行性肌营养不良症等。神经肌源性脊柱侧凸常表现为在冠状面上长的 C 形弯曲，畸形严重僵硬，置钉难度高（图 7-5）。此类患者为达到满意的矫形效

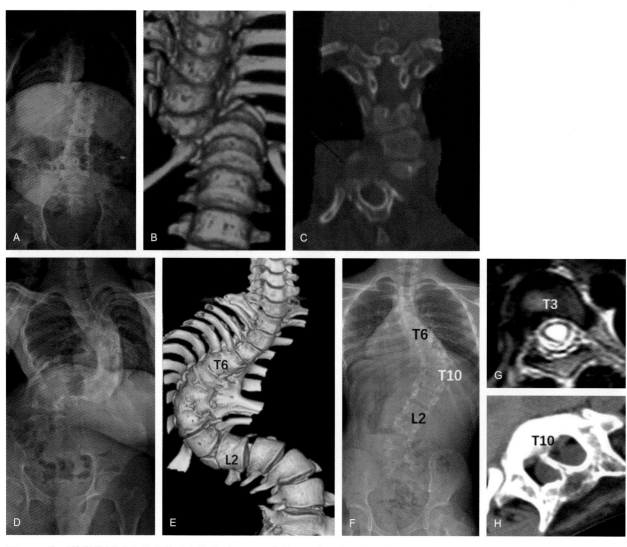

**图 7-4 先天性脊柱侧后凸畸形常见合并畸形。** A~C. 女性，9 岁，先天性脊柱侧凸伴椎体旋转半脱位，冠状面 CT 平扫可见椎管形态；D、E. 男性，18 岁，多发胸椎半椎体、分节不良伴肋骨畸形；F~H. 男性，17 岁，先天性脊柱侧凸伴脊髓空洞、脊髓骨性纵裂

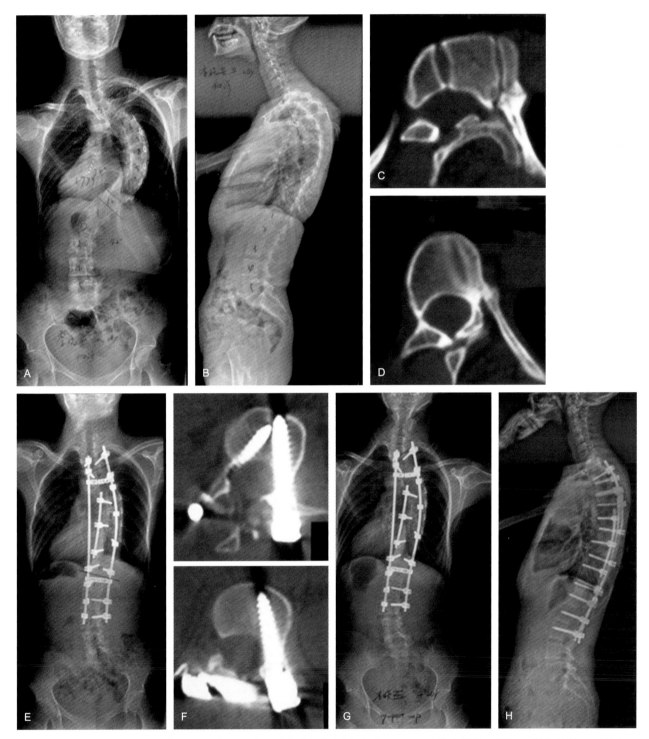

图 7-5　神经源性脊柱侧凸示意图。女性，25 岁，脑瘫伴脊柱侧凸畸形。A、B. 立位全脊柱正侧位 X 射线片显示严重大 C 形胸弯；C、D. 术前 CT 平扫见椎弓根纤细；E、F. 行后路矫形内固定术，顶椎区在导航辅助下置钉，提高内植物密度；G、H. 术后 1 年随访，未见矫正丢失

果，足够的置钉密度是必需的，而导航辅助可显著提高复杂椎体的螺钉置入的成功率，提高矫正率。

### （五）Ⅰ型神经纤维瘤病伴脊柱侧凸

神经纤维瘤病是一种涉及人体多个系统的常染色体显性遗传性疾病。临床常见的是周围型，即Ⅰ型神经纤维瘤病。Ⅰ型神经纤维瘤病侵及脊柱通常会引起脊柱的侧凸畸形和后凸畸形，畸形在颈椎、颈胸段、上胸椎、胸椎、胸腰段及腰椎等部位

均可出现。Ⅰ型神经纤维瘤病伴发的结构性脊柱侧凸分为萎缩性脊柱侧凸和非萎缩性脊柱侧凸。非萎缩性脊柱侧凸与特发性脊柱侧凸在影像学上比较类似，而萎缩性脊柱侧凸则常见角状短节段侧后凸、椎体楔形变、椎体旋转半脱位、脊柱后份发育不良、椎板发育萎缩、椎弓根间距增宽、椎体的扇贝样改变、横突的纺锤样变细、肋椎关节脱位、肋骨铅笔样改变等，显著增加置钉难度，导致较低的内植物密度和较低的矫正效果（图7-6）。既往文献

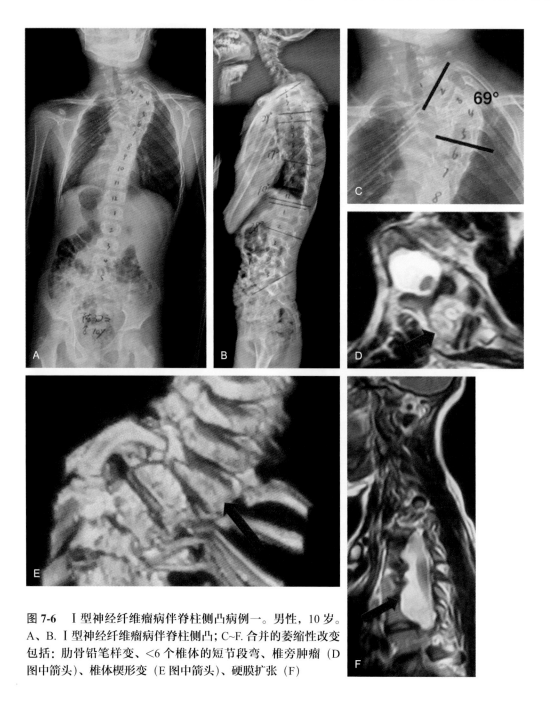

图7-6　Ⅰ型神经纤维瘤病伴脊柱侧凸病例一。男性，10岁。A、B.Ⅰ型神经纤维瘤病伴脊柱侧凸；C~F.合并的萎缩性改变包括：肋骨铅笔样变、<6个椎体的短节段弯、椎旁肿瘤（D图中箭头）、椎体楔形变（E图中箭头）、硬膜扩张（F）

报道，萎缩性Ⅰ型神经纤维瘤病伴脊柱侧凸患者顶椎区因置钉困难，内植物密度常低于30%，而由此带来的术后假关节形成、断棒及矫正丢失等现象发生率较高，并且强行冒险置入的椎弓根螺钉误置率极高。刘臻等研究表明，在Ⅰ型神经纤维瘤病伴萎缩性脊柱侧凸患者后路矫形手术中，O臂机导航组顶椎区平均内植物密度为64.1%，而徒手置钉组仅为44.3%（P<0.05）。O臂机导航组术后侧凸平均矫正率为61.8%，徒手置钉组术后侧凸平均矫正率为52.1%（P<0.05）。O臂机组患者顶椎区共置入的122枚螺钉中，优89枚（72.9%）、良27枚（22.1%）、差6枚（4.9%），优良率为95.1%；徒手组共置入的136枚螺钉中，优66枚（48.5%）、良39枚（28.6%）、差31枚（22.8%），优良率为77.2%，显著低于O臂机导航组（图7-7）。Jin等在一项针对Ⅰ型神经纤维瘤病伴萎缩性脊柱侧凸畸形手术疗效的研究中发现，与徒手置钉组相比，O臂机导航组顶椎区域置钉密度显著提高（58% vs. 42%，P<0.001），此类患者由于侧凸节段短而弧度锐利，顶椎区常伴椎体旋转、椎弓根畸形等复杂情况，应用O臂机导航系统可提高顶椎区置钉准确

性，从而改善矫形效果。另外，Ⅰ型神经纤维瘤病还可以合并椎管及神经根管扩大、脊膜扩张、脊膜膨出、椎旁肿瘤等，明显增加手术风险。因此，在萎缩性Ⅰ型神经纤维瘤病伴脊柱侧凸的矫形手术中，推荐使用导航辅助提高置钉精确性，提高内植物密度，改善矫形效果。

### （六）结缔组织病伴脊柱侧凸

常见的结缔组织病伴脊柱侧凸病因学包括马方综合征、Ehlers-Danlos综合征、骨纤维结构发育不良、成骨不全等，其中又以马方综合征最为常见（图7-8）。结缔组织病导致的脊柱侧凸根据病因学不同可有多种脊柱的骨性异常，包括胸椎前凸畸形、胸腰段后凸畸形、椎体双凹征、椎体发育不良、椎体高度前高后低、椎体高度明显大于宽度、椎弓根变细、椎弓根间距变大、椎板变薄、脊椎滑脱、椎体前脱位或旋转半脱位甚至垂直脱位等。这些骨性异常可明显增加置钉难度和置钉风险。

### （七）强直性脊柱炎胸腰椎后凸畸形

强直性脊柱炎病变通常起始于骶髂关节和腰

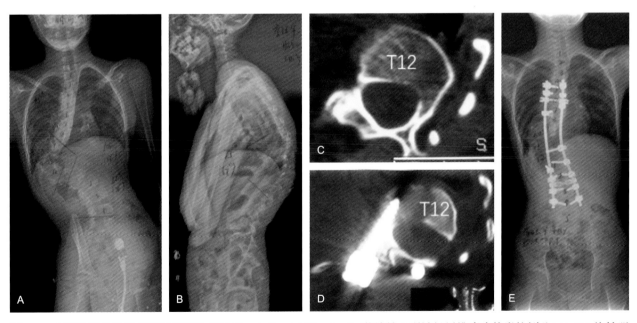

**图7-7** Ⅰ型神经纤维瘤病伴脊柱侧凸病例二。女性，12岁。A、B. 萎缩性Ⅰ型神经纤维瘤病伴脊柱侧凸；C. T12旋转明显，椎弓根纤细；D、E. 行导航下脊柱后路矫形内固定融合术，T12螺钉位置良好，内植物密度为68%

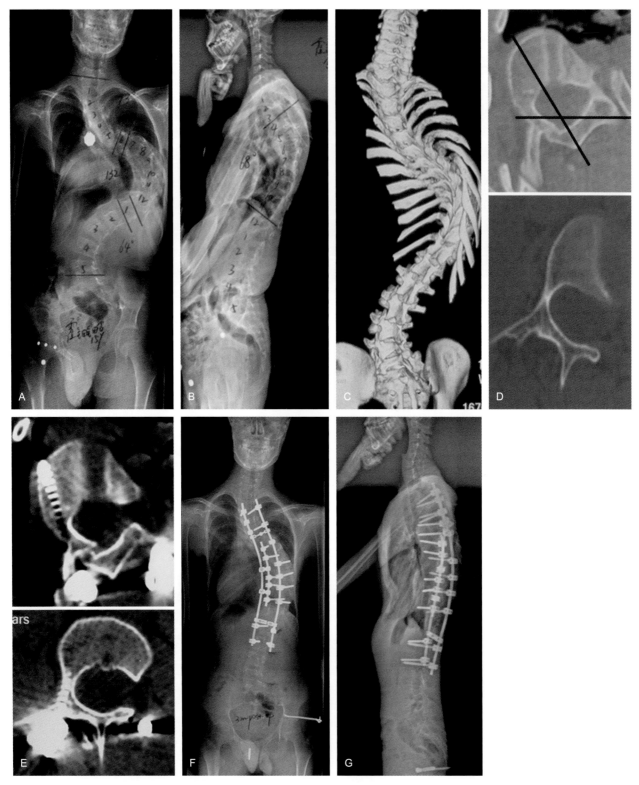

图 7-8 马方综合征伴脊柱侧凸示意图。男性，14 岁。A~C. 严重胸弯畸形；D. CT 平扫可见椎体旋转明显、椎弓根纤细；E~G. 行脊柱后路矫形内固定术，顶椎区应用导航辅助置钉，术后矫形效果满意，螺钉位置准确

椎，呈头向渐进性，累及胸腰椎／腰椎、胸椎和颈椎。最长表现为腰椎生理前凸减小、胸椎后凸增加伴头颈前伸而导致僵硬的胸腰椎／腰椎后凸畸形。强直性脊柱炎伴脊柱后凸患者多伴椎体、肋椎关节及肋横突关节的广泛骨性融合，严重者可合并假关节形成，导致术中解剖定位困难和置钉困难（图7-9）。另外，患者严重的矢状面畸形也增加了置钉难度，因此是导航辅助置钉的适应证之一。Ruf等研究发现，对于合并严重矢状面失平衡的强直性脊柱炎患者，术中导航可引导准确置钉，还可以达到精确截骨的目的。Ahammad等探讨O臂机导航辅助治疗强直性脊柱炎合并下颈椎骨折的临床疗效，认为强直性脊柱炎合并颈椎骨折患者病情复杂，治疗棘手，保守治疗效果不佳，O臂机导航辅助手术提高了置钉的精确性，较传统徒手置钉手术可显著缩短手术时间、降低术中出血量，临床意义显著。

## （八）其他原因导致脊柱侧凸

导致脊柱侧凸的其他常见病因学包括：陈旧性胸腰椎骨折、脊柱结核、医源性后凸、骨软骨发育不良、肿瘤样病变、黏多糖病、Friedreich共济失调等。这些特殊类型病因导致的脊柱畸形常存在椎体骨性异常和软组织异常，如椎体楔形变、局部角

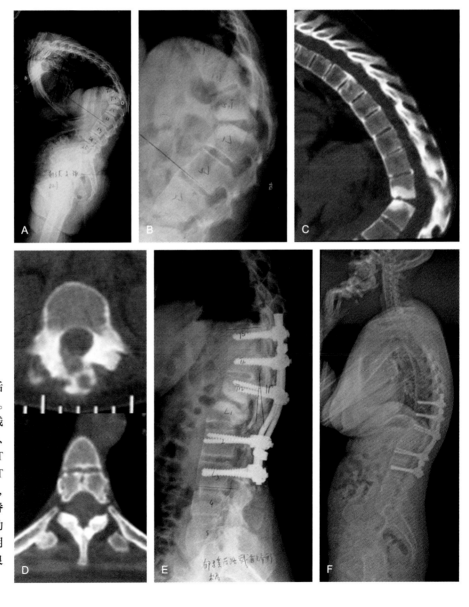

图 7-9　强直性脊柱炎胸腰椎后凸畸形示意图。女性，41岁。A~C. 立位全脊柱侧位X射线片见严重胸腰椎后凸畸形；B、C. 局部放大X射线片及三维CT可见T12~L1假关节形成；D. CT横断面见假关节处椎弓根硬化，后份融合，椎体半脱位；E. 行脊柱后路矫形内固定术，导航辅助下置钉，术后局部畸形改善明显；F. 术后9年随访矫形维持良好，假关节处骨性融合

状侧后凸等，导致术中螺钉误置和神经损害风险较大，早期无导航辅助下术中往往顶椎区内植物密度极低（图 7-10）。Mattei 报道 O 臂机导航下手术治疗 1 例 Hajdu-Cheney 综合征合并严重颈椎后凸畸形的 65 岁女性骨质疏松患者，认为对于此类复杂综合征性畸形的矫形，普通透视下神经损伤风险极大，O 臂机导航置钉准确，尤其对合并有严重骨质疏松患者防止了螺钉调整所带来的把持力下降问题。因此，必要时同样建议术中使用导航辅助技术以保障手术安全。

（九）脊柱侧凸翻修手术

近年来，随着脊柱矫形手术的广泛应用，翻修手术越来越多见。临床上常见的翻修原因包括内固定失败合并假关节形成、术后畸形进展或复发、术后冠状面失平衡和后凸畸形进展等。因初次手术导致的后份解剖结构不清、广泛骨性融合可显著增加手术置钉难度，尤其对于翻修术中需要行腰骶复合固定或顶椎区需提高内植物密度的患者，徒手置钉极其困难，常需术中导航辅助（图 7-11）。

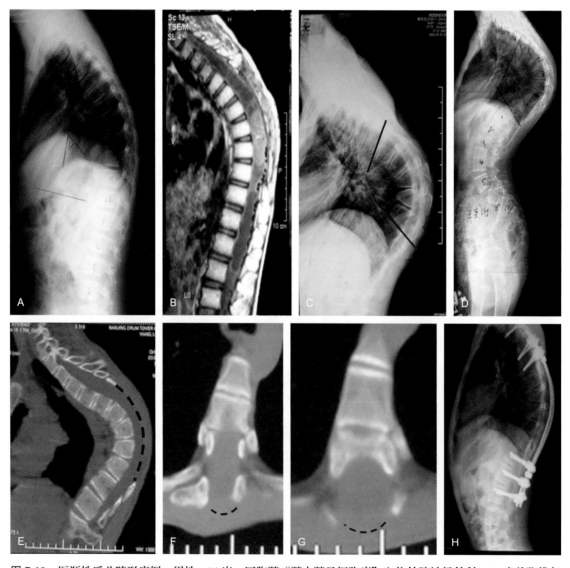

图 7-10　医源性后凸畸形病例。男性，14 岁。因胸髓"髓内髓母细胞瘤"入住外院神经外科。A. 术前胸椎矢状面形态良好；B. 行胸椎多节段椎板切除、肿瘤切除术；C. 术后 1 年显示胸椎多节段椎体楔形变，出现胸椎后凸；D. 术后 2 年后凸畸形进行性加重；E~G. CT 显示 T5~T9 椎板缺如（虚线）；H. 行后路矫形融合术，术中因脊柱后份结构不清，无导航辅助置钉风险极大，故顶椎区未置钉，术后残留后凸畸形

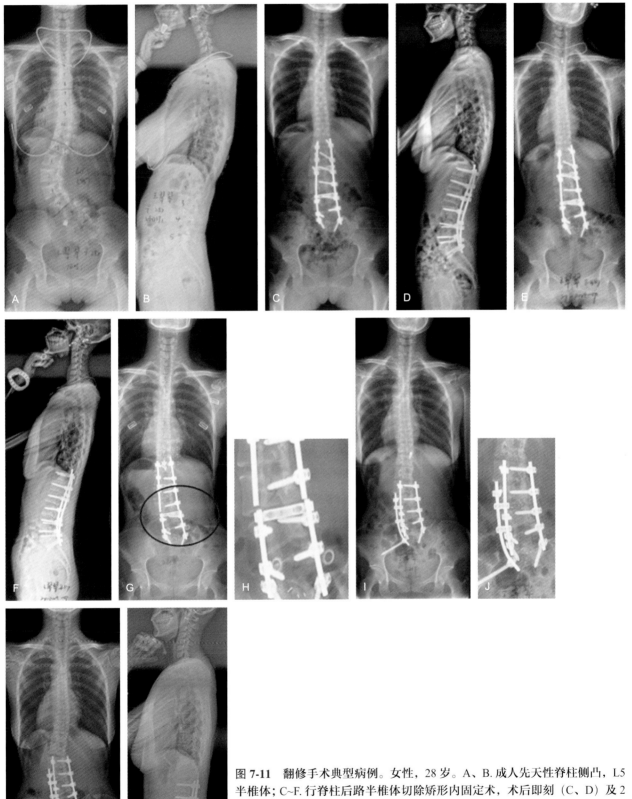

图 7-11 翻修手术典型病例。女性，28 岁。A、B. 成人先天性脊柱侧凸，L5 半椎体；C~F. 行脊柱后路半椎体切除矫形内固定术，术后即刻（C、D）及 2 年（E、F）随访矫形效果良好；G、H. 术后 2.8 年随访见 L3/L4 椎间隙水平双侧内固定棒断裂伴冠状面躯干倾斜，行后路翻修手术，术中去除 T12、L1 内固定，顶椎区 L3 双侧大量植骨融合块，导航下 L3 左侧置入椎弓根螺钉，提高内植物密度，并于导航下置入左侧 S2 螺钉；I、J. 翻修术后冠状面平衡重建良好；K、L. 翻修术后 1.6 年随访，未见内植物相关的并发症

## 二、麻醉及体位摆放

因脊柱畸形矫形手术创面大、手术时间长、术中出血多、患者内环境变化大，因此对麻醉医师具有一定挑战性。另外，脊柱畸形会影响其他脏器功能，如脊柱侧后凸畸形会压迫心肺和腹部内脏，降低心脏和肺脏储备功能，部分脊柱畸形患者还可合并先天性心脏病等其他器官功能不全。因此，麻醉医师术前应对患者进行全面评估，了解手术方式，有针对性地进行术前准备，提高患者围手术期安全。

在脊柱畸形矫形手术中，应推荐使用统一的全静脉麻醉方案。一般情况下，麻醉诱导建议依次静脉注射咪达唑仑 0.06 mg/kg、丙泊酚 2~3 mg/kg、顺式阿曲库铵 0.2 mg/kg、芬太尼 3 μg/kg；麻醉维持建议丙泊酚 80~120 μg/(kg·min)，瑞芬太尼 0.2~1 μg/(kg·min)。诱导结束后不再使用肌肉松弛药，或将肌肉松弛药维持在最低剂量。具体的药物用量应根据患者个体情况适当调整，脑电双频指数值建议维持于 40~60。

目前，大部分脊柱畸形矫形手术在俯卧位下完成。因术中导航需要，手术床应选择碳纤维等材质，避免金属性质的材料，以减少术中对导航图像造成的干扰。鉴于脊柱矫形手术时间长，正确的体位摆放对避免局部软组织压迫、减少胸部和腹部压迫、维持血压和内环境稳定是十分重要的。俯卧位下患者头部置于凝胶俯卧头托或 C 形枕上，避免压迫面部和眼睛。胸腹置于俯卧位垫上，对于胸腹部软组织覆盖差的患者应在受力处额外覆盖凝胶平片。原则上应将患者的骨盆和肩部作为支撑点，保持腹部放松。研究表明，通过较少腹壁的压力，可使静脉的压力降到最低，从而减少通过侧支椎静脉丛的血流量，而通过降低胸内压力有利于静脉回流。俯卧位支撑点应位于两侧胸部（乳房）及前侧的两髂嵴部位，必须注意不能压迫腋窝，以避免臂丛的损伤。两侧上、下肢均应有适宜的软垫及支撑。双髋和双膝屈曲，双膝下垫脚托，胫骨下垫软枕，最终保持足趾悬空。

另外，即使在导航辅助下，脊柱畸形矫形手术仍建议全程使用神经电生理监测技术，以最大限度避免可能的神经并发症。神经电生理监测技术已成为脊柱矫形手术中必备的神经功能状态监测技术，对于术中可能发生的神经损伤可做到早期发现、早期干预，显著改善患者预后。目前，脊柱外科手术中常用的电生理监测策略为体感诱发电位、运动诱发电位及肌电图三者的联合应用。

## 三、手术方法

### （一）暴露

俯卧位下取背部后正中切口，根据术前预定的融合节段选择切口长度。常规切开皮肤、皮下组织、浅筋膜和腰背筋膜至棘突。在棘突两侧切开附着于棘突的骶棘肌，由远端向近端，骨膜下剥离两侧骶棘肌，显露椎板横突和关节突关节，向外暴露至横突尖，已暴露部分可填塞干纱布条用于压迫止血。用椎板撑开器将骶棘肌向外牵开，显露椎板，再用骨膜剥离器进一步清除棘突、椎板及关节囊上面的残留组织，直至完全暴露所有需融合的节段。

### （二）导航操作

开启导航系统后常规向导航系统内输入患者资料，参考架常规应选择融合节段的头侧或尾侧椎体棘突上，原则上在不妨碍手术操作的前提下应尽量靠近拟导航置钉的节段，以尽可能降低误差。参考架反射球应置于双目红外线摄像机的接受范围内，配准方式为点匹配法，需要保证所有反射球在导航系统内均有良好的显示。在脊柱模板上调整上、下键选择导航的节段，首先选择 2D 模式对拟导航节段进行定位，随后选择 3D 模式对目标节段进行三维扫描重建，最后无线引导棒注册成功后即可进行导航置钉（图 7-12）。

### （三）颈椎椎弓根螺钉置入

颈椎椎弓根纤细，解剖上内侧为脊髓，外侧为椎动脉，上、下有脊神经根通过。颈椎椎弓根

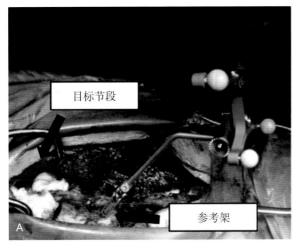

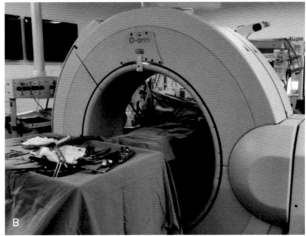

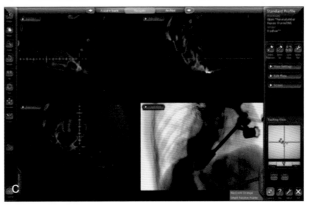

**图 7-12　导航操作示意图。**A. 放置参考架；B. 2D 定位及 3D 扫描重建；C. 导航置钉

螺钉置入时，如穿破椎弓根壁，可损伤相邻的脊髓、血管、神经，从而引起严重并发症。既往尸体解剖测量表明，C3~C7 椎弓根上、下方皮质厚度相似，但内侧皮质厚度为 1.2~2.0 mm，外侧皮质厚度为 0.4~1.1 mm，椎弓根高度为 5.2~8.5 mm，宽度为 3.7~6.5 mm，相邻椎弓根间的距离为21.2~23.2 mm。因颈椎椎弓根的特殊解剖学特征，徒手置入椎弓根螺钉相对风险较大，尤其是在伴有颈椎畸形的脊柱畸形患者中。颈椎椎弓根螺钉置入导航下选择的进钉点为上位椎体的下关节突下端的略下方，侧块外缘向内 5 mm 处，与椎体矢状线成角 25°~45°；C5~C7 与上终板平行，C4 针尖端略向头方倾斜，C3 较 C4 再略向头方倾斜（图 7-13）。有学者曾分析了 21 例因颈椎疾患需行颈后路椎弓根螺钉内固定的患者，在 O 臂机导航下共置入椎弓根螺钉 108 枚，结果发现其中仅 3 枚（2.8%）螺钉评估为 2 级不良置钉，但均未产生神经和血管损伤等严重并发症。Theologies 等在 O 臂机导航下对

21 例合并颈胸段后凸畸形的颈椎疾患患者行后路椎弓根螺钉矫形内固定术，共置入 121 枚颈椎椎弓根螺钉，置钉准确率达到 99%。术后 CT 扫描发现只有 1 枚椎弓根螺钉穿破椎弓根内壁，因而认为 O 臂机应用于合并复杂畸形的患者中更加安全有效。

### （四）旋转半脱位椎体螺钉置入

椎体旋转半脱位最早由 Trammell 等对其进行了描述，定义为椎体在轴面上的旋转和在矢状面上的滑移距离大于 5 mm（图 7-14）。大部分椎体旋转半脱位多发生于两个弯的交界区及胸腰椎和腰骶椎交界区，以胸腰段脊柱最为常见。典型的椎体旋转半脱位在 X 射线上常表现为相邻 2 个椎体的反方向旋转、冠状面上椎体向侧弯凸侧滑移及矢状面上椎体向前方滑移等。在轴面 CT 上椎体旋转半脱位表现为发生半脱位的节段在同一层面同时出现两个相邻椎体形态，而在矢状面 CT 上则主要表现为椎管连续性中断。

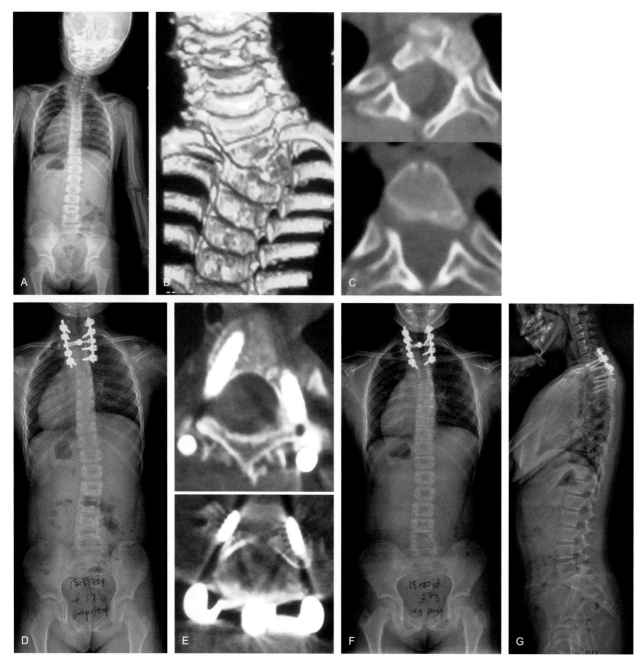

图 7-13　先天性颈胸段侧凸病例。女性，3 岁。A. 先天性颈胸段侧凸；B、C. 术前 CT 显示局部侧凸明显，颈椎椎弓根发育不良；D、E. 行脊柱后路半椎体切除矫形内固定术，术中应用导航技术辅助置钉，术后矫形效果满意，螺钉位置良好；F、G. 术后 4 年随访，无内植物相关的并发症

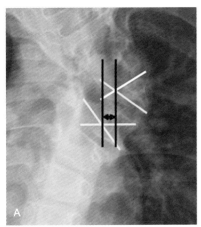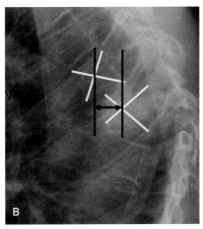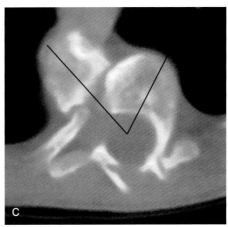

**图 7-14** 椎体旋转半脱位示意图。相邻两个椎体在冠状面、矢状面及轴位上的旋转

合并椎体旋转半脱位的脊柱畸形矫形手术风险极大，置钉难度极高。术中可发现相邻椎体椎弓根螺钉的内聚和外倾角度相差很大，即使在导航辅助下部分脊柱外科医师甚至会产生导航偏差的错觉，这在临床工作上需要引起足够重视。另外，合并旋转半脱位的局部椎体导航重建图像的横断面上会发现继发性的"椎管狭窄"，这种"椎管狭窄"是椎管连续性的中断导致的，并且通常合并脊椎发育不良和可能伴发的神经卡压。需要注意的是，椎体旋转半脱位节段周围脊柱结构退变明显，脊柱生物力学不稳定，因此在手术操作过程中需要动作轻柔，避免加重脊柱的脱位状态造成不可逆的神经损伤（图 7-15）。

### （五）局部角状后凸椎体螺钉置入

局部角状后凸畸形常见于先天性椎体前柱形成障碍、脊柱结核等，常呈恶性进展，若不及时干预可导致严重神经并发症。行局部角状后凸的椎弓根螺钉置入时，因局部畸形严重，解剖定位往往不清。更重要的是，后凸顶椎近端和远端邻近椎体的置钉方向往往存在极大差异（图 7-16）。在导航辅助下，可尽量增加局部的内植物密度，增强内固定把持力，有利于提高矫形效果，降低内植物相关并发症的发生率。

### （六）伴萎缩性改变椎体螺钉置入

萎缩性改变多见于 I 型神经纤维瘤病伴脊柱侧凸患者，由于伴萎缩性改变的 I 型神经纤维瘤病伴脊柱侧凸患者椎体高度旋转、后份结构不清、椎弓根纤细，可显著增高螺钉误置风险，甚至出现螺钉进入椎管引起不可逆的神经损伤。因此，术前应仔细评估患者椎体发育状况、术中建议应用术中导航以确保置钉精确性，最大限度降低手术风险（图 7-17）。需要注意的是，I 型神经纤维瘤病的萎缩性改变严重时，患者脊柱可同时合并肋骨头脱位。若脱位的肋骨头已引起明显的神经损害，则矫形手术中需要同时切除脱位的肋骨头以解除压迫；若患者无神经损伤，则矫形手术中可予以保留脱位的肋骨头，术后肋骨头脱位多可得到不同程度的改善。在实际操作中，肋骨头脱位侧椎体置钉即使在导航辅助下仍是极其困难和高风险的，因此应着重对侧螺钉置入的准确性，对于肋骨头脱位侧并不要求强行置入。

### （七）S2AI 置入

骨盆固定技术已广泛应用于腰骶部的矫形手术中，主要适应证包括成人脊柱侧后凸畸形、重度腰椎滑脱及严重骨盆倾斜等。目前临床中常用

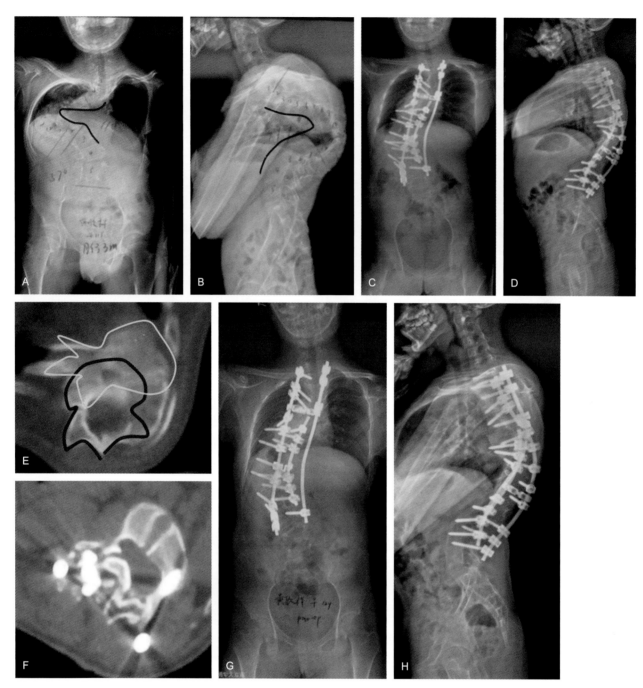

图 7-15　合并椎体旋转半脱位病例。女性，11 岁。A~D. 严重先天性脊柱侧凸在导航辅助下行脊柱后路矫形内固定术；E、F. 术后局部旋转半脱位较术前明显改善，且旋转半脱位椎体螺钉置入准确；G、H. 术后 2 年随访，未见矫正丢失

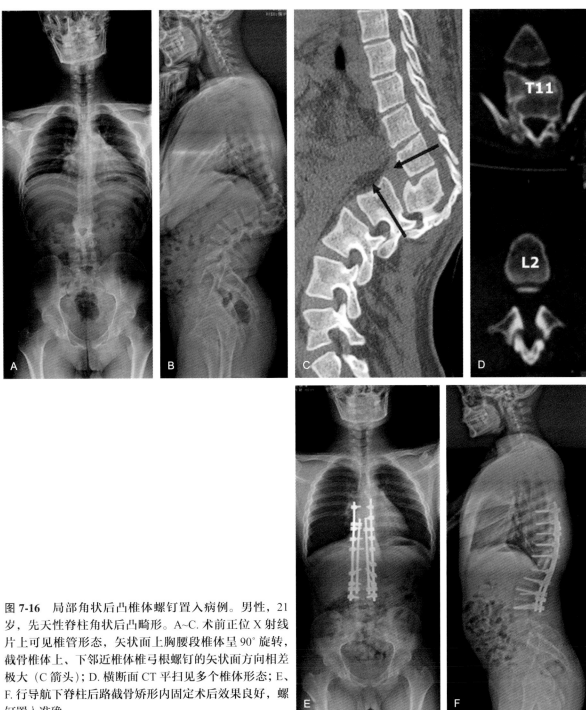

图 7-16 局部角状后凸椎体螺钉置入病例。男性，21岁，先天性脊柱角状后凸畸形。A~C. 术前正位 X 射线片上可见椎管形态，矢状面上胸腰段椎体呈 90° 旋转，截骨椎体上、下邻近椎体椎弓根螺钉的矢状面方向相差极大（C 箭头）；D. 横断面 CT 平扫见多个椎体形态；E、F. 行导航下脊柱后路截骨矫形内固定术后效果良好，螺钉置入准确

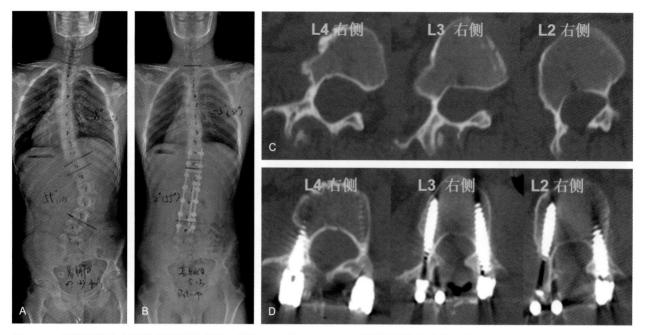

**图 7-17**　伴萎缩性改变椎体螺钉置入病例。男性，13 岁。A、B. Ⅰ型神经纤维瘤病伴脊柱侧凸，行后路矫形内固定手术；C. 术前 CT 检查显示椎弓根明显纤细，萎缩性改变明显；D. 术中予以导航辅助下置钉，螺钉位置准确

的骶骨骨盆后路固定方式包括传统髂骨螺钉固定技术和 S2AI 螺钉技术。传统髂骨螺钉固定技术虽然操作简单，但需剥离大量软组织，内植物装配困难，常需使用单独的连接杆，且易阻碍髂骨翼植骨取材。而 S2AI 内固定技术的优势在于此钉穿过骶骨侧块和骶髂关节，穿行于髂骨内，不仅钉道长，而且通过穿透 3 层骨皮质增加了内固定强度。同时 S2AI 螺钉固定还具有软组织剥离少、螺钉尾端在皮下位置较深及不妨碍髂骨翼植骨取材等优点。

在导航辅助下，选择 S1 骶孔外缘 1 mm 的垂线和下缘 1 mm 的水平线的交点作为进钉点，在术中实时三维重建图像引导下选择一条穿行髂骨中央部的直线作为理想的 S2AI 螺钉置入钉道。在骶骨横断面 CT 上，螺钉自进钉点朝水平面外向 40°~50°，矢状面尾向 20°~30° 的方向，先后经骶骨侧块、骶髂关节至髂骨内，共穿越 3 层骨皮质（图 7-18、图 7-19）。Ray 等回顾性分析行 O 臂机系统导航辅助下置入 S2AI 螺钉的 18 例患者，除 1 例置钉位置不良取出外，剩余螺钉均位置良好，无神经、血管损伤等严重并发症，笔者认为导航辅助下

置入 S2AI 螺钉技术可安全有效地应用于需要进行骨盆固定的患者。Lieberman 等分析机器人辅助引导下的 S2AI 置入技术的临床疗效，纳入 18 例患者共计 35 枚 S2AI 螺钉，术后均未出现与 S2AI 螺钉置入相关并发症，术后 CT 扫描显示所有螺钉轨迹准确，未发现髂骨皮质破坏或骶骨前部断裂等。

## 四、导航辅助下的微创矫形内固定

近年来，导航辅助下的脊柱畸形微创矫形内固定术越来越多地被应用于临床。南京大学医学院附属鼓楼医院脊柱外科的经验表明，微创脊柱侧凸矫形手术的最佳适应证为 Lenke 5 型青少年特发性脊柱侧凸和部分近端胸弯不需要融合的 Lenke 6 型青少年特发性脊柱侧凸，一般要求主弯 Cobb 角不大于 70°，椎体旋转 Nash-Moe 分级不大于 Ⅰ度且融合节段不大于 6 个。南京大学医学院附属鼓楼医院脊柱外科曾比较分析了青少年特发性脊柱侧凸患者行微创矫形手术和开放矫形手术的临床和影像学资料，结果发现 2 组术中出血量分别为 245 mL 和 460 mL，平均手术时间分别为 4.2 小时和 3.2 小

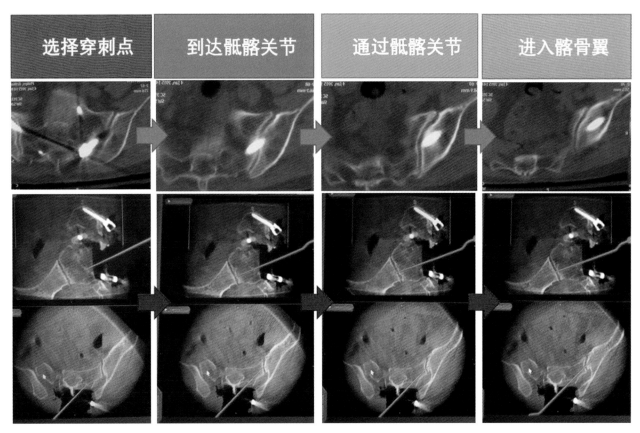

**图 7-18　骶髂螺钉置入过程示意图**

时，主弯矫正率平均为 76.8% 和 77.5%，术后 2 年随访未见明显矫正丢失，VAS 评分分别为 3.9 分和 6.1 分（图 7-20）。因此，相比之下，导航辅助下的微创矫形内固定术虽然手术时间相对较长，但出血量和术后疼痛显著减少。南京大学医学院附属鼓楼医院团队回顾性分析 16 例行 O 臂机三维 CT 导航技术后路微创矫形术治疗的 Lenke 5C 型青少年特发性脊柱侧凸患者临床疗效，在置入的 155 枚螺钉中，0 级螺钉误置 134 枚（86.5%），破壁螺钉 21 枚（13.5%），其中 1 级破壁螺钉 12 枚（7.7%）、2 级破壁螺钉 8 枚（5.2%）、3 级破壁螺钉 1 枚（0.6%），置钉满意率为 94.2%。该研究结果表明，O 臂机三维 CT 导航技术辅助 Wiltse 入路具有损伤小、出血少、置钉精确和患者自我满意度高的特点，是治疗 Lenke 5C 型青少年特发性脊柱侧凸安全且有效的手术方式。

麻醉成功后，以侧凸顶椎为中心沿脊柱后正中分别做 2 个 3 cm 左右纵向切口，逐层切开皮肤及筋膜，将导航系统的探头及参考架固定于头侧椎体的棘突上，使用 O 臂机扫描辅助定位融合节段。图像重建后在导航下实时行预定节段的椎弓根穿刺并置入导针，丝锥丝攻后根据丝攻深度依次置入相应椎弓根螺钉。椎弓根螺钉通常可选用万向复位钉或中空微创钉，主要目的是降低置棒难度和有利于矫形操作。螺钉置入完成后，首先于凸侧经皮穿入预弯棒，在胸椎或腰椎区域由头侧向尾侧置棒，可一定程度上减少误置入椎管内的风险。持棒钳夹持预置棒缓慢通过皮下，尾端则可用手触摸前行的棒顶端以确保位置准确。待棒安置入所有螺钉尾端沟槽后，适度拧紧尾帽，通过旋转套筒进行去旋转，同法安置凹侧内固定棒。分别于凸侧加压固定凹侧适度撑开后拧紧所有尾帽。透视内植物位置良好后行自体及异体骨于关节突处植骨，冲洗止血后严密逐层缝合切口。

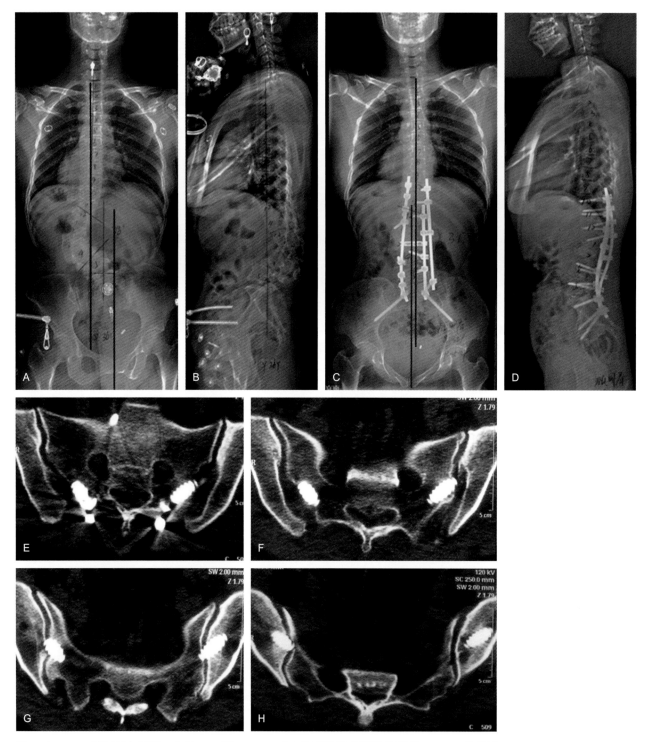

**图 7-19** S2AI 螺钉置入病例。女性，36 岁。A、B. 成人先天性脊柱侧后凸畸形；C、D. 患者行脊柱后路截骨矫形内固定术，术中导航下置入骶髂螺钉并使用卫星棒技术；E~H. 术后 CT 显示骶髂螺钉位置良好

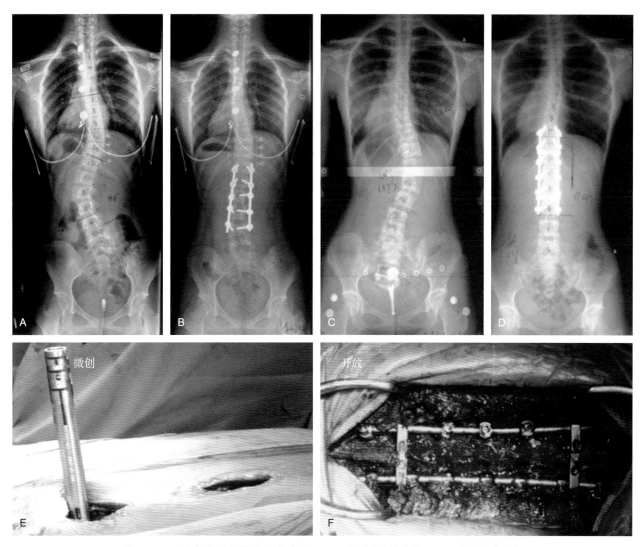

图 7-20 青少年特发性脊柱侧凸病例。A~C. 微创矫形手术；C~F. 开放矫形手术

## 五、注意事项

虽然导航辅助可显著提高脊柱畸形矫形手术的置钉精确性和手术安全性，脊柱外科医师仍需要注意以下事项：

（1）术前应仔细询问患者病史并做细致的系统查体，评估患者全身状况，并纠正可能存在的内环境紊乱、心肺功能障碍等。

（2）完善术前立位全脊柱正侧位 X 射线片、全脊柱 CT 及 MRI 检查，评估患者畸形严重程度、拟固定节段脊柱的骨性异常及可能伴发的软组织异常。

（3）在不影响手术操作的情况下，导航参考架应放置在距离目标节段尽量近的部位，以减少患者脊柱本身的微动导致的导航误差。

（4）术中开路、丝攻、置钉等操作需动作轻柔，避免造成患者相对移动，导致导航偏差。

（5）术中不应绝对相信导航提示，手术者的手感及经验同样十分重要。术者在自身手感及导航之间存在矛盾时，若不能排除导航明显误差可能，应重新进行导航扫描。

（6）即使在导航辅助下，不能一味追求高内植物密度，椎弓根螺钉置入困难者可应用椎板钩或横突钩代替。

（史本龙 朱泽章 周许辉）

[ 1 ] Sponseller P D, Zimmerman R M, Ko P S, et al. Low profile pelvic fixation with the sacral alar iliac technique in the pediatric population improves results at two-year minimum follow-up[J]. Spine (Phila Pa 1976), 2010, 35(20):1887-1892.

[ 2 ] Jin M, Liu Z, Liu X, et al. Does intraoperative navigation improve the accuracy of pedicle screw placement in the apical region of dystrophic scoliosis secondary to neurofibromatosis type Ⅰ: comparison between O-arm navigation and free-hand technique[J]. Eur Spine J, 2016, 25(6):1729-1737.

[ 3 ] Van de Kelft E, Costa F, Van der Planken D, et al. A prospective multicenter registry on the accuracy of pedicle screw placement in the thoracic, lumbar, and sacral levels with the use of the o-arm imaging system and stealthstation navigation[J]. Spine (Phila Pa 1976), 2012, 37(25):E1580-E1587.

[ 4 ] Liu Z, Jin M, Qiu Y, et al. The superiority of intraoperative O-arm navigation-assisted surgery in instrumenting extremely small thoracic pedicles of adolescent idiopathic scoliosis: a case-control study[J]. Medicine (Baltimore), 2016, 95(18):e3581.

[ 5 ] Shi B, Xu L, Li Y, et al. Pre-operative halo-gravity traction in severe neurofibromatosis type Ⅰ and congenital scoliosis with thoracic rotatory subluxation[J]. Clin Neurol Neurosurg, 2019, 187: 105548

[ 6 ] Kotani T, Akazawa T, Sakuma T, et al. Accuracy of pedicle screw placement in scoliosis surgery: a comparison between conventional computed tomography-based and O-arm-based navigation techniques[J]. Asian Spine J, 2014, 8(3):331-338.

[ 7 ] Jin M, Liu Z, Qiu Y, et al. Incidence and risk factors for the misplacement of pedicle screws in scoliosis surgery assisted by O-arm navigation-analysis of a large series of one thousand, one hundred and forty five screws[J]. Int Orthop, 2017, 41(4):773-780.

[ 8 ] Overley S C, Cho S K, Mehta A I, et al. Navigation and robotics in spinal surgery: where are we now? [J]. Neurosurgery, 2017, 80(3S):S86-S99.

[ 9 ] Larson A N, Santos E R G, Polly Jr D W, et al. Pediatric pedicle screw placement using intraoperative computed tomography and 3-dimensional image-guided navigation[J]. Spine (Phila Pa 1976), 2012, 37(3):E188-E194.

[10] Karkenny A J, Mendelis J R, Geller D S, et al. The role of intraoperative navigation in orthopaedic surgery[J]. J Am Acad Orthop Surg, 2019, 27(19):e849-e858.

[11] 朱卫国, 朱泽章, 邱勇, 等 . "O" 型臂三维 CT 导航辅助下 Wiltse 入路治疗 Lenke 5C 型特发性脊柱侧凸 [J]. 中华骨科杂志 , 2017, (14):856-863.

[12] Tow B P, Yue W M, Srivastava A, et al. Does navigation improve accuracy of placement of pedicle screws in single level lumbar degenerative spondylolisthesis? A comparison between free-hand and 3D O-Arm navigation techniques[J]. Journal of Spinal Disorders & Techniques, 2013, 411: 86-94.

[13] Larson A N, Polly D W, Guidera K J, et al. The accuracy of navigation and 3D image-guided placement for the placement of pedicle screws in congenital spine deformity[J]. Journal of Pediatric Orthopaedics, 2012, 32(6):e23-e29.

[14] 刘伟, 杨操, 杨述华, 等 . 术中三维影像脊柱导航引导半椎体切除及椎弓根螺钉置入矫治儿童先天性脊柱侧后凸畸形 [J]. 中国脊柱脊髓杂志 , 2015, 25(8):705-710.

[15] 刘臻, 邱勇, 李洋, 等 . O-arm 联合三维导航系统在 Ⅰ 型神经纤维瘤病合并营养不良性脊柱侧凸患者后路矫形手术中的临床应用 [J]. 中华外科杂志 , 2017(3):186-191.

[16] Mattei T A, Rehman A A, Issawi A, et al. Surgical challenges in the management of cervical kyphotic deformity in patients with severe osteoporosis: an illustrative case of a patient with Hajdu-Cheney syndrome[J]. European Spine Journal, 2015, 24(12):2746-2753.

[17] Ruf M, Wagner R, Merk H, et al. Preoperative planning and computer assisted surgery in ankylosing spondylitis[J]. Zeitschrift Für Orthopädie, 2006, 144(1):52-57.

[18] Ahammad Z, Milton J, Narayan K, et al. Lateral position and utility of navigation for posterior fixation of unstable cervical fracture with ankylosing spondylitis[J]. Surgical Neurology International, 2018, 9(1):225.

[19] Ishikawa Y, Kanemura T, Yoshida G, et al. Intraoperative, full-rotation, three-dimensional image (O-arm)-based navigation system for cervical pedicle screw insertion[J]. Journal of Neurosurgery Spine, 2011, 15(5):472-478.

[20] Theologis A A, Burch S. Safety and efficacy of reconstruction of complex cervical spine pathology using pedicle screws inserted with stealth navigation and 3D image-guided (O-Arm) technology[J]. Spine, 2015, 40(18):1397-406.

[21] Ray W Z, Ravindra V M, Schmidt M H, et al. Stereotactic navigation with the O-arm for placement of S-2 alar iliac screws in pelvic lumbar fixation[J]. Journal of Neurosurgery Spine, 2013, 18(5):490-495.

[22] Lieberman I H, Hu X, Holman P J, et al. Sacro-pelvic fixation using the S2 Alar-Iliac (S2AI) screws in adult deformity patients: experiences with O-Arm/Stealth navigation versus robotic guidance[J]. Spine Journal, 2014, 14(11):S110.

[23] Zhu W, Sun W, Xu L, et al. Minimally invasive scoliosis surgery assisted by O-arm navigation for Lenke Type 5C adolescent idiopathic scoliosis: a comparison with standard open approach spinal instrumentation[J]. Journal of Neurosurgery Pediatrics, 2017, 19(4):472-478.

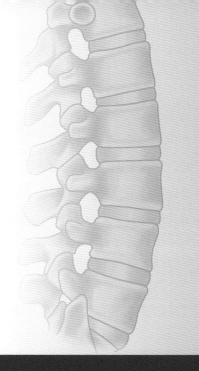

# 第八章

# 导航辅助脊柱肿瘤手术

# 一、概述

计算机辅助导航系统（computer assisted navigation system，CANS）最早由 Roberts 等于 1986 年报道应用于神经外科手术。近年来随着微创、精准的外科学理念的发展，该技术应用日益广泛。在骨科领域，越来越多地应用于骨盆髋臼手术、膝关节和髋关节置换、脊柱畸形矫正等方面。

传统的脊柱肿瘤外科手术，依赖医生对 X 射线、CT 或 MRI 影像的解读，然后在直视下和术中透视监测下进行。由于脊柱解剖结构复杂独特，肿瘤毗邻脊髓、重要血管及脏器，术者术中视野受限，因此，脊柱肿瘤手术存在较高的难度和风险。仅仅依靠术者的经验而非精确影像指导的肿瘤切除方式也常常使术者难以按照术前计划实施肿瘤切除，结果导致两种可能：一是肿瘤切除范围过小，边界不清，肿瘤残留，术后复发率高；二是为了获得安全的外科边界，盲目扩大切除范围，由此造成过大损伤，重建困难，术后并发症多。

先进的导航系统能为手术医生提供实时精准的三维图像和直观的技术引导，辅助实施精确的肿瘤切除和重建，提高了手术安全性和治疗效果。1995 年 Nolte 等应用计算机导航技术辅助实施了第 1 例腰椎椎弓根螺钉内固定术后，CANS 逐渐发展，并在脊柱外科手术中广泛应用。2004 年 Hufner 等报道了在计算机导航技术下治疗骨盆恶性肿瘤的病例，2007 年 Kwok-Chuen Wong 等进行了计算机辅助下骨盆肿瘤切除与人工假体重建，2014 年 O. Cartiaux 等报道了 3D 技术和导航下骨盆肿瘤的精确切除与重建，由此逐渐拉开了计算机辅助导航在骨肿瘤领域应用的序幕。

近年来，计算机技术的发展，使导航技术也日新月异，与微创概念相辅相成，越来越多地应用于脊柱肿瘤手术中，其优势体现在可减少伤口并发症、缩短手术时间、减少射线暴露、精准固定和切除病灶等方面。

# 二、CANS 的发展与现状

CANS 是一种以影像资料为基础，应用虚拟成像和实时技术显示手术器械与术野解剖结构的关系，类似于全球卫星定位系统，引导和帮助术者高质量地完成手术规划和手术操作的三维定位系统。其基本配置主要包括三个部分，即图像工作站（图像处理软件，如 simpleware、mimics 软件）、位置探测装置和专用手术器械及适配器。

根据选择的导航信号不同，CANS 可分为光学（红外线）定位、磁（电磁场）定位、声学（超声信号）定位和机械定位 4 种类型。导航系统从最初的 CT 交互式导航发展到现在的光学导航和电磁导航，其定位精度在不断提高，临床实用性也越来越强。目前导航系统中的主流定位方法是主动式光学导航技术，以摄像机作为传感器，利用安装在手术器械上的红外发光二极管发出的红外线的空间位置，判断手术器械的位置和姿态，指导医生完成手术操作，其具有更高的定位精确性。目前国内常用的导航系统有美敦力（Medtronic）公司开发的 FluoroNavTM、StealthStation、O 臂机系统，德国博医来（BrainLAB）公司开发的 VectorVision 系统和西门子（Siemens）公司开发的 ISO-C 系统，中国深圳安科高技术股份有限公司开发的 ASA-630V 系统等。

1994 年，导航技术首次引入脊柱手术中。将术前 CT 影像输入计算机工作站，重建三维模型影像并建立虚拟坐标空间，医生在此基础上进行术前计划和模拟操作，实际手术过程中系统红外线摄像头动态追踪手术器械，以及内植物相对患者解剖结构的当前位置（实际坐标空间），并明确显示在患者的二维、三维影像资料上，将两个坐标空间匹配，实时显示定位图像。手术医生通过导航仪显示屏观察手术区域内冠状面、矢状面、轴面、斜面及三维重建的解剖结构（图 8-1），并从各个方位实时观察手术入路及各种参数（角度、深度等），以确保手术切除的部位、钻孔、开道、置钉等每一操作步骤的精确度，并及时观察开道及器械置入时的细微状况，从而最大限度地避开危险区，在最短的时间内到达靶点区域。

手术中选取 10 多个骨性标志点使用点注册的方式进行匹配。但一次只能进行单椎体注册，操作时间长，容易注册失效。

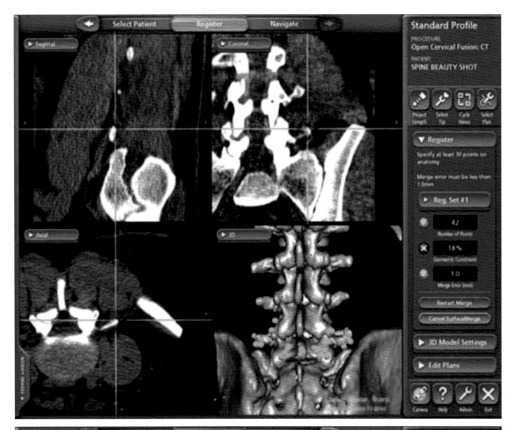

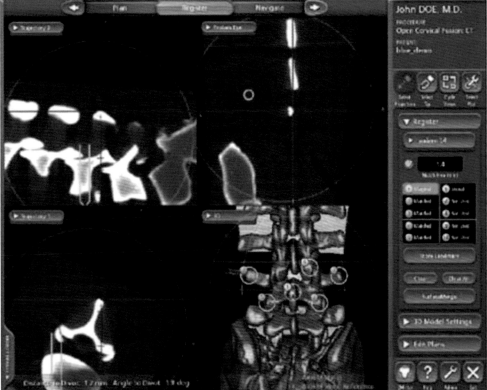

图 8-1　导航仪显示屏观察手术区域内冠状面、矢状面、轴面、斜面及三维重建的解剖结构

　　1998 年，为了在手术过程中实时获取图像信息，出现了 C 臂机下的二维影像结合导航系统（图 8-2）。优势在于手术中无需注册，自动匹配进行导航，但存在一个重要的缺陷，就是实时导航依赖的是一套二维正侧位图像，无三维完整信息，在缺少轴位信息的情况下，导航的精度与准确度得不到充分保证。

　　2002 年，三维影像导航应运而生（图 8-3）。

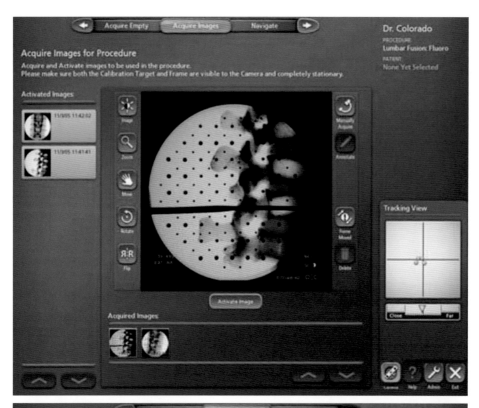

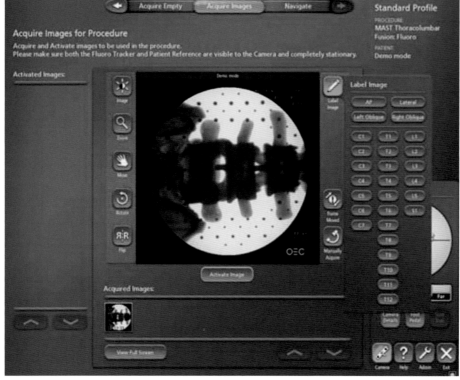

图 8-2　C 臂机下的二维影像结合导航系统

其基础是术中三维 C 臂机影像，其中最广泛应用的是西门子 ISO-C 3D 系统，可以自动匹配，无需注册。术中利用一套三维图像，进行实时导航，大大提高了精准度。但最大的不足是影像质量较差。

2008 年，O 臂机问世（图 8-4），使术中导航真正进入到实时、高清的时代。手术中的 O 臂机快速 360° 扫描可以获得媲美 CT 的三维高清影像，骨性标志点清晰，13 秒快速扫描，55 秒完成导航

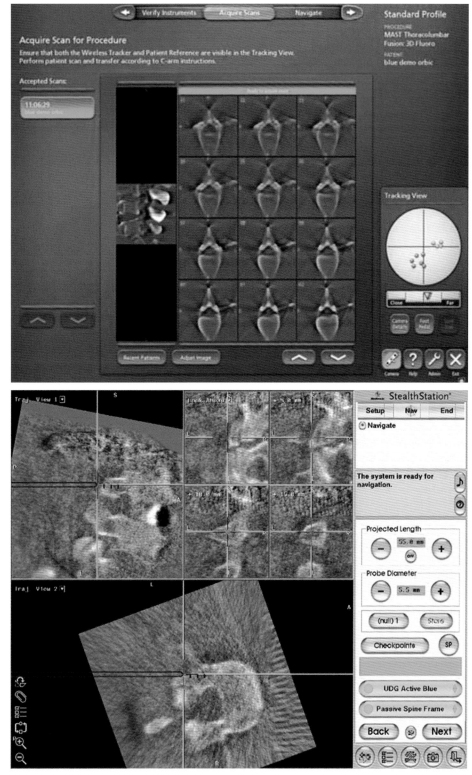

图 8-3　三维影像导航

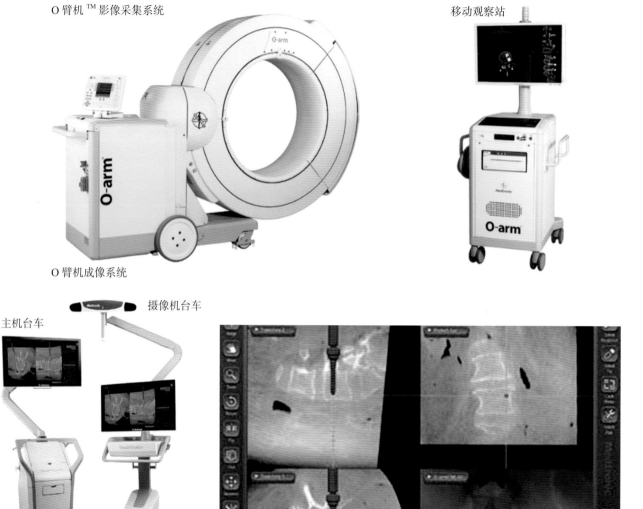

O 臂机™影像采集系统

移动观察站

O 臂机成像系统

主机台车　　摄像机台车

StealthStation™ 手术导航系统

图 8-4　术中 O 臂机透视系统，结合导航使用

自动注册，再结合高速算法和专门设计的工具，可以实时模拟螺钉及手术模型，进而更加精准、高效地进行导航手术。

## 三、计算机辅助导航脊柱肿瘤手术适用范围与禁忌证

计算机辅助导航适用于脊柱不同节段、不同类型肿瘤的切除与重建，其主要应用于以下几个方面。

### （一）判定脊柱肿瘤切除的安全边界和切除范围

对于原发肿瘤如骨肉瘤、软骨肉瘤、脊索瘤及一些孤立性的转移肿瘤等来说，目前的主流观点还是尽可能地做符合 Enneking 分期分级标准的整体切除。除了手术部位解剖的复杂性和技术的高要求以外，肿瘤破坏、软组织侵犯和反应区的存在往往还会造成局部解剖的扭曲变形。术中导航有利于术者理解三维解剖和辨识肿瘤边界，实时引导确定截骨的平面和方向，对于肿瘤的边界外切除增加了安

全性，减少了盲目性。以骶骨肿瘤为例，其三维解剖结构与骨盆其他组织相邻，毗邻重要的神经、血管等，肿瘤与周围组织可视性欠佳，利用导航可以辅助完成肿瘤安全边界切除，最大限度地保留周围负重区如骶髂关节的正常骨质，减少肿瘤切除后的功能缺失并有利于骨缺损的重建，同时也可显著降低手术风险和手术难度。

### （二）肿瘤精确定位和微创手术

对于部分良性骨肿瘤，可以在导航引导下确认肿瘤部位和边界，施行精确的病灶内刮除手术，避免盲目扩大或刮除不足。对于某些特殊肿瘤如骨样骨瘤，还可以引导射频装置到局部达到精准消融的目的。对于某些施行微波、射频消融甚至椎体成形手术的转移肿瘤，利用导航技术定位和布针，手术更加微创、精准。

### （三）肿瘤切除后脊柱稳定重建

脊柱肿瘤对于稳定性破坏大，手术切除范围大，造成的骨缺失常常需要重建以恢复功能。借助导航引导，可以做到精准置钉，使内固定得到精确置放，从而避免损伤神经、血管等重要结构。在经皮螺钉固定、上颈椎重建、颈椎和上胸椎椎弓根螺钉、骶髂螺钉固定、儿童脊柱重建等病例中，意义尤其重大。

### 【典型病例1】

1. **病史**　女性，68岁。乳腺癌手术病史3年。腰部疼痛持续性发作2个月，夜间更明显。逐渐出现右下肢疼痛、麻木，行走困难2周。

2. **病例分析**　术前CT、MRI、PET-CT检查提示L4椎体破坏（图8-5）。因为采取单一后路肿瘤切除，下腰椎腹侧毗邻重要的血管和脏器，重建时腰椎的生理前凸也对后路置入人工椎体造成困难，所以选择导航辅助下手术（图8-6、图8-7）。

### 【典型病例2】

1. **病史**　患者，女性，8岁。颈部扭伤史，反复酸痛不适，无神经损伤症状，至当地医院就诊发现颈椎椎体及附件破坏（图8-8）。查体：颈部过伸、过屈活动受限，C5棘突压痛明显，NS（−）。

2. **病例分析**　儿童脊柱肿瘤临床并不少见，原发肿瘤为主。临床表现不典型，容易漏诊、误诊，常见肿瘤包括血管瘤、骨样骨瘤、动脉瘤样骨囊肿、嗜酸性肉芽肿、尤因肉瘤、骨肉瘤、少数转移肿瘤等。儿童骨骼发育未成熟，手术中骨性解剖标

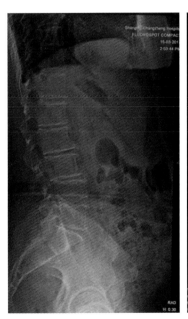
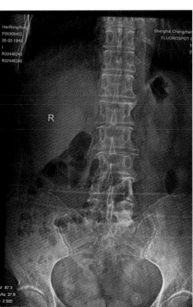
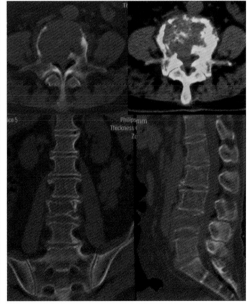

**图8-5　术前X射线及CT显示L4椎体破坏为主，考虑乳腺癌转移**

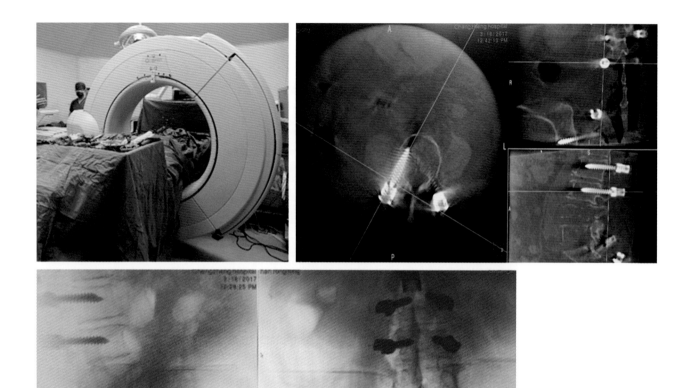

图 8-6　手术采用 Medtronic O 臂机影像系统，先行腰椎椎弓根及骶髂螺钉固定

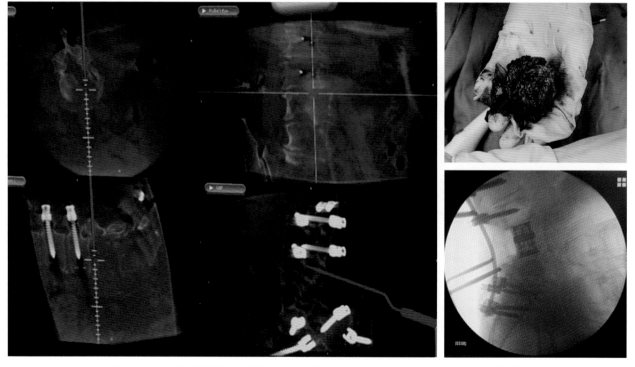

图 8-7　在导航实时引导下可以确定截骨的平面、角度和范围，准确放置人工椎体

志往往不清晰，影像解读难（包括术前、术中），重建及内植物材料特殊，往往需要特殊规格。术者置钉过程中往往手感与平常有差异，增加了难度和不确定性。考虑患者年龄小，椎弓根细，术中应用3D导航技术置钉，行全麻下前后路联合C5椎体肿瘤切除重建内固定术（图8-9、图8-10）。

## 四、小结

### （一）导航辅助脊柱肿瘤外科治疗的优点

计算机辅助导航脊柱肿瘤切除与重建是近年来蓬勃发展的一项创新技术，具有比常规透视辅助下手术更卓越的性能，必将成为脊柱肿瘤精细化外科治疗的重要手段之一。

对于复杂、特殊类型脊柱肿瘤（如合并脊柱畸形，以及神经纤维瘤病导致椎弓发育异常、儿童病例等）的内植物置入，能提供安全和便利。有助于术中实时确定肿瘤边界，精准把握截骨平面及方向。对于需要经皮固定、某些特定的活检术、椎体成形术等，以及需要精准布针、消融病例（骨样骨瘤、转移肿瘤等），有独到优势。

### （二）导航辅助脊柱肿瘤外科治疗仍然存在以下问题

（1）导航系统价格昂贵。

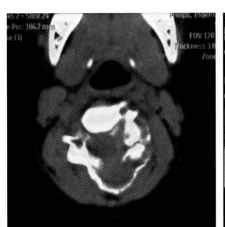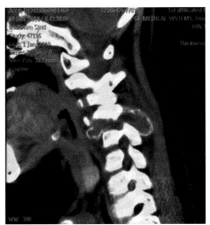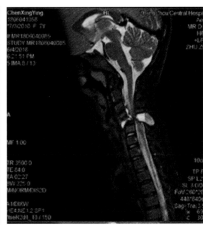

图 8-8　CT 显示 C5 椎体、附件骨质破坏，MRI 可见液平，考虑动脉瘤样骨囊肿

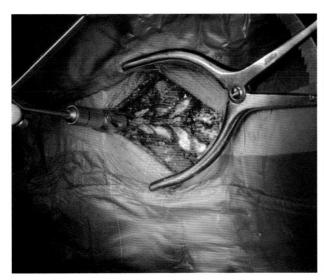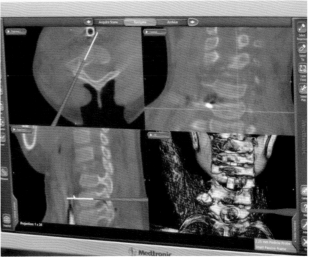

图 8-9　定位器固定于 T1 棘突，导航确定进钉点、角度、长度

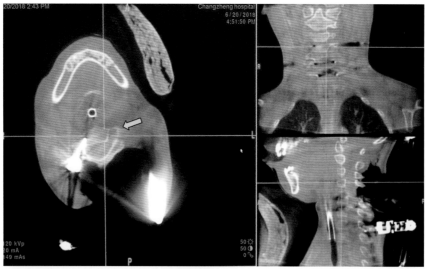

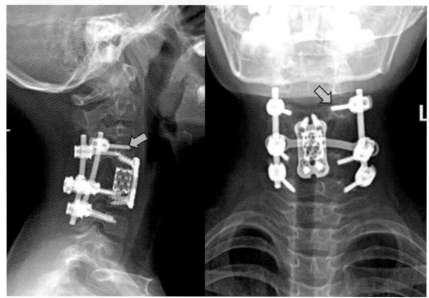

图 8-10　C4 左侧椎弓根变异；根据导航调整钉道贴近上终板置入。术后摄片植物位置良好

（2）在开展导航辅助脊柱肿瘤手术初期，外科医生需要经过一定的学习曲线，致手术时间相对延长，增加了术中感染的风险。同时需要牢记的是，导航只是一个重要的辅助手段，不能替代外科医生的手术思维与操作，术中过度依赖导航系统，可能因为系统误差造成手术失误。

（3）当脊柱肿瘤侵犯周围软组织时，术中导航定位的组织漂移问题仍未解决，急需开发针对软组织肿瘤的计算机软件。

（4）与脊柱肿瘤切除相关的适合导航手术应用的分离与截骨工具仍待开发和完善。

（赵　剑）

# 参 考 文 献

[ 1 ] Dasenbrock H H, Clarke M J, Bydon A, et al. En bloc resection of sacral chordomas aided by frameless stereotactic image guidance: a technical note[J]. Neurosurgery, 2012, 70(1 Suppl Operative):82-87; discussion 87-88.

[ 2 ] Jeys L, Matharu G S, Nandra R S, et al. Can computer navigation-assisted surgery reduce the risk of an intralesional margin and reduce the rate of local recurrence in patients with a tumour of the pelvis or sacrum?[J]. Bone Joint J, 2013, 95-B (10):1417-1424.

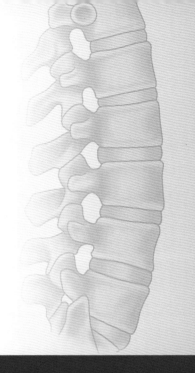

# 第九章

# 导航手术中的问题与处置

自从计算机导航技术应用于脊柱外科临床以来，随着立体定向、图像配准、机器人、5G网络及虚拟现实技术的不断进步，其产品越来越完善，越来越显示出其对脊柱外科手术的巨大帮助。该技术领域的相关临床研究也成为脊柱外科的研究热点之一。学术讨论的热点也已经从最初的"导航技术是否能够提高手术精准性"转移到"如何提高导航系统的临床实用性"。目前，该项技术已经广泛应用于多种脊柱疾病，其临床应用范围也逐渐增大。

现代脊柱外科手术的进步使操作向着可视化的立体操作方向发展，对术者技术要求更高，人工操作技术难以保证某些复杂操作的精确性。另一方面，患者对于治疗结果的要求也越来越高，并可能引发相应的医疗纠纷。计算机导航技术是脊柱外科智能手术的起点，是外科手术的一个新纪元，显示了提高手术安全性的巨大优点，预示了外科手术的智能化发展方向，并为机器人手术技术的探索奠定了基础，正逐渐成为脊柱外科手术的必备条件。但是，计算机导航并非完全智能，仍需术者使用得当才可提高手术精准性。操作失误或对导航的原理不熟悉可能导致手术失败，甚至灾难性后果。因此，掌握导航手术中的常见问题与相关处置措施非常必要。

# 一、计算机手术导航影响因素

## （一）人为因素

主要是培训问题，计算机导航必须经过系统培训，存在学习曲线的问题，只有对导航的根本原理有充分的理解、在有经验的医师具体指导下，不断进行反复操作，才能熟练地应用计算机导航。可以这样说，熟练程度不同的专家操作，导航获得的最终精度是不一样的。

脊柱侧凸造成严重的椎弓根变形与椎体的旋转，传统的方法无法完成置钉，在计算机导航的精确引导下，可以实现准确置钉。在导航引导下椎弓根的置钉率得以提高，增加了脊柱侧弯矫形的力量，矫正角度也能更好地维持。因此手术医生在掌握全面的导航基本知识的同时，还需要深入了解导航系统自身的优缺点，同时医生还需要有非常丰富的临床工作经验，才能游刃有余地驾驭操作导航系统（图9-2）。

此外导航系统的图像有时显示与实际操作过程中的操作不匹配（图9-3），出现"漂移"，这需要医生对导航有充分的认识，在术中不断对导航的精准性进行检测。如果误差太大，导航必然会出现一定的偏差，最终引起导航手术的相关并发症，关于

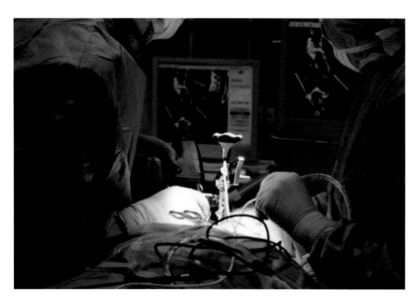

图 9-1　笔者在德国柳伦堡（Cliniken Dr. Eller）骨科专科医院进修学习，跟随 Bohm 教授系统地学习计算机导航设备在脊柱外科的应用，除理论学习外，大量病例的实际操作尤为重要

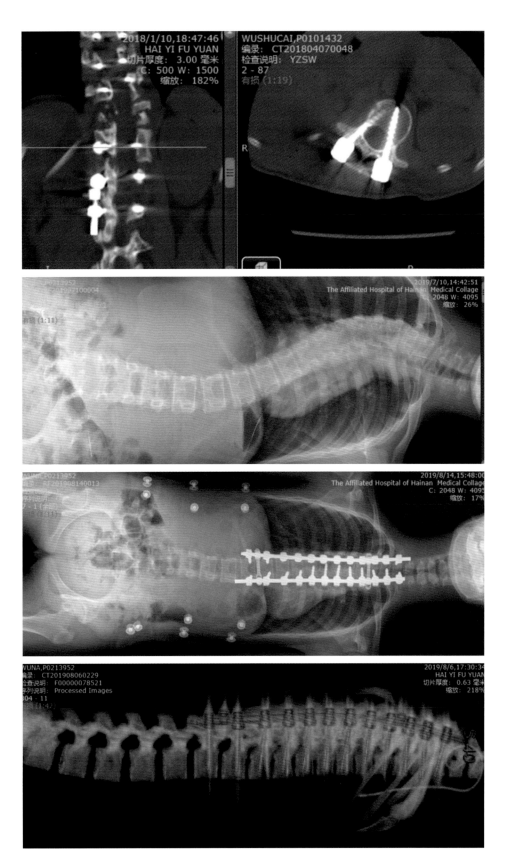

图 9-2　导航下脊柱侧弯手术

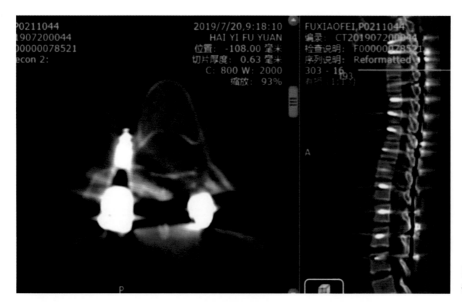

图 9-3　导航下置钉图像和实际操作不匹配

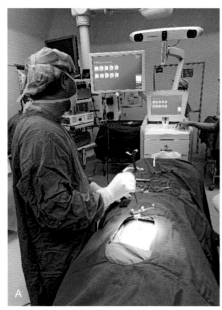
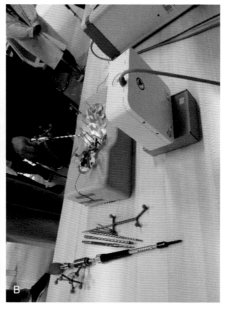

图 9-4　A. MEDTRONIC 光学导航系统；B. 博士康公司的光磁一体导航设备

这类问题还需要进一步地运用现代科技水平不断提高导航的精确性。还有操作设备自身也存在诸多问题，如无法做到导航精准性实时动态监测，导航追踪系统的正确性难以保障。

（二）导航类型

导航类型的影响，同是计算机 3D 导航，手术前采集 MR、CT 的数据，由于术前的体位与手术中的体位不同，在术中很难将数据与人体的实际结构进行配准。术中实时 CT 及三维 O 臂机与三维 C 臂机数据与术中的体位吻合，数据资料自动配准，数据的精度满足临床的实际要求，是目前导航的主流方法。2D 导航属于两平面导航，导航的精度无法与 3D 导航相比较，对于普通的腰椎手术尚可以符合精度要求。

计算机光学导航的优点在于抗干扰能力强，通过万能导航适配器可配套任何手术工具，光学导航精度高。目前市场销售的主流产品，光学导航相关应用病例多。计算机光学导航的缺点包括：光学视线内不能有遮挡，配套工具注册耗费一定时间，导航参考架与反射球不能有丝毫移位，有移位是产生导航图像"漂移"的根源！红外反射球是消耗材料，反复使用影响精度，反射层极易脱落。

电磁导航的优点包括：无光学遮挡问题，可以多轨迹、多平面显示，图像连续性好，可以配套多种手术工具，与各种内镜的配套很好，特别是可用于柔软的消化内镜等。

但是电磁导航也有一定的缺点：因为电磁导航原理是靠电磁场中三向微线圈检测在磁场内的相对位置进行定位，影响电磁场的任何因素都可以干扰导航的精度，因此电磁导航系统极易受到干扰，造成不稳定。为避免对磁场造成干扰故要求手术器械与工具为非磁性材料，通常认为电磁导航的精度相对较低（一般大于 2~3 mm），但近年对电磁场发生器的均匀度改善，检测线圈越来越精细，电磁导航的精度有了明显提高，完全能满足临床的需求。

（三）设备因素

计算机导航设备应该定期进行维护，设备定期进行校准才能保持计算机导航较好的精准度。导航工具在使用过程中高温反复消毒、搬运、存放等会使导航工具变形，影响导航精度，反复使用的反射球。由于红外反光层破损、血液污染会导致跟踪点变化，参考架固定的固定性。为保证稳固性参考架必须与导航部位骨性固定，同时手术操作中参考架与手术导航工具必须无光路遮挡，使红外摄像机能即时追踪手术工具在人体的具体位置。

计算机导航工作站的工作原理图（图 9-6A）。由工作原理可知导航设备的居多干扰因素，必须定期进行检测校准。图 9-6B 为导航参考架，金属架

在消毒、贮存等环节可能变形而影响导航精度，其上的红外反射球表面的红外反射层在反复使用过程中容易出现脱落，影响导航精度。

（四）生物因素

同为数字软件控制的数控机床的精度为 0.05~0.001 mm，随着计算机辅助制造（CAM）系统的发展，高档数控机床不但能够高速度、高效率，最重要的是加工精度由丝级精度进化为微米级精度。其特有的往复运动单元能够极其细致地加工凹槽处理；采用光、电化学等能源的特种加工精度可达到纳米级。同时，再进行结构的改进和优化后，还能将五轴联动数控机床的加工精度进入亚微米甚至是纳米的超精时代。

人类脊柱是由椎间盘小关节组成的鞭状结构（图 9-6），在三维空间上自由活动，椎体是不规则结构，没有明确定位标志，单个椎体无法精确固定，对脊柱结构的导航无法像精密机械加工一样的精度，因此脊柱导航只能做到毫米级。脊柱在手术中由于各种操作，其角度、位移、旋转等会使导航精度随时变化，导致不同个体、不同时间点导航精度都是变化的，计算机人体脊柱导航漂移是绝对的。

脊柱是韧带连接的柔软结构（图 9-7），脊柱在手术中由于各种操作，其角度、位移、旋转等会使导航精度出现随时变化。

导航影响因素很多现在以 MIS-TLIF 为例，就导航过程应该注意的相关问题和解决方案进行说明。

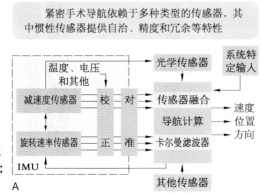
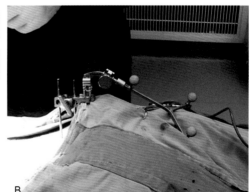

图 9-5 计算机导航工作站。A. 工作原理图；B. 导航参考架

首先，导航安全相关的麻醉和体位，应该采用全麻插管静脉复合麻醉，为了配合神经系统监护尽量不用气体麻醉，全麻状态下患者没有自主活动，避免解剖结构的位移，能更好地保障导航精度。体位应俯卧于360°透X射线碳素脊柱手术台，扫描区域内不能有不透射线的物体，上肢必须向上固定，这样做非常重要，可以在扫描中尽量减少伪影，提高图像反差，从而增加导航的可辨识度和精确性。应用胸垫、髂骨垫使腹部悬空，避免腹膜腔受压，应该注意的是这些体位垫必须透X射线。体位摆好后应该使体位固定牢靠，减少腰椎术中节段间的相对移位，从而影响导航定位精度。同时，体位有助于恢复腰椎正常生理前突，被扫描椎体应尽量接近床面，利于扫描过程中的等中心（图9-8）。

其次，是为提高扫描精度三维C臂机或O臂机扫描的注意要点，参考架固定使用双克氏针牢固钉入髂骨最厚的骨质内，在克氏针上安放导航参考架，一定要检查参考架固定的稳定度。经数百例手术测试证明，参考架固定方法可在腰段及下胸段使用，其精度完全满足手术要求。扫描前的等中心的调整，调整三维C臂机的位置与方向，使手术目标椎体处于等中心位置，这时透视显示脊柱手术节段的正位及侧位均位于图像中心。等中心完成后开始对手术的脊柱节段进行3D扫描，将红外线摄像机的摄像头调整到能监测到参考架和C臂机的示踪器信号，并检测在扫描过程中C臂机的示踪器全程可识别（图9-9）。

将术中三维扫描系统与计算机导航系统连接并处于工作状态，C臂机的示踪器与参考架同时呈现绿色。启动扫描，三维C臂机自动旋转190°，采集190°的脊柱三维扫描影像，资料采集完毕后将三维扫描所得影像资料传输至计算机导航系统工作站。导航工作站根据上述数据生成目标椎体冠状面、矢状面及横切面3个层面影像（图9-10）。

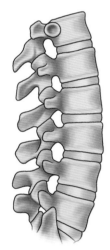

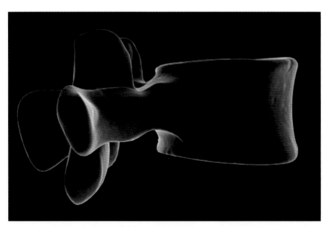

图9-6　人腰椎结构

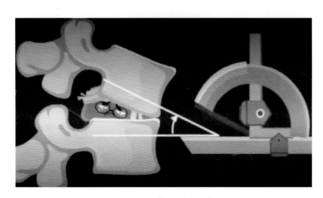

图9-7　脊柱前屈位结构变化

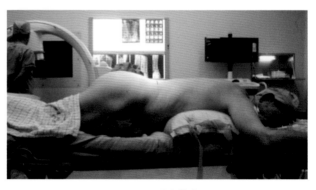

图9-8　手术体位

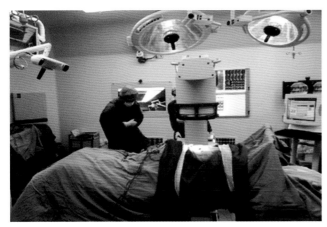
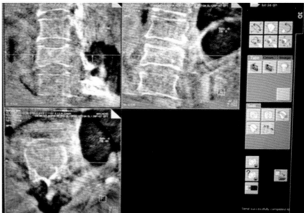

图 9-9　手术中参考架安放位置应易于和导航系统连接

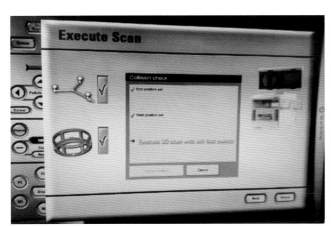
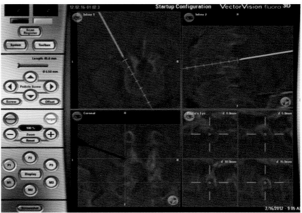

图 9-10　术中导航器械的识别和操作

建立好导航数据导航设备可对手术中需要精确定位的过程进行全程导航，导航手术要求术者的操作尽量轻柔。在计算机导航辅助下决定手术切口位置。通过导航可清晰了解两侧的切口位置，椎间小关节，在三维立体导航图像上标记出手术椎间隙上下的椎弓根位置，这是导航系统的魅力之所在。用尖刀开小孔，置入导航工具，确认切口在手术节段的中心位置，做 3~4 cm 的微创手术切口，一般位于正中线旁开 3.0~3.5 cm 处。切开深筋膜后，在椎旁肌外侧沿 Wiltse 入路分离间隙。放置逐级扩张管道，工作通道底部置于椎间小关节复合体，通过计算机导航确定校准通道位置与角度，使通道上、下边缘能同时置入椎弓根螺钉，旋紧固定臂固定工作通道（图 9-11）。

计算机导航下椎弓根螺钉的置入（满足普通螺钉无透视置入）在计算机导航辅助下，很容易在微小的通道内选择椎弓根螺钉的进针点。通常进针点位于横突根部和上关节突基底的连线交点。与开放腰椎后路手术相比，椎弓根螺钉进针点可更偏外，以获得更大的向内角度，增加螺钉的抗拔出力（图 9-12）。

决定了进针点后，以椎弓根探针进行椎弓根开路，计算机 3D 的导航图像同时提供椎弓根的正侧位及椎弓根的轴位像，通常以正侧位导航图像就可以明确进针方向，导航能非常准确地指引进针点及进针方向，并准确测定椎弓根螺钉的长度。应该注意的是椎弓根可能变异，可能有骨质硬化，真性滑脱椎弓根位置可能变化大，计算机导航是避免置钉错误的有力武器。但置钉的过程还需不断校正，确保参考架不能有移位，否则易出现漂移现象（图 9-13）。

计算机导航下的椎管减压技术具有明显优势，可以精确确定小关节、椎板截骨的位置，通常切除下关节突及部分上关节突，完全显露椎间孔。通过

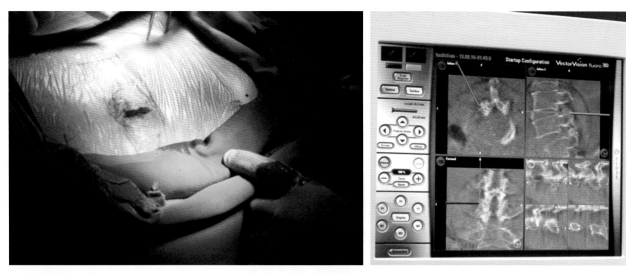

图 9-11　导航定位后切开皮肤

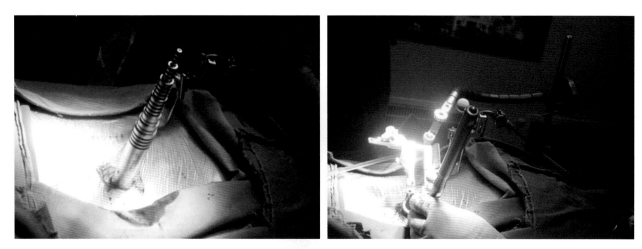

图 9-12　放置微创通道

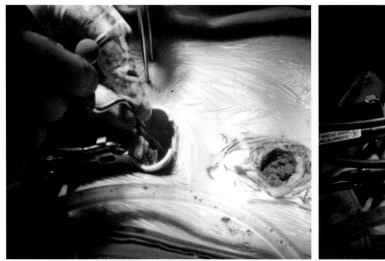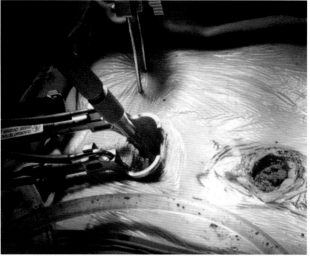

图 9-13　微创通道下手术操作

彻底清理椎间隙内的髓核组织，撑开椎间隙的高度，撑开椎间孔，拉伸黄韧带，从而达到完美的椎管间接减压效果，解除神经压迫。计算机导航可精确探知椎管的解剖结构，对神经根的可能位置进行预估，在进行截骨时可避免神经损伤。如果椎管狭窄严重，可以在计算机导航下对椎管进行精准的过顶减压，如患者存在中央椎管狭窄或对侧侧方椎管狭窄，可将手术床向对侧倾斜，并将工作通道向内倾斜，利用计算机对三维脊柱结构的分辨，可截骨去除同侧的椎板与棘突根部的骨质，可清晰显露增

厚的黄韧带及增生的骨赘，以椎板咬骨钳或高速磨钻实现对侧椎管的充分减压（图9-14）。

计算机导航可精确确定椎间隙位置与方向，确保获得良好的椎间隙。计算机导航系统探明纤维环位置与间隙的方向，切开椎间盘纤维环，从小到大逐级放置椎间铰刀，通常铰刀大小为11~12 mm。铰刀能扩大椎间隙并切除软骨终板及大部分纤维环和髓核，用带锯齿的刮勺进一步清理终板直至露出骨性终板（图9-15）。

导航系统反复检测椎间隙准备的彻底性，完成

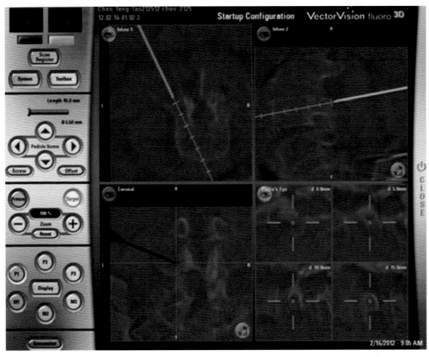
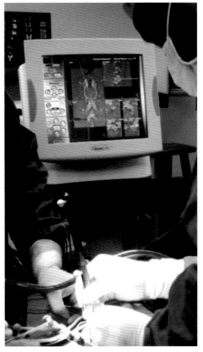

图 9-14　导航下确定骨性结构

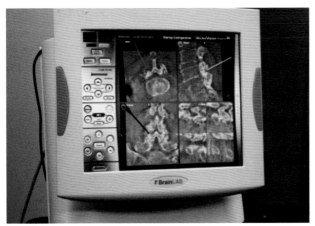
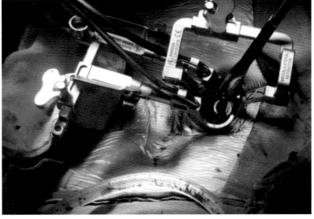

图 9-15　导航下进行椎间隙处理

椎间隙准备后，进行椎间植骨融合操作。为达到有效撑开保持椎体间隙，并在术后对椎间隙进行有效的支撑，常规应用内置自体骨松质的椎间融合器，可获得较高的融合率和临床疗效，并能满足下床早期活动（图 9-16）。

目前许多的临床医师对计算机导航手术系统的认识还存有错误的想法。第一，不接受新事物，认为计算机导航离实际的外科技术还很遥远；第二，盲目地依赖导航系统。这些观念都是不可取的，说明对导航系统的理解还存有问题，所以临床医生应该认识到计算机导航系统只是临床工作的辅助性工具，必须通过人的驾驭能力才能发挥其优势。这样就要求临床医师不仅具有丰富的专业知识和临床工作经验，同时要求医师掌握导航系统的工作原理和操作技术，把这两者有机地结合在一起，这样在手术过程中，导航系统才会真正地发挥出自身的优势（图 9-17）。

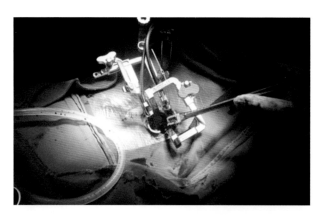

图 9-16　放置椎间融合器

## 二、常见原因和处置

图像漂移是指任何因素导致导航显示的图像位置与实际解剖结构不相符，其常见原因包括：①术中或操作中引起患者组织结构位置移动。②机器摆放原因造成红外线传输距离过远等。导航脊柱外科手术中，完成图像采集后要求患者解剖位置与患者示踪器位置在三维空间内相对固定。术者应具备判断导航图像有无漂移的能力。具体做法：当怀疑存在图像漂移时，选择明显解剖标志点，如"棘突顶点""横突根部""关节突关节"或"人字脊"进行验证，若导航图像显示与实际解剖位置一致，说明导航准确可继续使用；若导航图像显示与实际位置不符，表明存在图像漂移，导航失准，需重新扫描定位。笔者总结了导航手术中的常见问题与处置措施，供同道参考。

### （一）C 臂机示踪器位移

计算机导航的 C 臂机示踪器固定在 C 臂机后（图 9-18），需使用导航原厂校准装置对 C 臂机示踪器进行校准，以完成 C 臂机示踪器与 C 臂机之间的信息匹配。若使用 C 臂机过程中对 C 臂机示踪器造成碰撞或人为导致 C 臂机示踪器空间位置改变，将会引起图像采集过程中数据错误，最终导致图像漂移。因此，医护人员应注意对 C 臂机示踪器的日常维护，避免其校准后发生位置改变。

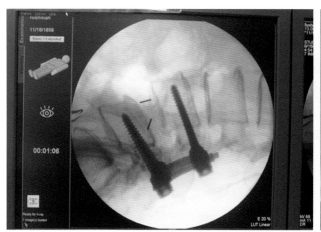
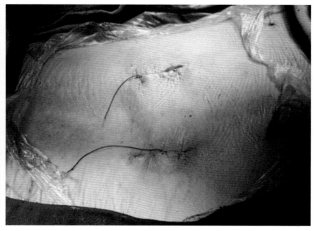

图 9-17　术后影像和缝合后皮肤切口情况

处置措施：一旦出现该种情况，需放弃导航的使用，因为 C 臂机示踪器的校准需大量时间。联系计算机导航工程师，专业人员对 C 臂机示踪器进行校准。由于厂家校准器械配置数量的原因，无论全国有多少个单位应用计算机导航，但是 C 臂机校准装置只有 1 个。因此，某个地区的 C 臂机示踪器需要重新校准时，常常需要等待校准装置从其他地区调配到当地。

（二）患者示踪器位移

患者示踪器需要牢牢固定于患者的骨性解剖结构（图 9-19），患者示踪器固定不稳、术中医师不慎移动，或碰触示踪器、皮肤切口过小牵拉时造成示踪器松动移位，这是最常见患者示踪器位移导致导航图像漂移的原因。此外，随着硬件的更新换代，患者示踪器体积越来越小，固定方式更加简单，仅需 1 枚克氏针即可完成固定，微创的同时也非常稳定。

处置措施：重新定位手术区域，再次进行 190°扫描，完成图像采集。

（三）脊柱骨性结构位移

在脊柱手术中，减压、截骨等操作会破坏脊柱本身的稳定性，可成解剖结构间相对位移（图 9-20），导致导航图像漂移。另外，对活动度较大的部位，如颈椎手术时过度牵拉软组织也会造成骨性结构间较大的相对位移；再者，由于 C3 和 C4 棘突细小，导致固定于此棘突的脊柱夹钳术中摇摆而出现导航偏差，最终引起导航精度下降。

处置措施：关于减压和截骨导致的图像漂移，术中条件允许前提下，可先行临时固定，再进行其他步骤操作，从而避免图像漂移。术中操作尽量轻柔，手术工具每前进适当距离应完全松开导航工具及牵拉器械，验证工具位置是否准确。颈椎手术时，推荐应用 Mayfield 头颈手术架，确保患者头颈部术中处于稳定状态。术中可多次选解剖标志点进

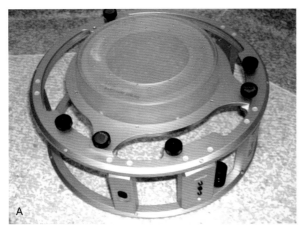
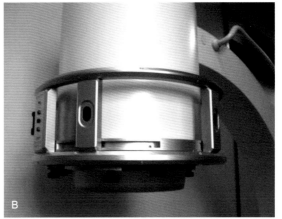
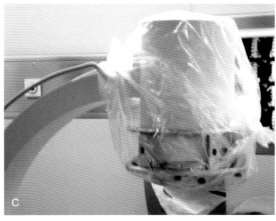

**图 9-18　示踪器与 C 臂机的固定**
A. C 臂机示踪器；B. C 臂机示踪器固定在三维 C 臂机；C. 术中无菌保护膜保护

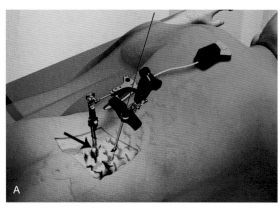

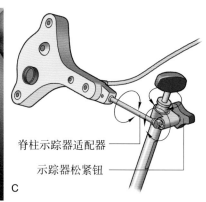

脊柱示踪器适配器

示踪器松紧钮

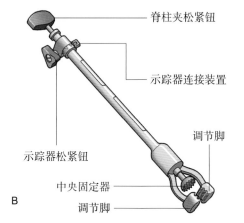

脊柱夹松紧钮

示踪器连接装置

调节脚

示踪器松紧钮

中央固定器

调节脚

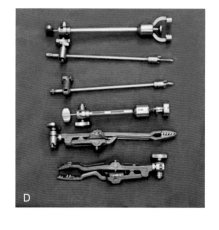

**图 9-19　患者示踪器的正确固定**
A. 患者示踪器正确固定示意图；B. 连接示踪器与棘突的脊柱夹钳；C. 脊柱夹钳与患者示踪器之间的连接，可调节方向；D. 脊柱手术中常用的各种患者示踪器固定工具，如棘突夹钳、棘突钉

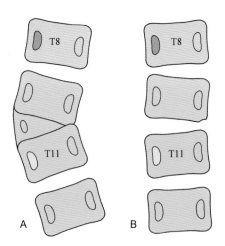

**图 9-20　半椎体畸形截骨后骨性结构相对空间位置发生变化**
A. 半椎体切除前，T8 和 T11 椎弓根的相对位置；B. 截骨后，T8 和 T11 椎弓根的相对位置

行验证，一旦出现图像漂移，应立即停止导航，重新扫描获取图像后，再根据导航提示进行手术。

### （四）患者示踪器位置过远

长节段固定时，患者示踪器距离手术部位的空

间距离相对过远（上、下位置过远或前后位置过远）（图 9-21）。术中椎板拉钩的牵引及骨通道准备时手椎对椎体的压力，都可能造成解剖结构间相对位移而导致导航图像漂移；另外，探测器对于患者示踪器和手术工具示踪器的最佳识别距离为 1.5 m，以该点为球心 1.0 m 直径范围内均属于可识别范围（图 9-22），若患者示踪器距离手术部位上下距离过远，会出现两者不能同时被探测器识别的情况，导致术中图像时有时无，影响术者观察。因此，脊柱手术中通常将患者示踪器固定于病变椎体的头侧或尾侧 1 个椎体的棘突上。

处置措施：术中操作应由远离患者示踪器位置向靠近患者示踪器位置进行；患者示踪器固定于患椎相邻节段即可，切忌跳跃多个节段固定。

### （五）患者示踪器遮挡

光学导航在正常工作时，需保证探测器、患者示踪器和手术工具示踪器发生实时通讯，相互之间无障碍物遮挡，即保持红外线良好发射、反射和接

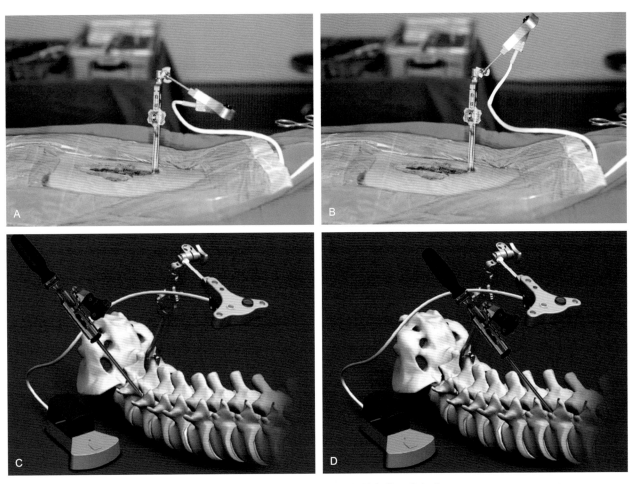

**图 9-21　患者示踪器固定于脊柱棘突的正确方式**

A. 在前后方向，患者示踪器尽量靠近脊柱，正确固定；B. 患者示踪器高高耸起，远离脊柱，错误固定；C. 在上、下方向，患者示踪器尽量靠近患椎，正确固定；D. 患者示踪器远离患椎，错误固定

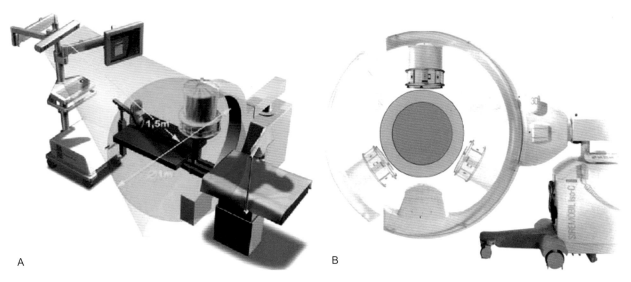

**图 9-22　探测器、患者和 C 臂机的空间布局**

A. 探测器距离手术区域 1.5 m 为最佳距离，此时以手术区域为中心的半径 1.0 m 内均为可识别的有效范围；B. C 臂机摄片时，保证脊柱位于正中央

收。如果出现角度、距离超出接收范围、其他光线干扰及相对位置变动过大，则均有可能干扰图像显示。

处置措施：调整探测器，使手术野位于其探测范围中央；避免强光照射导航工具及探测器；若发现导航工具红外线发生器或患者示踪器被血渍污染，则应及时清除。

### （六）器械形变

脊柱导航中手术器械的形变也可导致图像失准，主要原因归结为手术工具纵轴过长或硬度不足。例如：颈椎 2 mm 手锥扩孔时弯曲变形也可导致"漂移"，从而出现导航偏差。有时导航手术器械并不能满足术中需求，导航系统允许将通用示踪器连接其他工具，如克氏针、穿刺针、手锥、磨钻或套筒等，通过注册校准后，导航识别这些工具。通用示踪器连接的手术器械刚度不足时会出现形变，导致导航不准确。另外，如果操作中通用示踪器与手术工具连接不牢固，出现松动移位，也会导致图像漂移。因此，在使用自定义注册的手术工具时，需认真检查通用示踪器与手术工具连接是否紧密、示踪器位置是否妨碍手术操作、示踪器的安装角度是否能够保证实时与探测器发生通讯。术中操作应尽量轻柔，避免触碰通用示踪器，一旦触碰需及时检查是否松动，并选择解剖标志点对导航精确性进行验证。

处置措施：自定义注册手术工具时，选用长度短、硬度强的刚体材质器械。通过示踪器将手术工具和通用示踪器紧密稳定地固定在一起。术中手锥进入椎弓根内方向已经固定，手锥进入过程中图像会发生漂移，虽然导航图像上显示手锥方向有变化，但手锥实际带动椎体移动仍沿原方向前进，此时松开手可以显示真实的手锥方向。若方向正确，可继续进入。

### （七）融合图

肥胖、金属物或其他显影物体会严重影响图像的清晰度，干扰术者对于解剖结构的判断。计算机导航系统中的图像融合功能可将术前 CT 图像与术中扫描图像进行自动匹配融合，图像融合后导航显示术前清晰度较高的 CT 图像，从而提高术中导航的图像质量。但是，术前 CT 图像采集患者选择仰卧位，术中体位为俯卧位，故患者术前和术中的脊柱序列并不完全一致，图像融合后存在误差，最终因解剖结构位置关系变化而导致导航失准。尽管图像融合可以提高图像质量，但或多或少会以少量误差作为代价，所以该方法慎用。

处置措施：尽量不用图像融合功能，可通过以下方法提高术中扫描图像的质量。三维扫描获取图像时，术野中注意避免放置显影物体，如血管钳、电刀、电刀线、吸引器管，切口中填塞的纱布抽去显影丝。若必须应用图像融合提高图像质量时，术中操作时尽可能单椎体融合，以保证导航精确性。另一个方法，患者进行术前 CT 检查时，取俯卧位。

### （八）CT 导航

计算机导航辅助主要有 3 种类型，分别是二维透视导航、三维透视导航和 CT 导航。三种类型下的精准度由高到低依次为三维透视导航、二维透视导航和 CT 导航。目前，多数术者采用前两者，后者已逐渐淘汰。三维透视导航，是术中采用 C 臂机进行手术区域扫描图像，然后引导置钉，术中可供术者观察椎体的矢状位、冠状位、轴位及三维图像信息。二维透视导航，是术中采用 C 臂机获取手术区域的正侧位 X 射线片，然后引导置钉，术中可供术者观察脊柱的正侧位图像信息。CT 导航，将患者术前 CT 图像数据导入计算机导航系统，术中将患者特异性解剖结构点与术前 CT 图像配准，配准后术者在术前 CT 图像引导下手术，由于术前和术中患者体位的变化，配准时患者解剖结构和图像可能存在误差，因此，该种方法常导致图像失准。

处置措施：尽量避免应用 CT 导航，推荐应用三维透视导航和二维透视导航。

### （九）图像采集时 C 臂机移动

在三维透视导航时，通过 C 臂机 190° 扫描病变区域完成图像采集。如果 C 臂机脚闸未锁死，C 臂机转动时很可能引起 C 臂机机器在地面的滑动，最终导致图像漂移。

处置措施：C 臂机准备扫描时，提前锁死脚闸。

### （十）图像采集时患者移动

局麻手术应用计算机导航辅助时，例如经皮穿刺椎体成形术，术中患者可能因为体位不适而活动躯体，尤其在图像采集过程中，若患者移动身体，则会导致图像漂移。

处置措施：提前告知患者，图像扫描时禁止患者微动。若因微动导致图像漂移，则需重新采集图像。此外，行胸腰椎手术时，可将患者用胶带临床固定于手术床，从而防止患者体位移动。

### （十一）硬件故障

(1) C 臂机扫描失败，检查 C 臂机初始和结束位置是否均可被位置传感器探测。

(2) 导航系统不能连接探测摄像头，检查探测器与导航主机的连接线路是否老化。

(3) 系统拒绝再次扫描，检查 C 臂机主机内存是否已满。

(4) 图像无法传输，检查 C 臂机与导航主机的网线连接是否牢固。

总之，术中导航是计算机技术与医学影像技术相结合应用于临床手术的产物，它可以达到人手及人脑无法达到的精准度。掌握导航技术要有一段学习曲线，只有了解导航原理和手术本身特点才能明白产生偏差的原因，结合个人经验，充分发挥导航的优越性。但它毕竟是机器，目前需要人来操作，其中可能会产生误差。需要我们做到保证导航仪在术中的良好使用（不要出现故障），尽可能减少可能出现的误差（提高人为使用精度，保证手术成功）。导航的使用需要人脑驾驭电脑，而不要让电脑将我们带入歧途。术中严格注意以下 3 个准则会大大提高导航使用的安全性：①定时校准，与骨性结构相互参考。②尽量避免用力牵拉患者。③位置改变后重新扫描。切忌导航失准后盲目操作，可能造成不可逆性神经损伤。

## 二、最小化透视次数

导航脊柱手术，三维透视导航因其最精准，所以也是脊柱外科医师最常用的一种模式。术中存在辐射暴露的时机为：术前 X 射线片透视，以确认病变位置；C 臂机 190° 扫描，完成导航图像采集；再次 X 射线片透视，确认内植物位置。

透视确认病变节段完成手术区域显露后，应进行 C 臂机 190° 扫描完成图像采集，其要点是确保脊柱均位于正位片和侧位片图像的中心位置，从而确保最终提供给术者的导航图像均充分显示在显示器中央。因此，第二次扫描前的 X 射线片透视工作至关重要。扫描前反复调节 C 臂机寻找最佳位置，可额外增加辐射暴露。另外，确认置入内植物位置时再次透视，如估计病变部位进行透视可能导致图像不全，多次调节 C 臂机位置以达到检查目的。这也会额外增加辐射暴露，也会延长手术时间。

处置措施：一体化手术室，手术室地面带有刻度坐标。第一次 X 射线片透视满意后，记录 C 臂机在地面的坐标，此后每次透视只需将 C 臂机移动到坐标位置即可。而普通手术室若无地面无刻度坐标，可手动记录 C 臂机位置（图 9-23）。

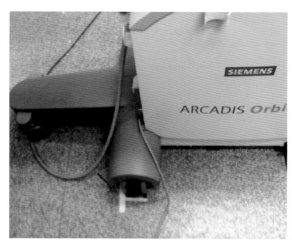 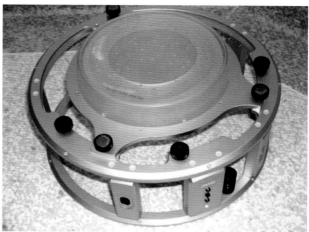

**图 9-23　C 臂机的标记**
完成第一次病变区域的透视后，于地面做出标记，每次 C 臂机都置于该位置即可采集到满意的术中图像

（孟志斌　赵建武）

## 参 考 文 献

[1] Wallace D J, Vardiman A B, Booher G A, et al. Navigated robotic assistance improves pedicle screw accuracy in minimally invasive surgery of the lumbosacral spine: 600 pedicle screws in a single institution[J]. Int J Med Robot, 2020, 16(1):e2054.

[2] Muller F, Roner S, Liebmann F, et al. Augmented reality navigation for spinal pedicle screw instrumentation using intraoperative 3D imaging[J]. Spine J, 2020, 20(4):621-628.

[3] O'Donohoe T J, Dawes B H, Thien C, et al. Accuracy of K-Wireless insertion of percutaneous pedicle screws using computer-assisted spinal navigation: a systematic review and single-center experience[J]. World Neurosurg, 2020, 138:e267-e274.

[4] Shree Kumar D, Ampar N, Wee Lim L. Accuracy and reliability of spinal navigation: an analysis of over 1000 pedicle screws[J]. J Orthop, 2020, 18:197-203.

[5] Yu T, Zheng S, Zhang X, et al. A novel computer navigation method for accurate percutaneous sacroiliac screw implantation: a technical note and literature review[J]. Medicine (Baltimore), 2019, 98(7):e14548.

[6] Yu T, Qu Y, Zhang X W, et al. A screw-view model of navigation aid retrograde transpubic screw fixation for anterior pelvic ring fracture: a case report with 28 months follow-up and technical note[J]. Medicine (Baltimore), 2018, 97(51):e13646.

[7] Du J P, Fan Y, Wu Q N, et al. Accuracy of pedicle screw insertion among 3 image-guided navigation systems: systematic review and meta-analysis[J]. World Neurosurg, 2018, 109: 24-30.

[8] Dasenbrock H H, Clarke M J, Bydon A, et al. En bloc resection of sacral chordomas aided by frameless stereotactic image guidance: a technical note[J]. Neurosurgery, 2012, 70(1 Suppl Operative):82-87; discussion 87-88.

[9] Jeys L, Matharu G S, Nandra R S, et al. Can computer navigation-assisted surgery reduce the risk of an intralesional margin and reduce the rate of local recurrence in patients with a tumour of the pelvis or sacrum?[J]. Bone Joint J, 2013, 95-B (10):1417-1424.